JN273805

初めの一歩は
絵で学ぶ

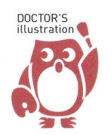

DOCTOR'S illustration

解剖生理学

からだの構造と働きがひと目でわかる

医学博士 林 洋 監修

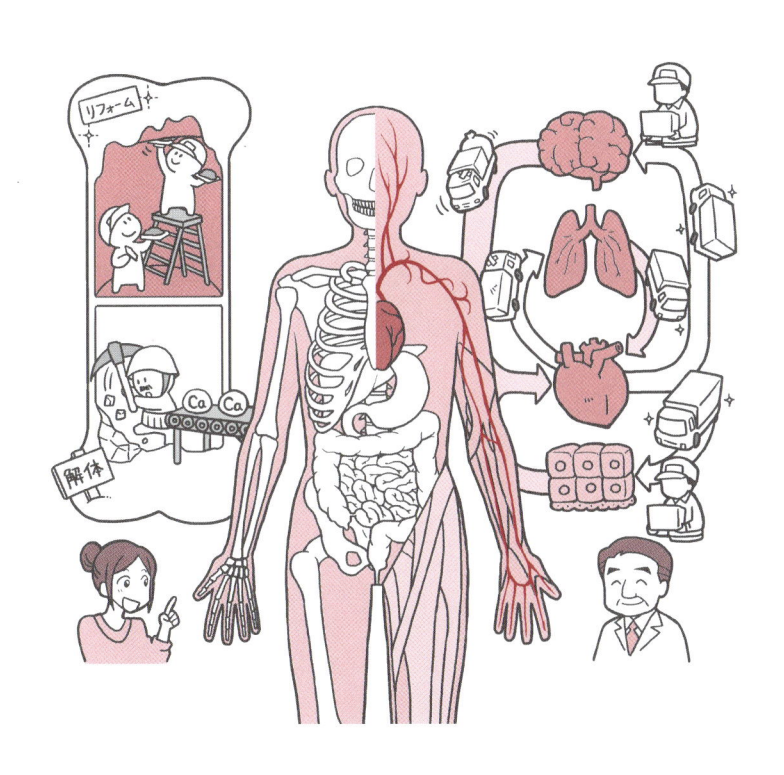

じほう

監修にあたって

　医療系の学生が最初に学ぶ専門科目は，解剖学と生理学だと思います．どちらの科目もからだの「しくみ」を勉強します．医療は，病気や怪我によって傷ついた人間のからだを，もとの健康な状態に戻す仕事をします．したがって，「健康な」つまり正常なからだの状態を知っていなければ，もとに戻すことなど，最初から不可能です．正常なからだの状態についての知識は，医療にかかわる者にとって，必須かつ最も大事です．

　からだの「しくみ」を主に構造面から解析する学問が解剖学であり，機能面から解析する学問が生理学です．当然，両者は密接に関連していますが，それぞれ専門家がおり，別々な授業として，別々な教科書を用いて講義されることが普通です．学問は日進月歩で進んでおりますので，これは当然といえば当然のことなのですが，初めて解剖学，生理学を学ぶ学生にとっては，これは容易なことではありません．同じ「しくみ」を，構造面と機能面からそれぞれ理解し，自分の頭の中でそれを統合するという学習方法は，初めて医療を勉強する学生にとっては，最初は非常につらいものですし，場合によっては，すぐに授業についていけなくなります．

　また，からだには，山ほどの「しくみ」があります．そのどれ1つがうまく動かなくなっても，患者さんには大変な苦痛になります．したがって，そのどれ1つの学習もおろそかにはできません．いきおい，解剖学の授業も生理学の授業も微々細々にわたっていきます．もちろん，これはこれでよろしいのですが，初めて医療を学ぶ学生にとっては，今教わっていることが，からだ全体からみたとき，いったいどの部分の「しくみ」なのか，だんだんとわからなくなっていきます．まるで，森の中を迷っているような状態になり，わけがわからなくなって，ドロップアウトする原因になりかねません．

　卒業するまでには，解剖学は解剖学として，生理学は生理学として十分な知識をもっている必要があるのは当然のことでありますし，卒業後の医療職を全うするうえで，からだ中のさまざまな「しくみ」について，十分に理解しておく必要があることも当たり前でありますが，解剖学と生理学を勉強し始めたば

かりのところで，もしその勉強法に無理があって，医療に対する興味が急に失せるような事態が起こるとすれば，とても残念な気がします。

　本書は，そのようなことが，医療系の初学者に決して起こらないことを願って企画されました。まず，イラスト（絵）を多用し，難しい文章を読まなくても直感的に理解していただくように努めました。学生の皆様に興味をもっていただくことが最も大事だと考えたからです。次に，解剖生理学として，両者を分けずにいっしょに記述しました。このほうがより自然だからです。そして，できるだけ分量を減らして，からだ中のことを一気に理解していただくことを目指しました。宇宙船から地球を眺めたときのように，からだの全体像のイメージを早くもっていただきたかったからです。

　当然，この本だけでは解剖学，生理学の学習は不十分です。それぞれの授業で指定された教科書を熟読する必要があります。しかし，分厚い教科書を初めて見て，急に戦意が喪失したり，教科書を読み進んでいるうちにだんだんと気分が萎えていった学生さんには，是非とも本書をお勧めします。きっと頭の中がリフレッシュされるでしょう。

　　2014年4月

　　　　　　　　　　　　　　　　　　　　　　　　　　　　　林　洋

目次 CONTENTS

Introduction　ようこそ解剖生理学教室へ ……………………………………………… 1

第1章　はじめに──人体の構造　5
- 1-1　人体の構造 …………………………………………………………… 6
- 1-2　ホメオスタシスとは ………………………………………………… 8
  - Column　小さな細胞の大きな可能性 ……………………………… 10

第2章　細胞　11
- 1　細胞の種類 …………………………………………………………… 12
- 2　細胞の基本構造 ……………………………………………………… 13
- 2-1　細胞核と細胞内小器官の働き ……………………………………… 14
- 2-2　細胞増殖のしくみ …………………………………………………… 16
- 2-3　細胞膜の物質輸送 …………………………………………………… 18
  - Column　酵素と遺伝子の関係 ……………………………………… 20

第3章　運動器　21
- 1　筋肉の構造 …………………………………………………………… 22
- 2　骨格筋の名称 ………………………………………………………… 23
- 3　骨の数と機能 ………………………………………………………… 24
- 4　骨の構造 ……………………………………………………………… 25
- 3-1　関節の構造と動き …………………………………………………… 26
- 3-2　骨の新陳代謝 ………………………………………………………… 28
- 3-3　骨格筋が収縮するしくみ …………………………………………… 30
- 3-4　筋収縮のエネルギー源 ……………………………………………… 32
- 3-5　皮膚の構造とターンオーバー ……………………………………… 34
  - Column　エネルギーの貯金？ ……………………………………… 36

第4章　呼吸器　37
- 1　呼吸器の全体像 ……………………………………………………… 38
- 2　鼻腔・咽喉頭 ………………………………………………………… 39
- 3　気管・気管支 ………………………………………………………… 40
- 4　肺胞 …………………………………………………………………… 41

4-1	呼吸には外呼吸と内呼吸がある	42
4-2	鼻から気管支までの気道の働き	44
4-3	肺は胸腔の拡張で受動的に膨らむ	46
4-4	肺胞の働き	48
4-5	肺の機能を調べる検査	50
4-6	血液ガス分圧と酸素解離曲線	52
	Column 血液中のガスを考える	54

第5章 循環器 55

1	全身の動脈	56
2	全身の静脈	57
3	心臓の内部構造	58
4	リンパ系	59
5-1	全身に血液を循環させる循環器	60
5-2	心臓のリズムが年中無休で奏でられるワケ	62
5-3	心臓を栄養する冠状動脈	64
5-4	動脈と静脈	66
5-5	毛細血管は毛よりも細い	68
5-6	心拍出量や血圧の調節	70
5-7	リンパ系は外敵の侵入を監視する	72
	Column 血液の循環にかかわる言葉が多い理由？	74

第6章 消化器と栄養 75

1	消化器の全体像	76
2	肝臓と門脈	77
6-1	歯・舌・唾液の役割	78
6-2	空気と食べもののルート	80
6-3	胃の中は強い酸性	82
6-4	十二指腸は消化の中心地	84
6-5	膵臓は強力な消化液を分泌する	86
6-6	脂質の吸収を助ける胆汁	88
6-7	小腸の役割	90
6-8	健康な便をつくる最終工程	92
6-9	糖質の消化，吸収，代謝	94
6-10	タンパク質の消化，吸収，代謝	96

6-11	脂質の消化，吸収，代謝	98
6-12	肝臓は人体の化学工場	100
	Column 消化器と栄養	102

第7章　腎・泌尿器　103

- **1** 腎・泌尿器の全体像 … 104
- **2** 腎臓の内部構造 … 105

7-1	腎臓は絶えず尿をつくっている	106
7-2	尿の排泄は体内のろ過装置	108
7-3	膀胱と尿道	110
7-4	排尿のしくみ	112
	Column 尿から出されるサイン	114

第8章　神経系　115

- **1** 脳・神経系の全体像 … 116
- **2** 大脳の断面 … 117
- **3** 小脳，脳幹 … 118
- **4** 脳の血管 … 119

8-1	ニューロン（神経細胞）の興奮と伝達	120
8-2	大脳皮質の働き	122
8-3	大脳辺縁系は記憶と関係が深い	124
8-4	小脳は運動の調整を行う	126
8-5	間脳・脳幹は生命活動の中枢	128
8-6	脊髄は情報の中継拠点	130
8-7	運動神経，感覚神経，反射	132
8-8	自律神経系	134
	Column 神経系の診察道具	136

第9章　感覚器　137

- **1** 感覚の種類 … 138
- **2** 痛点と閾値 … 139

9-1	嗅覚は鼻腔上部で感知する	140
9-2	視覚は目の網膜で感知する	142
9-3	聴覚は内耳の蝸牛で感知する	144
9-4	回転や傾きを感知する平衡覚	146

| 9-5 | 味覚は舌の味蕾で感知する | 148 |

Column UMAMIは5番目の味？ 150

第10章 内分泌　151

1	全身の内分泌器官	152
2	内分泌の主な働き	153
10-1	視床下部と下垂体	154
10-2	甲状腺と上皮小体	156
10-3	副腎は皮質と髄質からなる	158
10-4	膵臓から分泌されるホルモン	160

Column ホルモンの量 162

第11章 血液・体液・血球　163

1	血液の組成	164
2	血液の働き	165
11-1	赤血球は酸素を運ぶ	166
11-2	血小板は出血を止める	168
11-3	白血球は5種類ある	170
11-4	最前線で敵の侵入を阻止する「非特異的生体防御」	172
11-5	抗体で攻撃する体液性免疫	174
11-6	体液の組成と性質	176
11-7	体液の酸・塩基平衡	178

Column 凝固因子という物質 180

第12章 生殖器　181

1	女性の生殖器	182
2	男性の生殖器	183
12-1	女性ホルモンと性周期	184
12-2	男性ホルモンと精子の形成	186
12-3	妊娠の成立と経過	188

Column 赤ちゃんの産声は重要？! 190

絵で学ぶ File 一覧 191
索引 193

Introduction
ようこそ解剖生理学教室へ

　林田先生は，得意の絵を用いて，わかりやすく学生に教えることで評判。そんな噂を耳にした学内の出来の悪…いや，学習意欲の旺盛な今年の新入生が林田先生を訪ねてセミナー室にきています。

- 🧑‍⚕️ **やあ，こんにちは。先ずはお二人さん，自己紹介から。**
- 👩 **は，はい，長谷川愛です。この春，看護学科に入学した者です。必須の生理学の講義でいきなりつまづいたもので…。**
- 👦 **僕は介護福祉学科の柳瀬隆といいます。解剖学の授業で…この教科書を（どさっと机の上に20cmの山）使うことになって…。こんな分厚い数冊の本をたった1年で覚えられるのでしょうか？**

林田先生プロフィール
城北医療大学附属病院　内科医師（57歳）
以前は某大学で解剖学講座をうけもっていた。
現在は同附属病院の医師として勤務しているが仕事の合間をぬって若者に基礎医学の面白さを教えている。

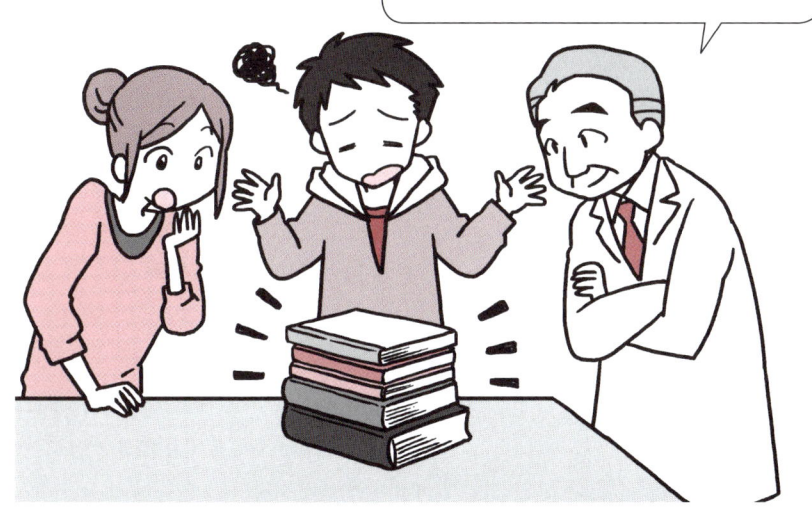

うむ。これから解剖学や生理学を学ぼうとする2人の不安はわかりました。

では，今日は「解剖生理学」について学んでいきましょう。

解剖生理学？

解剖学と生理学。両方を同時に学ぶことは1+1が3以上になるってことです。

(2人顔を見合わせ)どういうこと…？

まあ，そんなに硬くならないで。今日の講義は，これから本格的に学ぶ前に知っておいたほうがいいことです。きっと今後の学習の吸収力が違ってくると思います。

解剖生理学とはどんな学問か

　解剖学はヒトのからだの構造を，生理学はその働きを追求する学問で，本来は別々の学問です。ですから医療系の専門教育でも，解剖学と生理学が別々の授業になっていることも少なくありません。

　しかしいうまでもなく，解剖学と生理学は切っても切り離せない学問です。特にヒトの健康や疾患にかかわる仕事に携わるのであれば，解剖学と生理学の知識は必須で，どちらかが欠ければ仕事になりません。

　からだを自動車にたとえてみましょう。毎日何事もなく乗っていたのに，あるとき突然，車の前方から異常な音が聞こえてきました。そんなとき，車の構造とその働きを知っているかどうかが，その後の結果を大きく左右することになります。車の前方にあるエンジンがどんな構造をしていて，どういうしくみで動いているのかといったことをまったく知らなければ，異常な音に「あれ？変な音だな」と思っているうちにエンジンが止まってしまうか，発火して車が炎上するか，最悪の場合，ほかの車をも巻き込んで大事故に発展してしまう可能性もあります。しかし車の構造と機能についてある程度の知識があれば，「すぐに調べよう」と思いますし，その結果，修理代がある程度かかっても車も自分も無事で済むことでしょう。

ヒトが毎日"運転"しているこのからだを知っていれば，故障（疾患）のきざしを察知したり，状況を理解し，修理（治療）に取り組むことができるはずです。また故障を予防することもできるかもしれません。

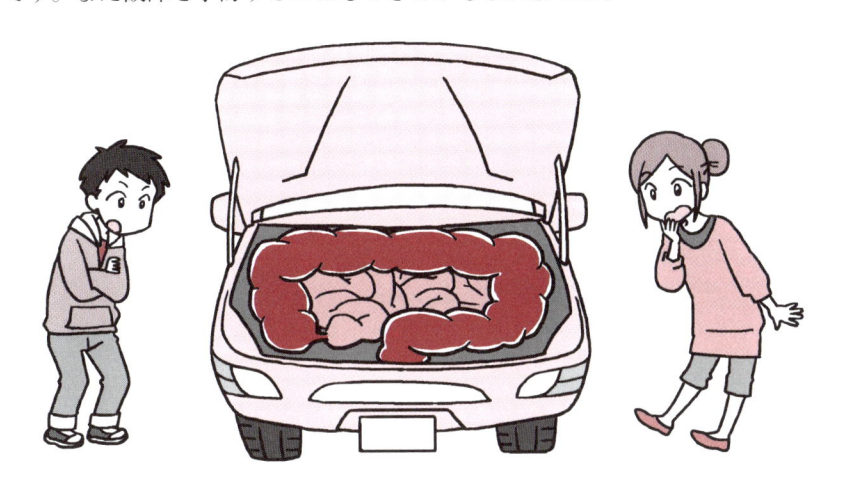

解剖学と生理学を学ぶと何が変わるか

　患者さんが「腰が痛い」「息が苦しい」などと訴えたとき，解剖学や生理学の知識があれば，「腰痛＝ぎっくり腰」「息苦しい＝鼻づまり」ではすまされないことがわかります。

　腰が痛くなるのはぎっくり腰だけではありません。"腰"のあたりには腎臓や尿管，膵臓などがあることを知っていれば，腰痛がそれらの臓器の病気からきている可能性もあると推測できます。

　息が苦しいという症状に対しては，呼吸器の構造を知っていれば，気道のどこかが狭くなっているのかもしれないと推測できるでしょう。しかしそれだけでは不十分です。呼吸の機能と，それが循環器や血液の働きと深い関係にあることを知っていれば，もしかしたら呼吸器の構造の問題ではなく，心臓の機能にトラブルが起きているかもしれないと分析することができます。それはとりもなおさず，緊急事態をいち早く察知して，患者さんの命を守ることにもつながるのです。

医療や介護の分野では，多くの疾患について，その原因や症状，治療やリハビリなどを学んでいきます。それらの授業でも，解剖学と生理学が土台となります。実習に出て患者さんや要介護者の具合を知ろうとすれば，必ず解剖学と生理学に立ち戻らざるを得なくなるでしょう。からだの構造や働きの「正常」を知らずに，疾患の名称や症状だけを丸暗記しても，応用が利かず，あまり役には立たないはずです。

　君たちは将来，人の健康や，命にかかわる仕事につこうとしています。
　いまはその最初のスタート地点に立っているということです。
　まずは，解剖学や生理学の全体像をつかんで興味をもってもらえばと思います。

　さあ，講義を始めましょう！

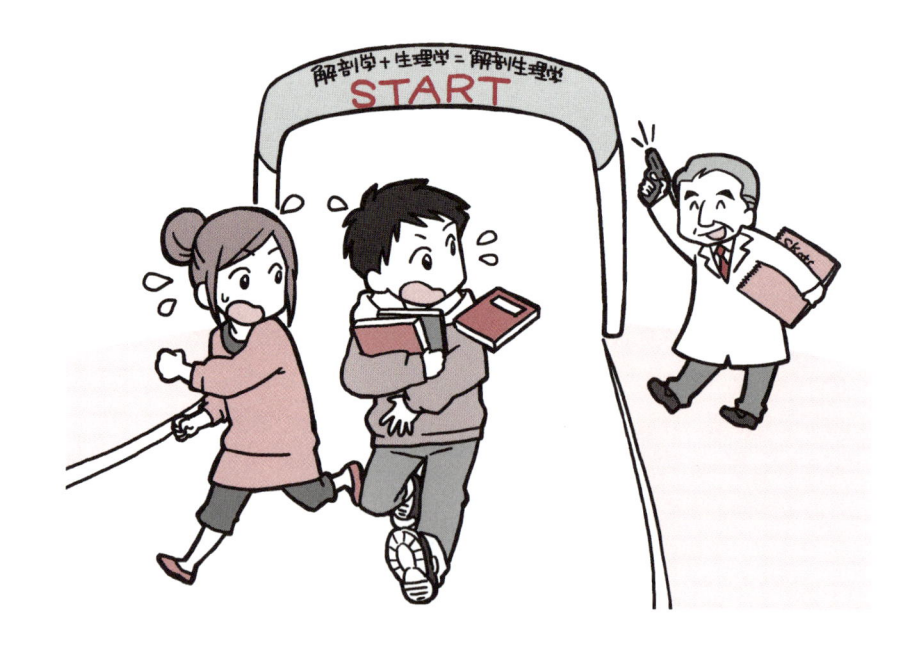

第1章

はじめに──人体の構造

　人体を理解するにあたって，まず知っておくべきことは何でしょう？　それは「ヒトは多細胞生物である」ということです。私たちのからだは，さまざまな大きさや形，機能をもった細胞が集まり，それらが役割ごとに分類され，協調して働くことによってできています。

　これから解剖生理学を学ぶにあたって，まずは人体がどのような機能をもった部位から構成されているかみていきましょう。

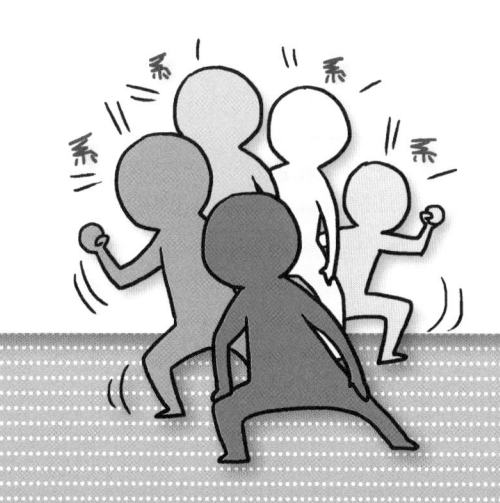

Chapter 1-01 人体の構造

構造や機能で分類し，グループごとに学ぶ

人体は，大きく4種類の組織で成り立っています。組織とは，機能をもった細胞の集まりのことです。それらの組織が組み合わさり，器官や臓器になります。4種類の組織とは，**上皮組織**，**神経組織**，**支持組織**，**筋組織**のことです。

上皮組織は，からだの表面をおおう皮膚や，消化管の内側をおおう粘膜などのことで，からだの中と外界とを隔てています。粘膜にあって粘液の分泌を行ったり，消化液を出す消化腺，ホルモンを出す内分泌腺などの"腺"も上皮組織の仲間です。

神経組織は，ニューロン（神経細胞）と，それを支える細胞でできた脳や脊髄，脊髄神経などのことです。

支持組織とは，からだ全体や臓器・器官などを支えている組織のことで，骨，軟骨，結合組織に分けられます。結合組織とは，組織と組織をくっつけたり，その部分の弾力性を保ったりするもののことで，たとえば皮膚の真皮にあるコラーゲンやエラスチン，血管の壁にある弾力性に富んだ線維，肺胞のまわりに巻きついて形を維持している線維などがあります。

筋組織には，自分で動かせる骨格筋，消化管や血管の壁などにある意志では動かせない平滑筋，心臓の壁をつくっている心筋があります。

解剖学や生理学は，人体を機能別に分けた器官系ごとに学んでいきます。たとえば，食べものを食べて消化し，栄養素を吸収して，カスを捨てるという一連の機能にかかわる器官は消化器系，息を吸ったり吐いたり，体内に酸素を取り込んだりするために働く器官は呼吸器系といったようにです。本書も基本的にはこの器官系で章を分けています。

> 1つの臓器で2つの器官系の特徴をもっているものもあります。

> えっ！ どういうことですか？

> たとえば膵臓は，栄養素を消化する消化液を出すので消化器系に入りますが，血糖値を調節するホルモンも出すので内分泌系にも分類されます。

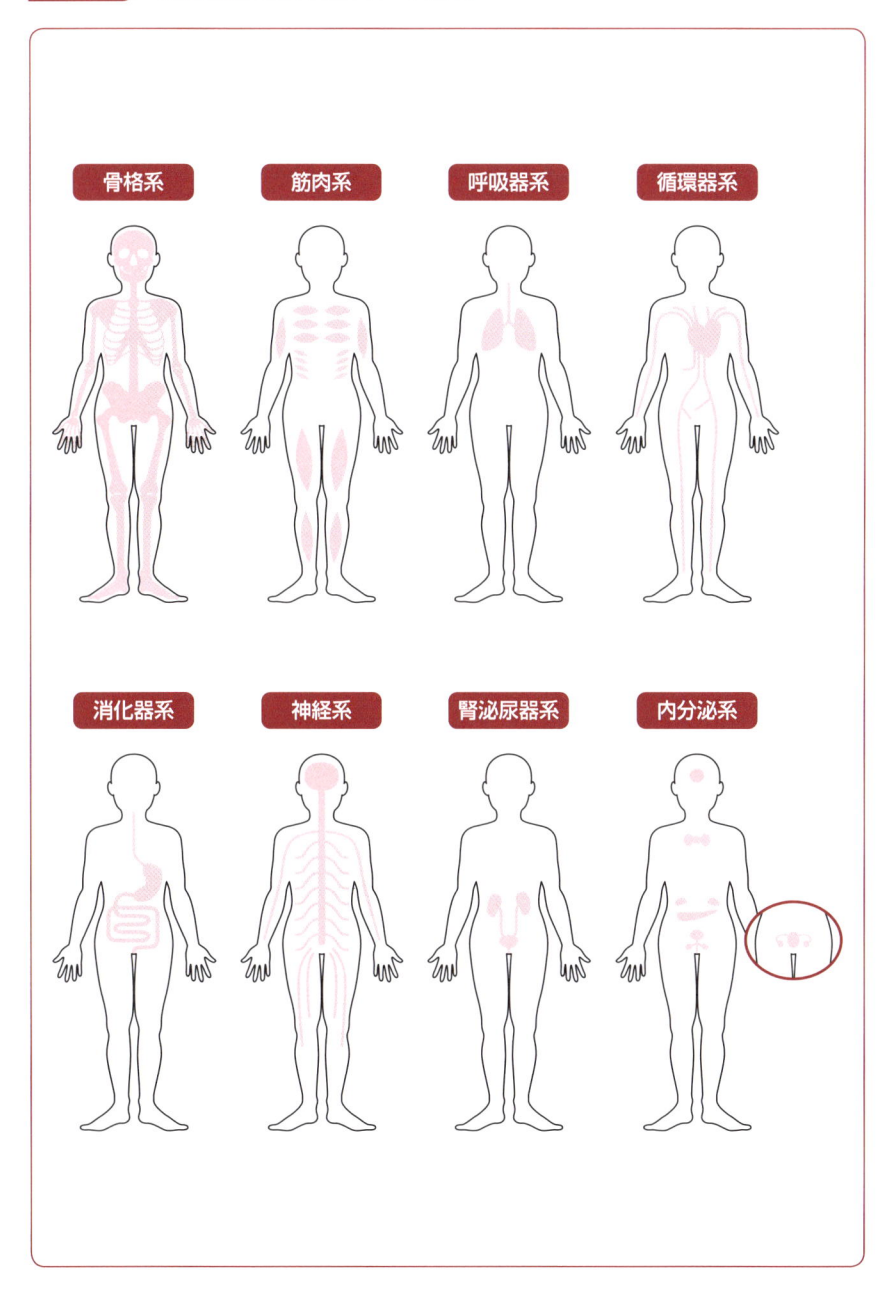

File 01 人体の器官系
機能別に分けたヒトの器官

骨格系　　筋肉系　　呼吸器系　　循環器系

消化器系　　神経系　　腎泌尿器系　　内分泌系

第1章 はじめに

Chapter 1-02 ホメオスタシスとは

体外の環境の変化に対応し，常時働く

　生き物が体内の環境を一定に保っておこうとする傾向や，そのしくみを**ホメオスタシス**（恒常性）といいます。

　たとえばヒトの体温は37℃に保たれています。それは，この温度環境が体内の酵素にとって一番働きやすいからです。酵素は消化や吸収などに重要な働きをする体内の化学物質です（本書ではこのあと，たびたび出てきます）。そして体温を維持するため，暑い日は汗が出たり顔が赤くなったりし，寒いときは鳥肌が立ったりからだがブルブル震えたりします。このような反応は，自分で考えて起こすのではなく，自動的に起こるようになっています。

　ホメオスタシスのしくみには，外の環境や体内の状態をキャッチするしくみと，その情報を分析し，からだを調節する指令を出すしくみ，その指令を受けて調節を実行するしくみがセットで備わっています。

　外の環境や体内の環境の変化をキャッチするしくみや器官を**受容器**といいます。皮膚には温度や痛みを感じる受容器があり，体内には血圧や血糖値，血液の酸素濃度などの変化をモニターしている受容器があります。

　受容器からの情報を集めて，からだがどんな状態になっているか，どんな調節をすべきかを判断し，その指令を出すのが**中枢神経系**です。ホメオスタシスの働きは主に脳の一部である視床下部（p.128）がとりまとめていて，そこからの指令は主に自律神経や内分泌系によって全身に送り届けられています。

　中枢神経系からの指令を実行する臓器や器官を**効果器**といいます。たとえば暑いときに体温を下げるために汗を出そうとする皮膚の汗腺は効果器です。血圧を下げるため，血液からナトリウムや水を多めに捨てて循環血液量を減らして血圧を下げようとする場合，効果器は尿をつくる腎臓です。

　これらの働きは，効果器が仕事をしたら終わりではありません。その結果どうなったかを受容器がキャッチし，その情報をもとに中枢が状況や指令の内容を再検討し，効果器に新たな指令を出します。ホメオスタシスは，常に変化する外と体内の環境に対応して，休むことなく働いています。

File 02 ホメオスタシス
休むことのない体内のフィードバック機構

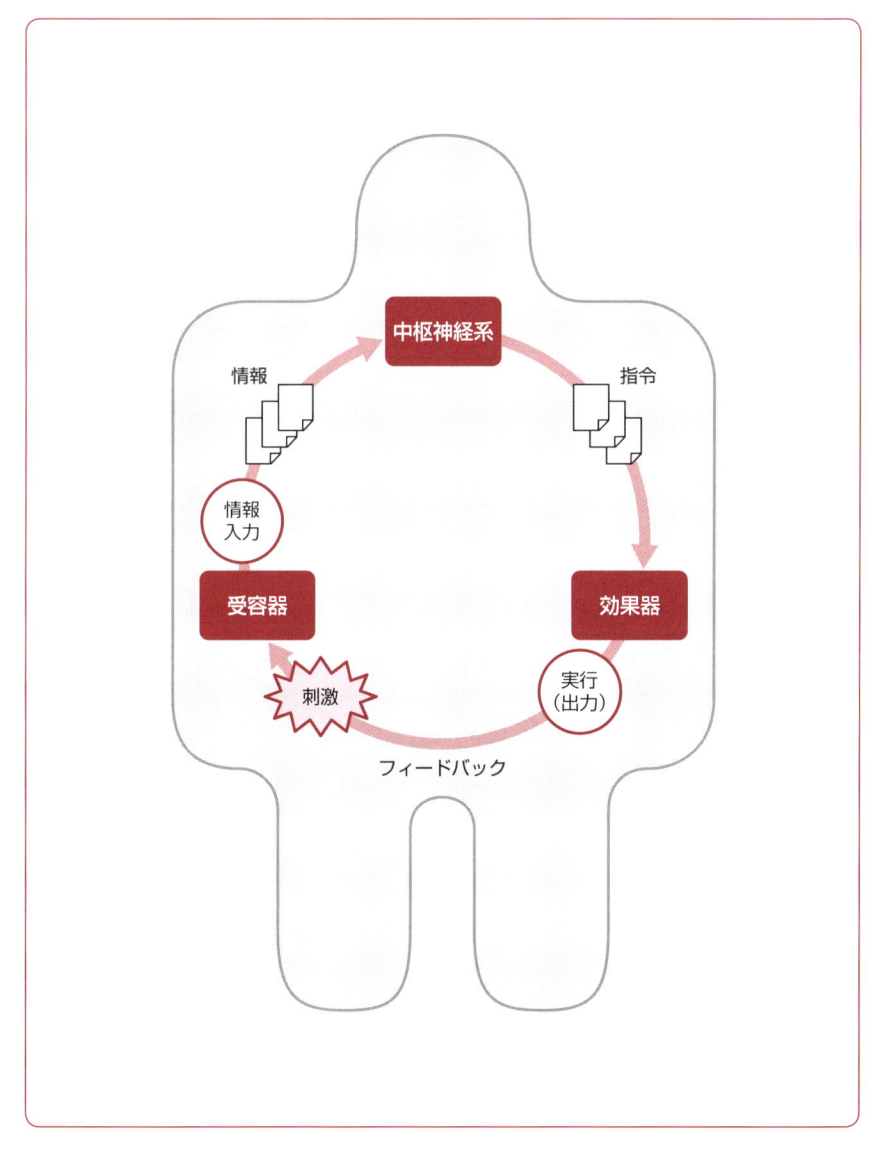

中枢神経系

情報 → 指令

情報入力

受容器 → 効果器

刺激　実行（出力）

フィードバック

> ホメオスタシス（homeostasis）は『同一』という意味の homeo と『定常状態』という意味の stasis が合わさった言葉なんだ。

Column

小さな細胞の大きな可能性

　人間は多細胞生物です。多細胞生物では、からだを構成する1つひとつの細胞の構造が異なり、そして機能も異なります。つまり、細胞がそれぞれ役割分担をし、1つの細胞だけでは生物として不完全であっても、機能分担をした多くの細胞が集まることによって、全体としてみると、完成された1つの生き物として存在します。したがって、多細胞生物の構造は、細胞ごとに、実際には、組織ごとに、器官ごとに、そして器官系ごとに大きく異なります。そのため、多細胞生物であるヒトの体の構造を理解するためには、細胞ごとに（器官系ごとに）、その構造を学ぶ、つまり解剖学を学ぶ必要があります。

　一方、そのように機能分担したからだ中の細胞（器官系）が、それぞれ勝手に行動したのでは、1つの生物として成り立ちませんので、それぞれが協調的に働いて、結果として体全体が最も適切なパフォーマンスが常にできるようにする（これをホメオスタシスと呼びます）必要があります。そのためには、まず、器官系がお互いに調和して活動する必要があります。また、器官系それぞれにおいてもそれを構成する器官が、器官それぞれにおいてもそれを構成する組織が、そして組織それぞれにおいてもそれを構成する細胞がお互いに協調して行動する必要があります。このようなしくみを学問するのが生理学です。

　多細胞生物といっても、最初はたった1つの細胞である受精卵が、次から次へと増殖していってできあがりました。したがって、からだ中の細胞の大元はまったく同じ細胞です。一度機能分担した各細胞は専門分化して、もはやほかのことはできない、あるいは、ほかの細胞にはなれないとされてきましたが、ある特殊な操作をすれば、からだ中のすべての細胞が受精卵の段階まで戻れる（どんな細胞にでも分化できる能力をもてるようになる）ことを発見した功績によって、ノーベル医学生理学賞が山中伸弥教授に授与されました。

第2章

細　胞

　ヒトのからだは約60兆個もの細胞が集まり器官や臓器が形づくられています。それらの細胞の始まりをさかのぼるとたった1個の受精卵にたどりつきます。細胞は肉眼では見えないものがほとんどですが，実は1つひとつが独立した生命体でもあります。そんな小さな細胞ですが，中をのぞいてみるとそれぞれに生物として必要な器官が備わっています。

　ここではその細胞の構造や増殖のしくみをみていきましょう。

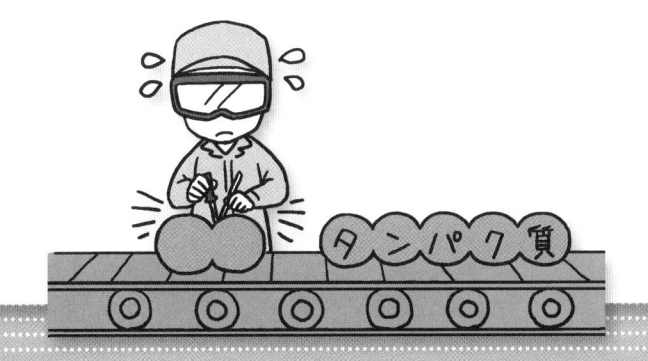

細胞とは

1 細胞の種類

細胞が分化して臓器や器官ができる

私たちのからだは、約200種類、約60兆個の細胞で構成されています。たった1個の**受精卵**が細胞分裂を繰り返し、さまざまな機能をもつ細胞に分化して、全身の臓器や器官をつくっていくのです。

各細胞の機能はからだの各部分で異なります。元の細胞内の情報が同じであっても、細胞によって情報の使われ方が異なるからです。スマートフォンにたとえるなら、「メール」「電話帳」「ゲーム」「カメラ」など、そのときの目的によって使うアプリが異なります。つまり、細胞の中でもプログラムを変えることでさまざまな機能が生み出されていると考えられるのです。

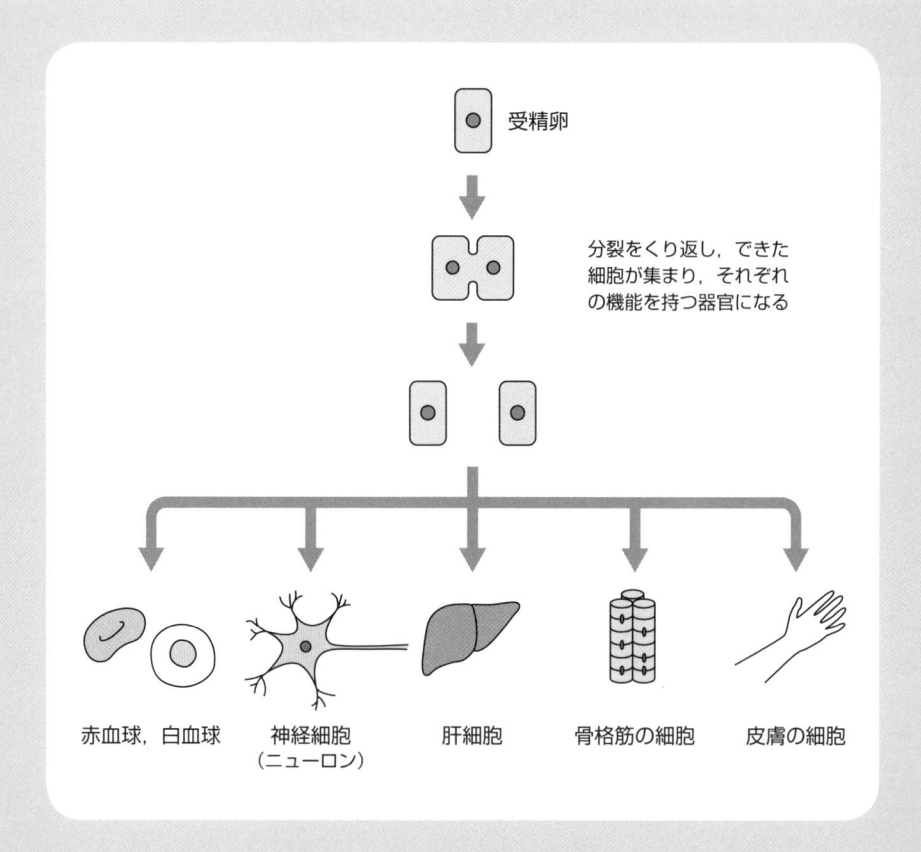

受精卵

分裂をくり返し、できた細胞が集まり、それぞれの機能を持つ器官になる

赤血球、白血球 / 神経細胞（ニューロン） / 肝細胞 / 骨格筋の細胞 / 皮膚の細胞

2 細胞の基本構造

ヒトの細胞内器官

　下図はヒトの細胞の基本構造です。細胞は，遺伝情報が書かれたDNAを格納している**核**，そのまわりを満たす**細胞質**，全体をおおう**細胞膜**で構成されています。

　細胞質は，水にタンパク質や糖質，電解質などが溶けた**細胞質ゾル**（サイトゾル）と呼ばれる溶けたゼリーのような物質と，その中に浮かぶ**ミトコンドリア**，**リボソーム**，**小胞体**，**ゴルジ装置**などの小器官と呼ばれる装置で構成されています。これらの小器官の働きは，次頁で解説しています。

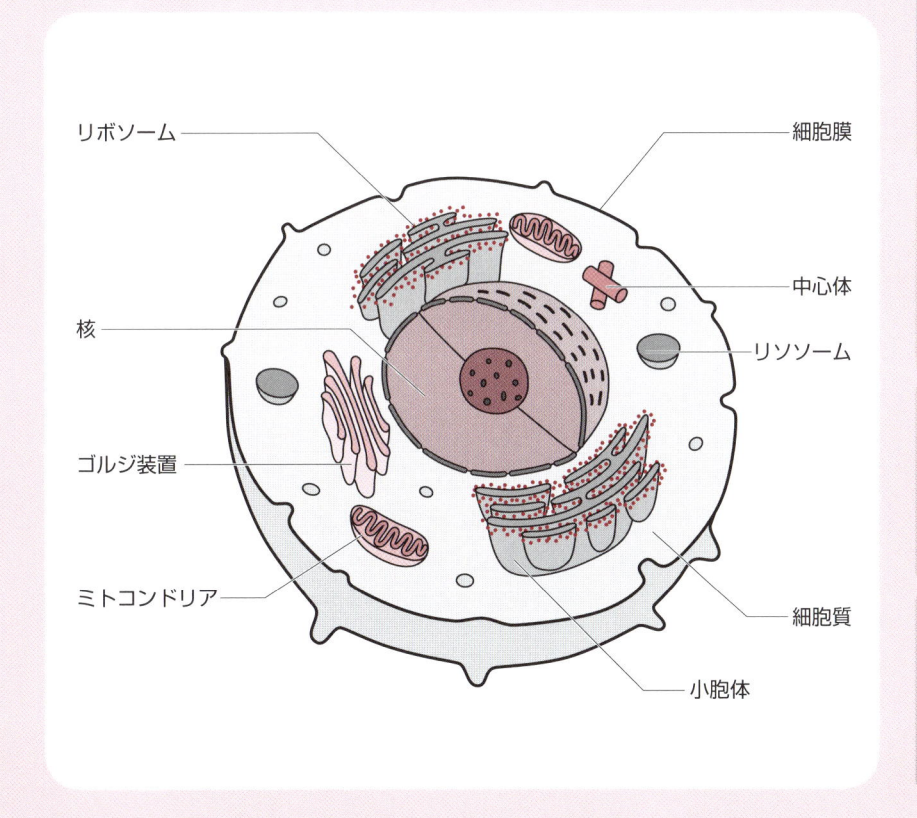

- リボソーム
- 核
- ゴルジ装置
- ミトコンドリア
- 細胞膜
- 中心体
- リソソーム
- 細胞質
- 小胞体

Chapter 2-01 細胞核と細胞内小器官の働き

細胞の中には遺伝情報のほかに化学工場や配送センターなどがある

　細胞核は**DNA**の格納庫です。DNAはデオキシリボ核酸という名前の物質で，アデニン，チミン，グアニン，シトシンという4種類の塩基をもっています（**File03**上図）。この塩基の並び方が特定の遺伝情報を伝える暗号で，その遺伝情報を**遺伝子**といいます。また**染色体**とは，細く長い糸のようなDNAが，細胞分裂をするときにぐるぐる巻きになって太い棒のようになったもののことです。つまりDNAは遺伝情報を書くための紙，遺伝子はそこに書かれている遺伝情報，そして染色体は，遺伝情報が書かれた紙を丸めて閉じた巻物といえるでしょう。

　細胞質に浮かぶ細胞核以外の装置を細胞内小器官といいます。代表的なものには，ミトコンドリア，リボソーム，小胞体，ゴルジ装置などがあります。

　ミトコンドリアは，エネルギーをつくる発電機です。糖質だけでなく，脂質やタンパク質を燃焼させるのに必要な酵素や，酸素を使って効率よく発電するクエン酸回路というしくみをもっていて，栄養素を燃焼させ，ATP（**File09**）というエネルギー物質をつくります。特に膨大なエネルギーを必要とする骨格筋や心筋の細胞は，たくさんのミトコンドリアをもっています。

　リボソームは，タンパク質を合成する装置です。核のDNAからコピーしてきた設計図をもとに，アミノ酸をくっつけてタンパク質を合成します。小胞体には粗面小胞体（リボソームがつく）と滑面小胞体（リボソームがない）があります。小胞体は，タンパク質や脂質などの合成や貯蔵にかかわる倉庫です。そしてゴルジ装置は，その倉庫からタンパク質などを出してきて，ビタミンなどを詰めて梱包し，全身に発送する配送センターです。

　ほかには，細胞内の廃棄物処理センターのリソソームや，細胞分裂のときに染色体を誘導する中心体などの小器官があります。

File 03 細胞の器官と役割
細胞の中をのぞいてみると…

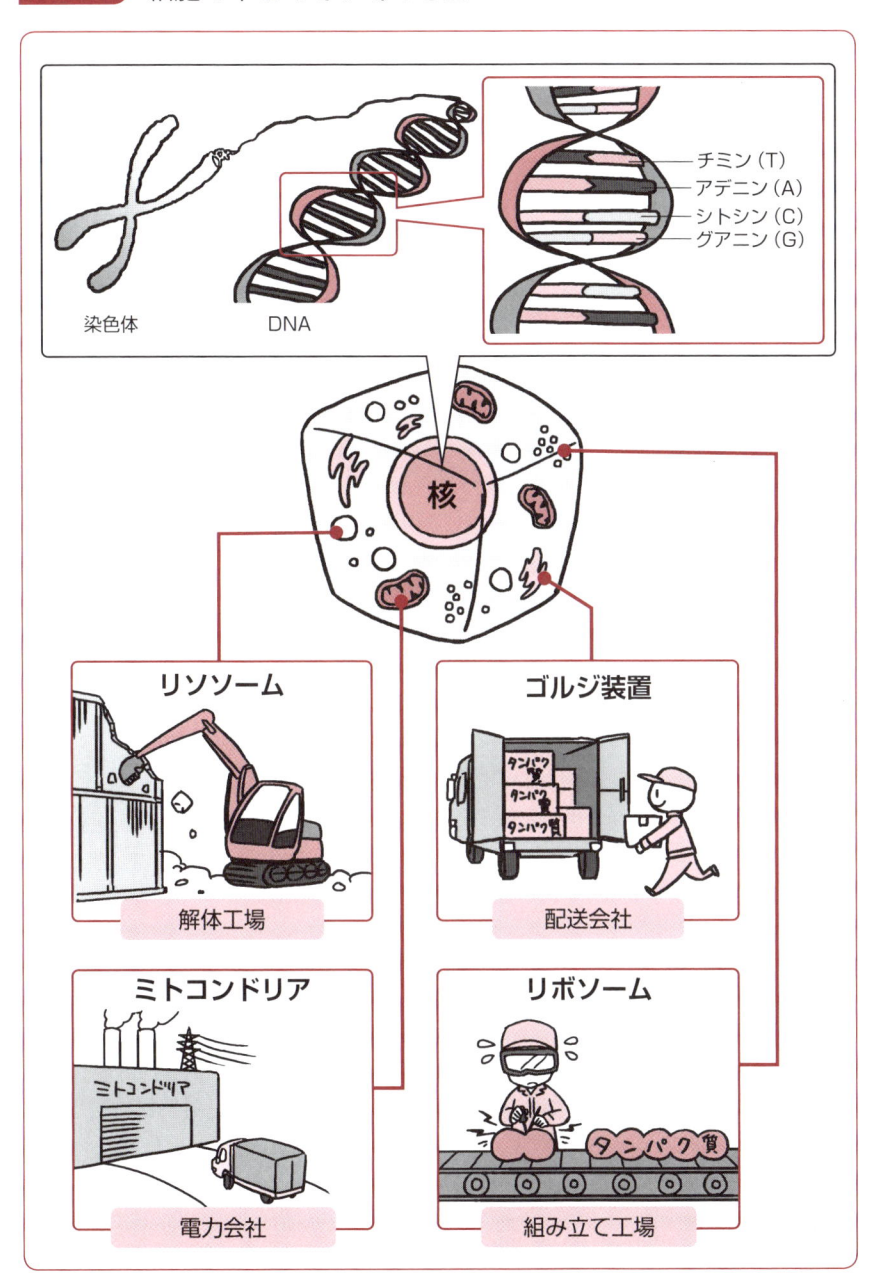

第2章 細胞

- チミン (T)
- アデニン (A)
- シトシン (C)
- グアニン (G)

染色体　DNA

核

リソソーム — 解体工場

ゴルジ装置 — 配送会社

ミトコンドリア — 電力会社

リボソーム — 組み立て工場

Chapter 2-02 細胞増殖のしくみ

体細胞分裂と減数分裂

　受精卵は，次々に細胞分裂を行って細胞の数を増やし，ヒトを形づくります。大人になっても，皮膚や骨格筋の細胞，消化管や肝臓の細胞，血液の中の血球など，さまざまな細胞は細胞分裂を行って増殖し，死んだ細胞の分を補充しています。細胞が行う細胞分裂を**体細胞分裂**といいます。寿命をむかえるまで体細胞分裂を繰り返すことにより，ヒトのからだは維持されているのです。体細胞分裂では，細胞核のDNAは完全にコピーされ，同じ細胞が2つできます。それに対して卵子や精子をつくるための細胞分裂は，それぞれが通常の半分のDNAをもつことになるので，**減数分裂**と呼ばれます。

　減数分裂では，できた細胞の染色体の数は半分（23個）※になります。細胞核の中でDNAが2倍に複製され，核膜が消えるところまでは体細胞分裂と同じですが，そのあと，減数分裂ではもう1回細胞分裂を行い，それぞれの染色体の太さを1本分にします。つまり1個の細胞からは4個の卵子または精子ができます。

　減数分裂で大切なことは，最初の分裂のときに，染色体の一部が交叉して遺伝子の組み換えが起こることです。遺伝子の組み換えはランダムに起こるため，同じヒトの細胞からできる卵子や精子でも，1つとして同じ遺伝子をもつものはありません。兄弟でも顔かたちが違うのはこのためです。

※ヒトの染色体は，両親から23本ずつ受け継いだ計46本あります。染色体には，22本×2組の常染色体と2本の性染色体があります。

　僕たちのからだはいつも細胞が入れ替わっているけど，見た目はまったく変わりませんね。

　そうだね。生命体は絶えず合成と分解が続いている。この現象を動的平衡（どうてきへいこう）と呼びます。

File 04 細胞の増殖
体細胞分裂と減数分裂

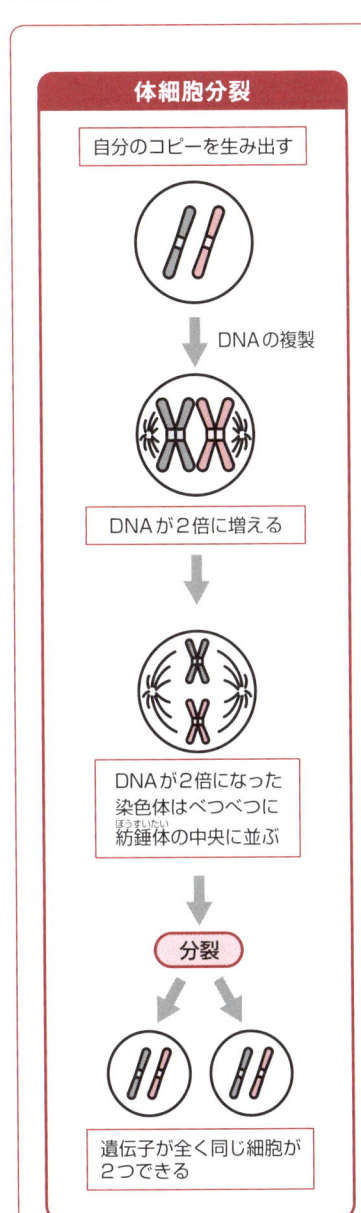

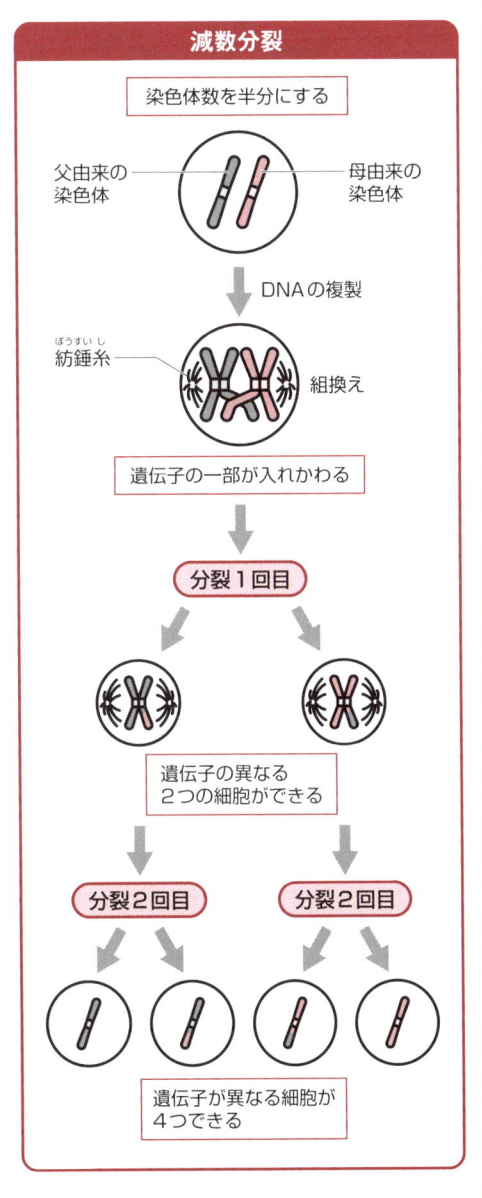

体細胞分裂

自分のコピーを生み出す

↓ DNAの複製

DNAが2倍に増える

↓

DNAが2倍になった染色体はべつべつに紡錘体（ぼうすいたい）の中央に並ぶ

↓ 分裂

遺伝子が全く同じ細胞が2つできる

減数分裂

染色体数を半分にする

父由来の染色体 / 母由来の染色体

↓ DNAの複製

紡錘糸（ぼうすいし） / 組換え

遺伝子の一部が入れかわる

↓ 分裂1回目

遺伝子の異なる2つの細胞ができる

↓ 分裂2回目 / 分裂2回目

遺伝子が異なる細胞が4つできる

第2章 細胞

Chapter 2-03 細胞膜の物質輸送

物質が細胞の外と中とを出入りする方法

　1つひとつの細胞はそれぞれが独立した生命体です。そのため，酸素や栄養素などが必要ですし，不要な二酸化炭素や老廃物は排出しなければなりません。そのため細胞の内外では常に物質の輸送が行われています。

　細胞膜は，リン脂質という物質でできていて，リン脂質の構造は，丸い頭に2本の足が生えたようなかたちになっています。この丸い部分を頭部，2本の足を尾部といい，頭部は水になじむ性質（親水性）を，尾部は水になじまない性質（疎水性）をもっています。そして細胞膜は，リン脂質が頭部と尾部をそろえて並んでできた膜が2枚，尾部同士をくっつけて貼りつき，2層構造になっています（**File05**）。

　細胞膜は，細胞の中と外でさまざまな物質をやりとりしています。酸素や二酸化炭素などの物質は，細胞膜をそのまま通過できます。このような物質の行き来のしかたを**単純拡散**といいます。単純拡散は，細胞の外と中の物質の濃度の違い（濃度勾配）によって自然に起こる現象です。

　一方，分子の大きさや性質によって膜を通過できない物質は，特別な装置で輸送されます。その装置を輸送体といいます。タンパク質でできていて，物質の通し方の違いによってチャネルやポンプなどとも呼ばれます。

　輸送体を使った物質の輸送方法には，**受動輸送**と**能動輸送**があります。受動輸送とは，物質が化学的な性質や電気的な性質を利用して輸送体を通る方法です。物質が輸送体のところにくると，スポッと吸い込まれるように通過します。または，輸送体が動いて物質を膜の反対側に送ります。一部のイオンやブドウ糖などが，この方法で細胞膜を通過しています。

　能動輸送とは，化学反応の自然な流れに逆らって物質を輸送することをいいます。流れに逆らうので輸送にはエネルギーが必要です。能動輸送の代表的なものにナトリウム-カリウムポンプがあります。細胞の中はカリウムイオンが多く，外はナトリウムイオンが多いのですが，これはナトリウム-カリウムポンプによって両イオンが能動輸送されるためです。これ以外にも各細胞にはさまざまなポンプが備わっています。

File 05 細胞膜の構造と物質輸送
受動輸送と能動輸送

細胞膜の構造

- 頭部
- 尾部
- リン脂質
- 細胞外
- 細胞内
- 受容体
- 輸送体

第2章 細胞

物質輸送のしくみ

- 輸送体
- 拡散
- 閉 ⇔ 開
- ADP※
- ATP※
- ポンプ

受動輸送 | 能動輸送
ポンプのようにエネルギーを使って分子やイオンを輸送させる

※ADP，ATPについてはFile9 参照

Column

酵素と遺伝子の関係

　ヒトのからだから組織を取り出して，さらにそこから1個の細胞を取り出しても，周囲に適切な栄養があれば，細胞は生きていけます。また，細胞の種類によっては増殖も始めます。細胞は周囲の栄養を元にして，エネルギーを産生するとともに，細胞の構造を維持するための新陳代謝を行います。エネルギー産生と構造の維持のためには，細胞内で物質が常に変換される必要があります。この物質変換(代謝)を行う役割をもった物質を酵素と呼び，酵素はタンパク質からできています。酵素は，細胞内小器官のすべてに存在し，そこでの必要な代謝を行っています。細胞内には多数の酵素が存在しますが，そのうちのたった1つの酵素に異常が起こっても病気が引き起こされることがあります。先天性代謝異常症と呼ばれる一群の病気では，タンパク質である酵素の構造を設計図としてもっている遺伝子に異常がある結果，生まれたときから，ある特定の酵素がまったくなかったり，ほとんど機能していないために，からだに有害物質が徐々に蓄積していって，病気を引き起こします。酵素は遺伝子によって構造が決められていますので，各個人でも酵素量は微妙に異なります。たとえば，欧米人に比べて日本人はお酒に弱く，すぐに顔が赤くなるといわれていますが，これは，肝臓でアルコールを処理する酵素が，日本人では遺伝的に少ないためといわれています。

　染色体の遺伝子のDNAは父親からのものと母親からのものが平等に子供に伝わります。細胞内小器官の1つであるミトコンドリアにもDNAが存在しますが，精子に含まれる，父親のミトコンドリアDNAは，受精卵に残れません。つまり，受精卵のミトコンドリア内DNAはすべて母親由来です。このミトコンドリアDNAを過去にさかのぼって調べていった結果，今の人類はすべて100万年前にアフリカに生きていた1人の女性の子孫であることがわかり，その女性はイブと名づけられました。

第3章

運動器

　私たちは日ごろ，歩く，しゃがむ，投げるなど，さまざまな運動を行い生活しています。それらの運動は筋肉の収縮によって力を発生させて成り立っています。運動に必要な筋肉，骨や関節などの構造や働きについてみていきましょう。

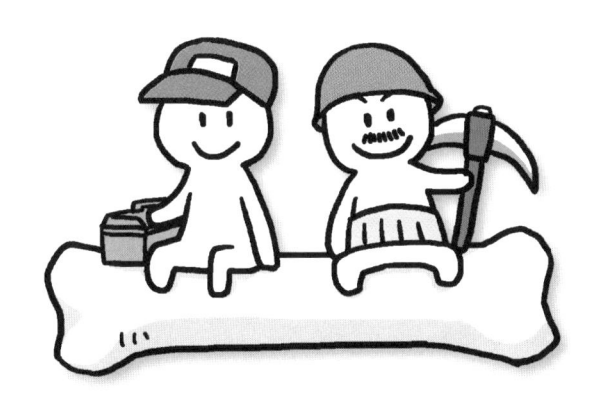

全身の骨格筋

1 筋肉の構造

骨格筋の構造と種類

からだを動かすための筋組織を**骨格筋**といいます。基本的な形は，中央が膨らんで，両端は細くなりつつ**腱**（骨に付着する部分の結合組織）につながる**紡錘筋**と呼ばれるものです。中央の膨らんだ部分を**筋腹**，両端のうちからだの中心に近いほうを**筋頭**，末梢側を**筋尾**といいます。骨格筋は，基本的には1つ以上の関節をまたいで，両端が骨や腱についています。原則として，筋頭がつく場所を起始，筋尾がつく場所を停止といいます。

全身には，筋頭が複数に分かれた**多頭筋**（上腕二頭筋など）や，鳥の羽に似た形の**羽状筋**（大腿直筋など），筋腹の途中で何回か腱に変わっている**多腹筋**（腹直筋など）といったさまざまな形の骨格筋があります。

骨格筋の名前は，筋肉の形やその筋肉がついている場所，筋肉の線維の方向などにちなんでつけられているので，覚えるときの参考にしてください。

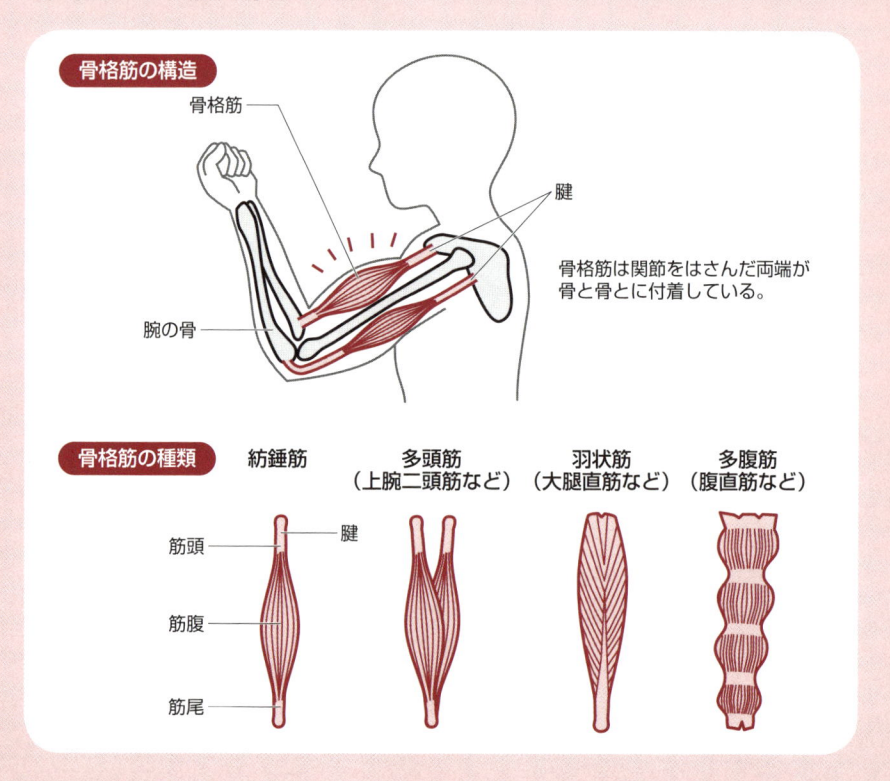

骨格筋の構造

骨格筋は関節をはさんだ両端が骨と骨とに付着している。

骨格筋の種類　紡錘筋　　多頭筋（上腕二頭筋など）　　羽状筋（大腿直筋など）　　多腹筋（腹直筋など）

2 骨格筋の名称

人体における主な骨格筋の名称

全身の骨格筋は何層にも重なってついています。全体的には，表面に大きい筋が，深いところに小さい筋がついています。たとえば背部の場合，表面には**僧帽筋**や**広背筋**といった幅の広い筋や，尻には**大殿筋**という大きく強い筋がついています。それに対してその下の層には，肩甲骨につく**大・小菱形筋**，脊柱の両側を走る**脊柱起立筋**，尻の**中殿筋**などの小さい筋があります。

手の指を動かす骨格筋のうち，より繊細な動きを行う小さい筋は手首から先の部分に収納されていますが，強い力を発揮する筋は前腕の表面にあります。これらのやや大きい骨格筋は，手首から先の手の中にはおさまらないので，筋腹は前腕に置き，腱だけを指先まで長く伸ばしているのです。

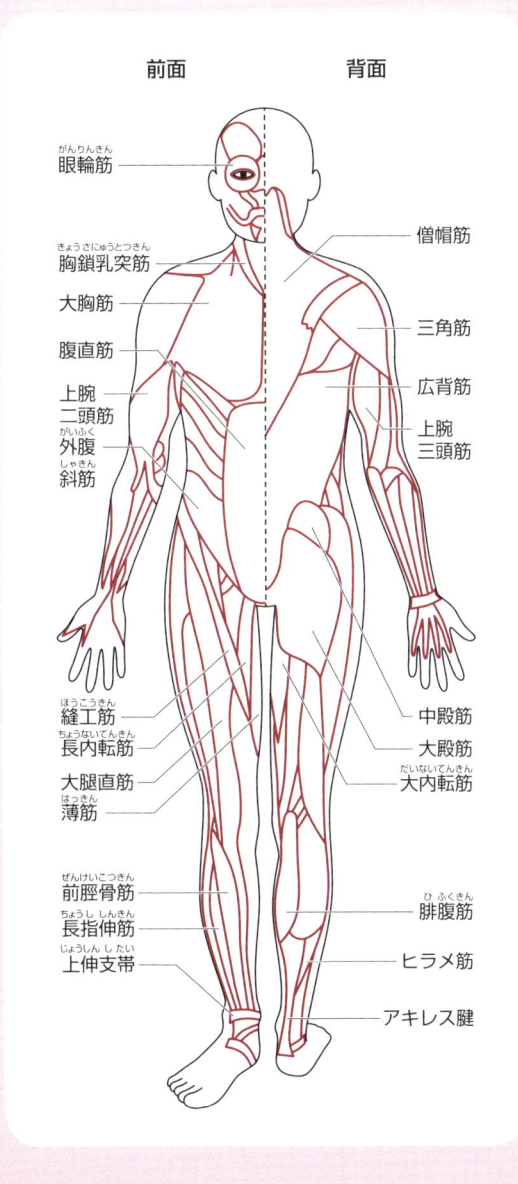

前面　背面

眼輪筋（がんりんきん）
胸鎖乳突筋（きょうさにゅうとつきん）
大胸筋
腹直筋
上腕二頭筋
外腹斜筋（がいふくしゃきん）
縫工筋（ほうこうきん）
長内転筋（ちょうないてんきん）
大腿直筋
薄筋（はっきん）
前脛骨筋（ぜんけいこつきん）
長指伸筋（ちょうししんきん）
上伸支帯（じょうしんしたい）

僧帽筋
三角筋
広背筋
上腕三頭筋
中殿筋
大殿筋
大内転筋（だいないてんきん）
腓腹筋（ひふくきん）
ヒラメ筋
アキレス腱

第1章 はじめに
第2章 細胞
第3章 運動器
第4章 呼吸器
第5章 循環器
第6章 消化器と栄養

全身の骨

3 骨の数と機能

人体における主な骨と関節の名称

人体には206個＋αの骨があります。＋αというのは，**尾骨**や，手足の指の骨などにつく**種子骨**という小さな骨などの数に個人差があるからです。最も大きいのは太ももの**大腿骨**で，長さは大人で40cm前後にもなります。一番小さいのは中耳にある3種類の耳小骨で，いずれも数mm程度の大きさです。

骨という字が「鉄骨」や「骨子」などの言葉に使われるように，骨は人体を支える大事な柱です。骨の基本的な働きは，からだを支えて人体の形を保つことと，運動の支点や作用点となることです。また**頭蓋骨**は脳を，**肋骨**や**胸骨**，**胸椎**は肺や心臓などを，**骨盤**は膀胱や女性の内性器を保護しています。さらに骨の中にある**骨髄**では，赤血球などの血球がつくられています（File57）。

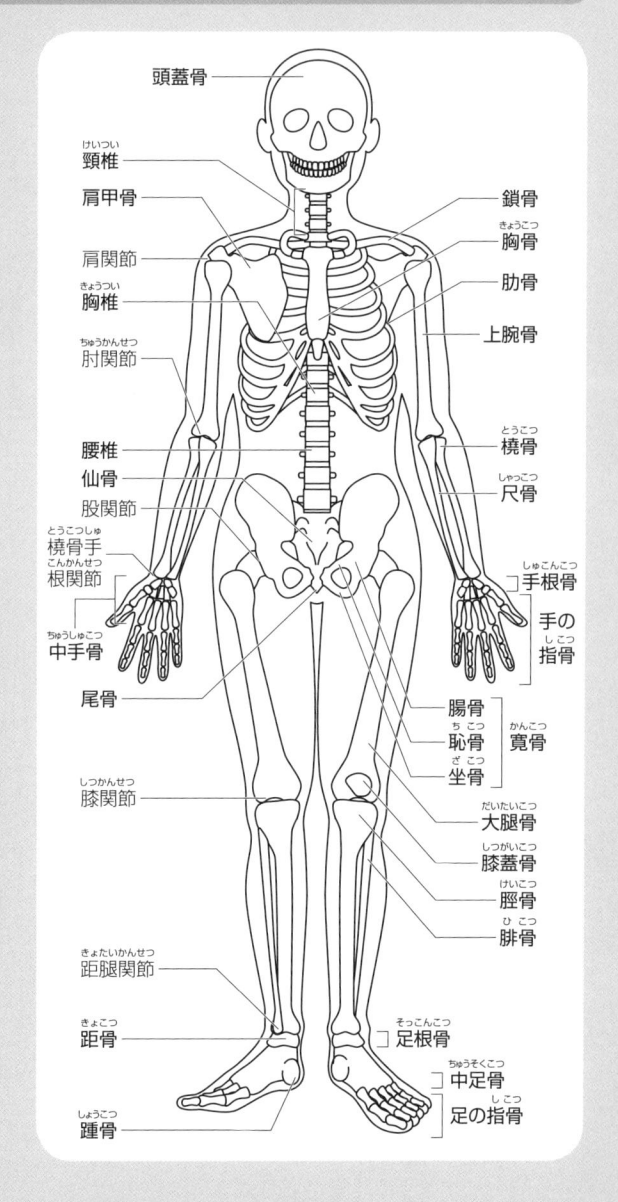

頭蓋骨 ― 頸椎 ― 肩甲骨 ― 肩関節 ― 胸椎 ― 肘関節 ― 腰椎 ― 仙骨 ― 股関節 ― 橈骨手根関節 ― 中手骨 ― 尾骨 ― 膝関節 ― 距腿関節 ― 距骨 ― 踵骨

鎖骨 ― 胸骨 ― 肋骨 ― 上腕骨 ― 橈骨 ― 尺骨 ― 手根骨 ― 手の指骨 ― 腸骨 ― 恥骨 ― 坐骨 ― 寛骨 ― 大腿骨 ― 膝蓋骨 ― 脛骨 ― 腓骨 ― 足根骨 ― 中足骨 ― 足の指骨

4 骨の構造

長骨の中をのぞいてみる

骨は，手足にある細長い長骨，手首と足首の根元などにあるブロック状の短骨，頭蓋骨などの平たい**扁平骨**，脊椎骨などのように凹凸が複雑な**不規則**（形）**骨**，骨の中に空洞をもつ**含気骨**といった種類があります。

長骨の場合，両端のやや太い部分を骨端，中央の長い部分を骨幹といいます。骨幹は，軽くて強い構造になるように中が空洞になっていて，周囲の部分は固く詰まった緻密質でできています。緻密質には血管が貫通するため，縦方向にはハバース管，横方向には**フォルクマン管**というトンネルがあります。骨端部分の中は，**骨梁**と呼ばれる細い骨が縦横に走り，スポンジのように見えます。骨梁は，骨に力がかかる方向を補強するように走っています。

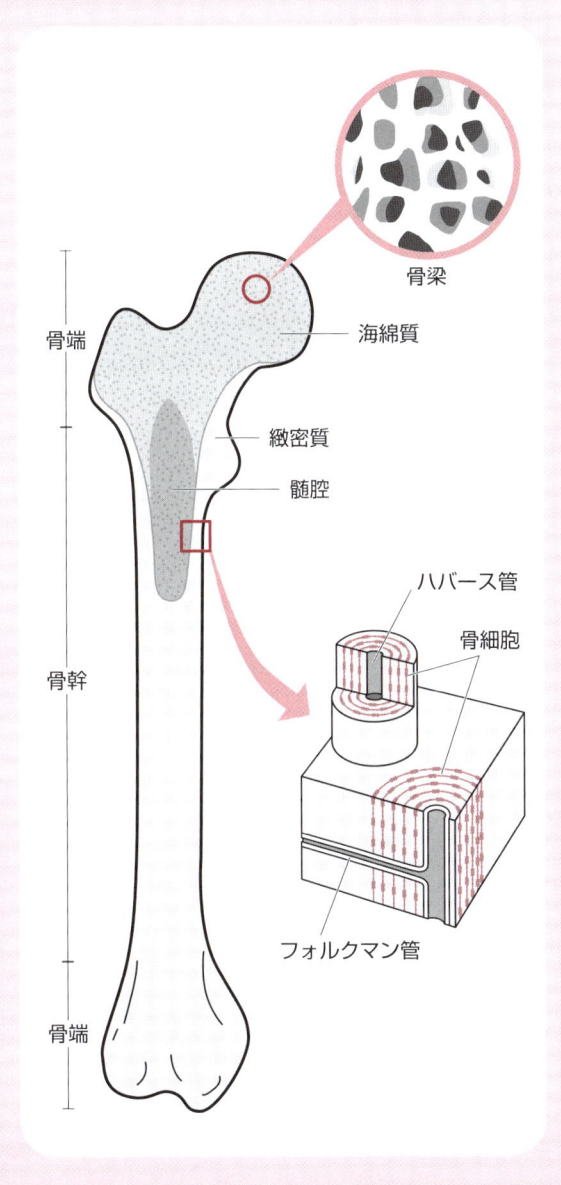

Chapter 3-01 関節の構造と動き

関節は骨の形で動きが決まる

　関節とは，2つ以上の骨のつなぎ目のことです。関節には，頭蓋骨の骨同士のつなぎ目のように，がっちり組み合っていて動かない**不動結合**というものもありますが，一般に関節というときは，**可動結合**といって，曲げ伸ばしなどの運動ができる関節のことを指します。2つの骨が組み合わさる部分のうち，凸形のほうを**関節頭**，その受け皿となるほうを**関節窩**といいます。関節がどう動くかは，関節頭と関節窩の形で決まります。

　最も可動域が大きいのは肩の肩甲骨と上腕骨の関節や，股関節などの**球関節**です。球関節は，関節頭が球形で，それをお椀形の関節窩が受け止めている関節です。どの方向に動かしても引っかからないので，回転させることができます。特に肩の関節は関節窩が浅いため，動かせる範囲が広い一方で，はずれやすいという特徴をもっています。

　関節頭がラグビーボールのような楕円形で，関節窩も楕円形のお皿の形をした関節を**楕円関節**といいます。楕円関節は手首などにみられます。また馬の鞍にヒトがまたがったような形の関節を**鞍関節**といいます。鞍関節は手の親指の付け根にあります。これらの関節は前後と横の方向には動きますが，回転させることはできません。

　蝶番関節とは，その文字のとおり，ドアの蝶番のような形の関節です。膝や肘，指の関節などにあり，曲げ伸ばししかできません。

　片方の骨の縦軸を中心に，もう一方の骨がまわりを回るように動く関節を**車軸関節**といいます。首の第1・第2頸椎の関節や，前腕の橈骨と尺骨が肘の近くと手首の近くで接している部分が車軸関節です。

　骨同士が面で接していて，ずれる程度に動くものも関節の1つで，**平面関節**と呼ばれます。平面関節は足の足根骨などにみられます。

> 関節はそのままでは弱いので，靱帯でがっちりと補強されています。関節は関節包という丈夫な筋に包まれていて，その中には骨同士の摩擦を減らす滑液という液体が入っています。半月板などのようにクッション材が入っている関節もあります。

File 06 さまざまな関節とその動き
からだを動かす精密な部品

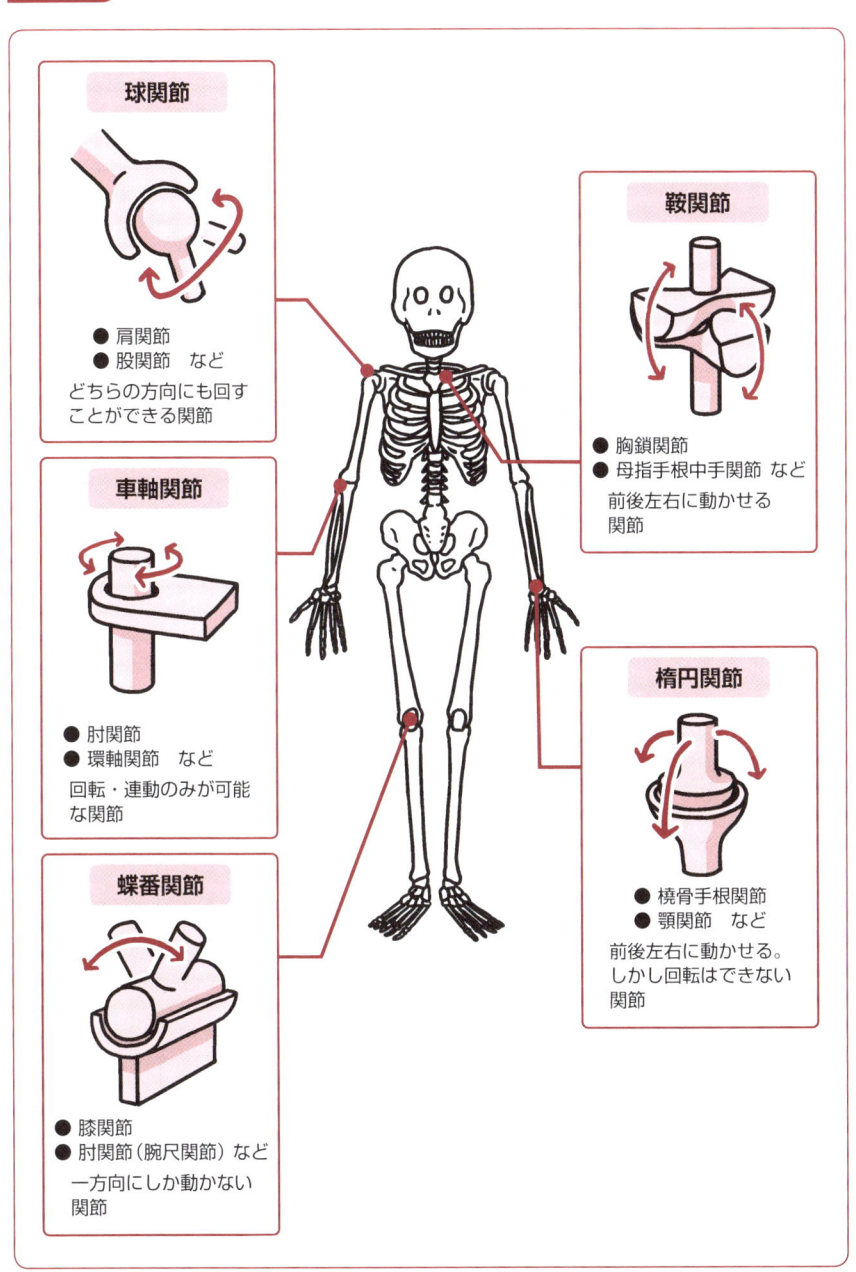

球関節
- 肩関節
- 股関節　など

どちらの方向にも回すことができる関節

車軸関節
- 肘関節
- 環軸関節　など

回転・連動のみが可能な関節

蝶番関節
- 膝関節
- 肘関節（腕尺関節）など

一方向にしか動かない関節

鞍関節
- 胸鎖関節
- 母指手根中手関節　など

前後左右に動かせる関節

楕円関節
- 橈骨手根関節
- 顎関節　など

前後左右に動かせる。しかし回転はできない関節

第3章　運動器

Chapter 3-02 骨の新陳代謝

骨は2〜3年で入れ替わる

　家の築年数が経つにつれ，あちこちが傷んでしまうのと同様に，骨も頑丈なようで年月が経つと劣化してもろくなってしまいます。しかし骨は老朽化する前に，弱くなったり古くなった部分を溶かし，そこに新しい骨をくっつけていくしくみが備わっています。

　全身の骨は，2〜3年で完全に新しいものに置き換わるといわれています。したがって，骨の材料になるカルシウムやタンパク質，骨をつくるために必要なビタミンDなどの栄養素が不足するような食生活や運動不足の生活をしていると，十分な強さの骨がつくれず，知らないうちに骨がどんどん弱くなってしまいます。

　骨のリフォームは，骨を溶かす**破骨細胞**と，新しい骨をつくる**骨芽細胞**の共同作業によって行われます。破骨細胞は解体係で，古くなった骨の部分にとりつき，酸を出して骨を溶かします。この働きを骨吸収といいます。次に骨が溶かされたところに骨芽細胞が集まってきて，タンパク質（コラーゲン）やリン酸カルシウムといった骨の成分を分泌しながら，自分自身もそこに埋もれて新しい骨になります。この働きを**骨形成**といいます。

　破骨細胞は，古くなった骨を処理する専門職であるだけでなく，血液中のカルシウム濃度の調節にもかかわっています。食事でカルシウムが十分に摂れていないときなどは，破骨細胞がカルシウムの貯蔵庫でもある骨を壊して，血液の中に送り出してくれるのです。

　破骨細胞による骨吸収と骨芽細胞による骨形成のバランスが保たれていれば，骨は正常な強さを保つことができます。そのためには，十分な栄養とともに，適度な運動が欠かせません。骨は，重力や運動によって刺激を受けると，それに耐えられるように強くなろうとするのです。

> カルシウムは，止血の機能や神経の伝達などにもかかわる重要なミネラルです。

File 07 骨芽細胞と破骨細胞
骨のリフォーム屋さんと解体屋さん

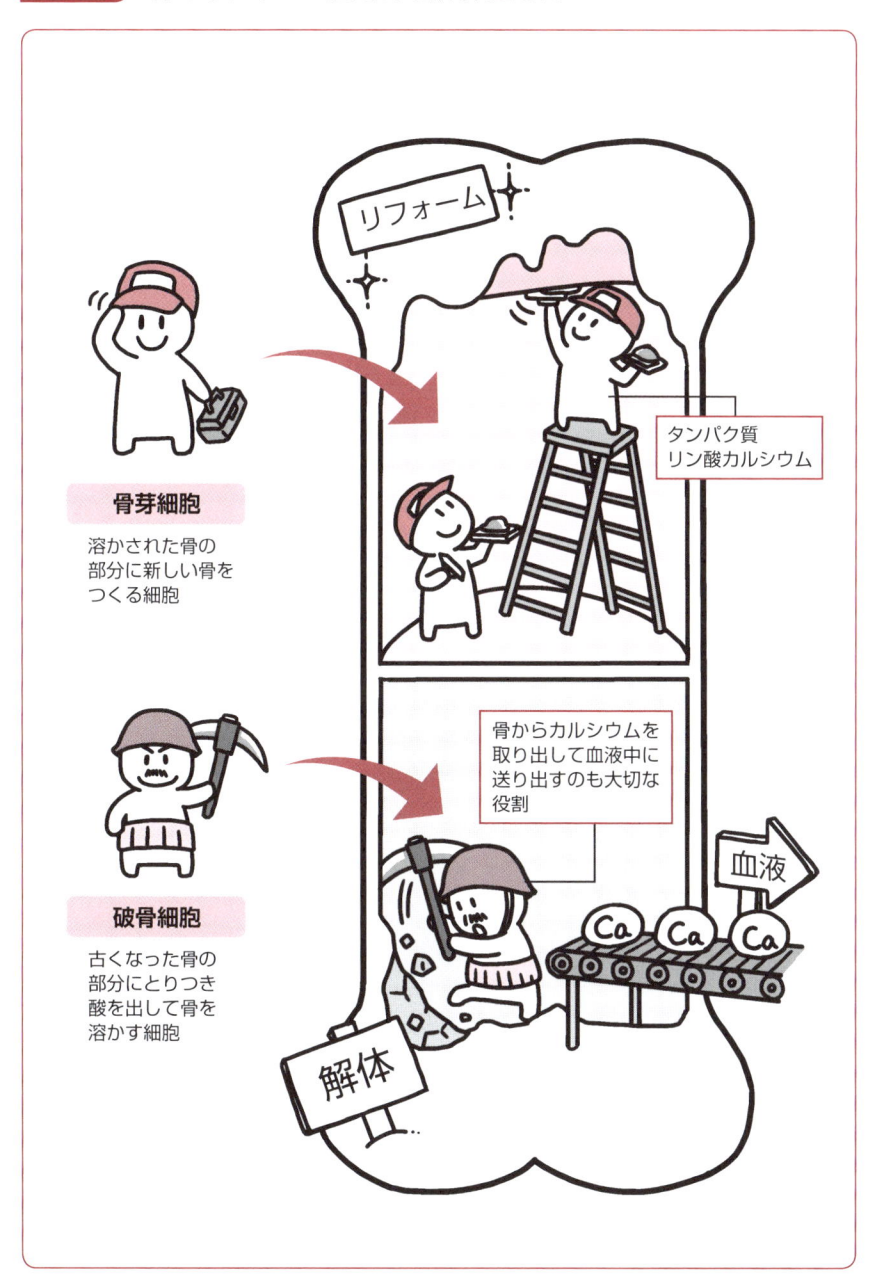

リフォーム

タンパク質
リン酸カルシウム

骨芽細胞
溶かされた骨の部分に新しい骨をつくる細胞

骨からカルシウムを取り出して血液中に送り出すのも大切な役割

破骨細胞
古くなった骨の部分にとりつき酸を出して骨を溶かす細胞

血液

Ca Ca Ca

解体

第3章 運動器

Chapter 3-03 骨格筋が収縮するしくみ

からだを構成する3種類の筋肉

　ヒトの筋肉は**骨格筋**，**心筋**，**平滑筋**の3種類の筋肉に分類することができます。腕や足など，一般的に「筋肉」というときは骨格筋のことを指します。2つ以上の骨にまたがってついているため，筋の収縮によって関節が曲がり，腕や足などを動かせます。
　心筋とは，心臓の壁をつくる筋肉です。心臓は24時間拍動していますが，これは心筋の収縮によるものです。
　平滑筋は胃腸などの臓器や血管を動かす筋肉です。たとえば，消化の際に胃腸で行われる蠕動運動は平滑筋の収縮によって行われています。
　骨格筋は意識的に動かすことができますが，心筋と平滑筋は意識的に動かすことができません。この違いから，骨格筋を**随意筋**，心筋と平滑筋を**不随意筋**と呼びます。

筋肉が収縮するしくみ

　骨格筋を例に，筋肉が収縮するメカニズムについてみていきましょう。骨格筋は**筋線維**という線維状の細胞が束になってできています。また，筋線維は筋原線維というさらに細い線維状のタンパク質によってできています。筋原線維を構成するタンパク質には，**アクチンフィラメント**と**ミオシンフィラメント**といわれる2種類があります。太さはアクチンフィラメントのほうが細いです。そしてそれぞれが髪をとかす"クシ"のように束ねられていて，交互に入り込むように組み合っています。ミオシンのフィラメントの先端には，ゴルフクラブのヘッドのような膨らみがあります。この部分がうなずくように動いてアクチンフィラメントを引き寄せると，アクチンフィラメントとミオシンフィラメントが深く入り込んで，全体が短くなります。これが骨格筋の収縮の基本的なメカニズムといわれています。そしてミオシンフィラメントのヘッドが動くときに，エネルギーが消費されるのです。

File 08 筋組織と骨格筋の収縮
線維の束が筋肉を収縮させる

筋組織の分類

筋組織は主に3つに分類することができる

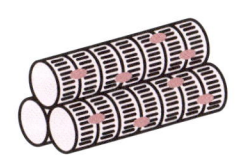

骨格筋
腕や足など骨格についている筋肉。自分の意思で自由に動かすことができる。横縞があるため、横紋筋とも呼ばれる

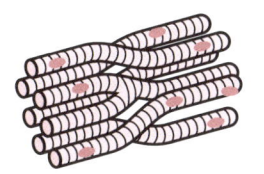

心筋
心臓にだけある筋肉。自分の意思とは関係なく収縮、拡張をくりかえしている

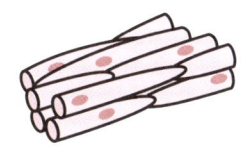

平滑筋
内臓や血管など、からだの各所で働く筋肉。自分の意思とは関係なく動く

骨格筋が収縮するしくみ

力を入れると、2種類の組織が引き合うようにして重なり、全体として短くなり、太さを増す

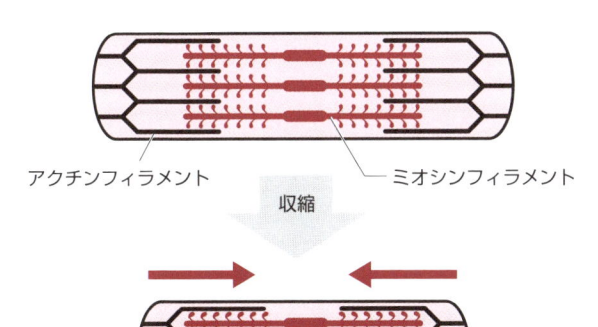

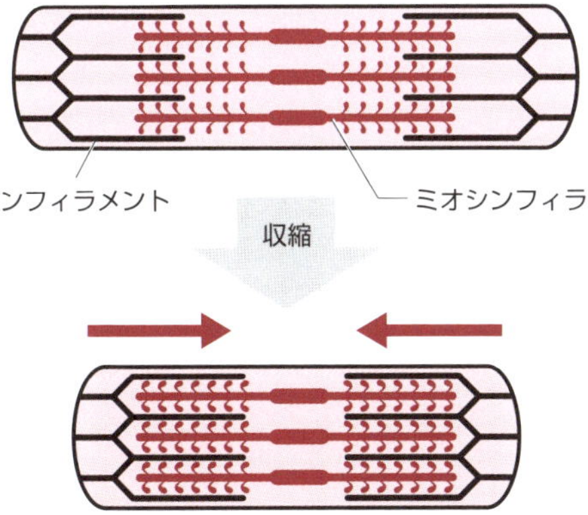

アクチンフィラメント　ミオシンフィラメント

収縮

第3章 運動器

Chapter 3-04 筋収縮のエネルギー源

無酸素性解糖と有酸素性解糖

骨格筋が収縮するためにはエネルギーが必要です。そのエネルギーは**ATP**（**アデノシン三リン酸**）という物質から取り出しています。私たちは食べものから摂取する栄養素をそのままエネルギー源として使用できないので，エネルギーの詰まったATPに一度変換する必要があるのです。ATPはアデノシンにリン酸が3つつながった物質で，リン酸を1つ切り離すと，その結合部分からエネルギーを取り出すことができます。リン酸を切り離すと**ADP**（**アデノシン二リン酸**）になりますが，別の方法で取り出したエネルギーでリン酸を再びくっつけてATPにして，繰り返しエネルギー源として利用しています。

骨格筋にはATPが貯蔵されていますが，その量は少なく，全力の運動をすると1～2秒で使い切ってしまいます。そこで次はクレアチンリン酸という物質を使います。クレアチンリン酸はクレアチンとリン酸がつながった物質で，リン酸を切り離すことでエネルギーを取り出すことができるのです。しかしクレアチンリン酸も，骨格筋に蓄えられている量は少なく，全力の運動を7～8秒間まかなう程度といわれています。

これだけでは足りないので，骨格筋はブドウ糖などの栄養素を燃やしてATPを産生します。そのプロセスには，酸素を使わない**解糖系**（無酸素性エネルギー代謝）と，酸素を使う**クエン酸回路**（有酸素性エネルギー代謝）があります。解糖系では，骨格筋に蓄えられているグリコーゲン（ブドウ糖がたくさんつながったもの）を分解するなどして得たブドウ糖を，酸素を使わずに燃やし，ピルビン酸，もしくは乳酸にすることでATPを取り出します。すぐにATPが得られますが，全力の運動を30秒ほど行うのが限界といわれています。酸素が供給されると，ピルビン酸はアセチルCoAという物質に変えられてミトコンドリアにあるクエン酸回路に入ります。そして，いくつもの酵素が酸素を使って次々に反応を起こし，たくさんのATPが産生されます。反応に時間はかかるものの，栄養素と酸素があれば，半永久的にATPが得られるのが利点です。

> ATPとは生物がさまざまな活動に利用するエネルギー源となる物質です。

File 09 筋収縮はATPのエネルギーを使って収縮している
ATPの分解と合成でエネルギーを取り出す

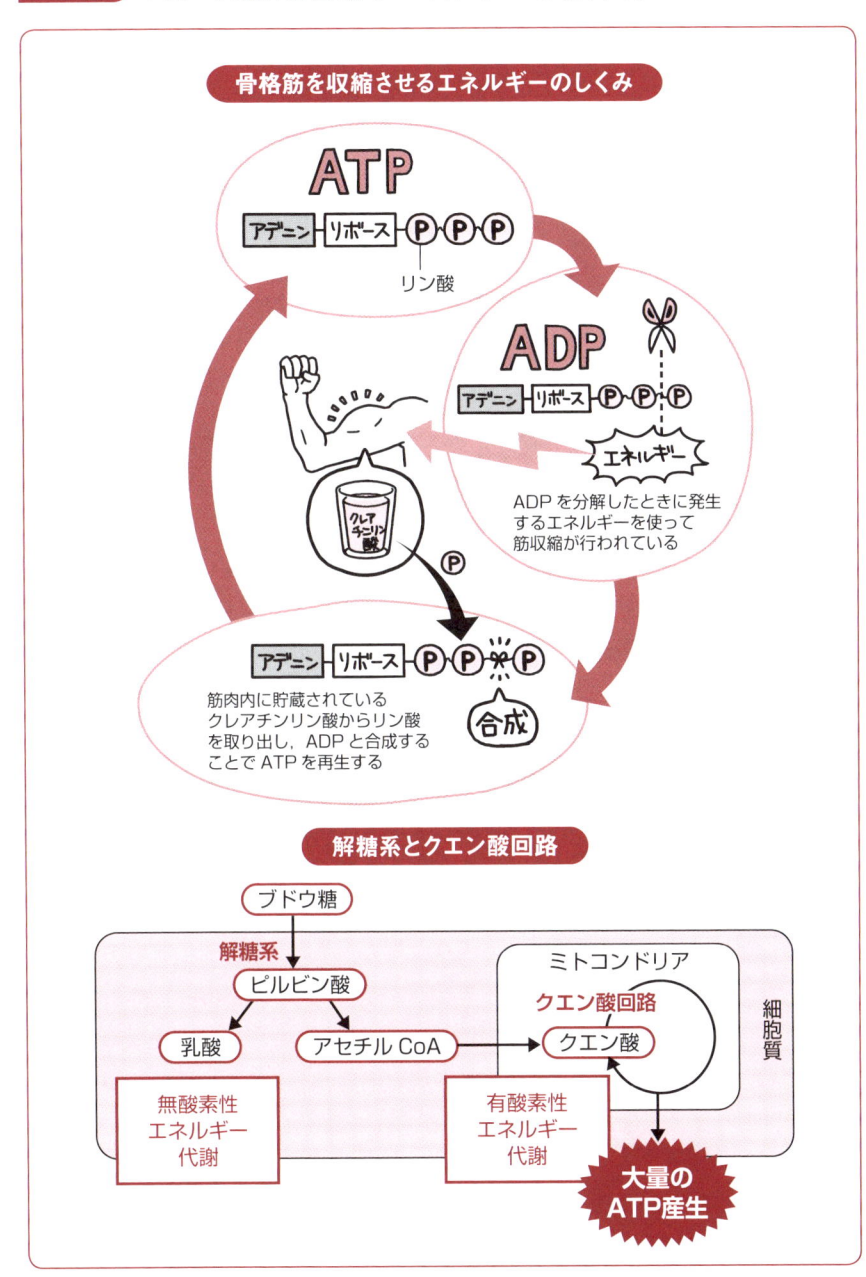

骨格筋を収縮させるエネルギーのしくみ

ATP
アデニン―リボース―P-P-P
リン酸

ADP
アデニン―リボース―P-P P
エネルギー

ADPを分解したときに発生するエネルギーを使って筋収縮が行われている

筋肉内に貯蔵されているクレアチンリン酸からリン酸を取り出し，ADPと合成することでATPを再生する

アデニン―リボース―P-P-P
合成

解糖系とクエン酸回路

ブドウ糖
↓ 解糖系
ピルビン酸
↓   ↓
乳酸   アセチルCoA → クエン酸（クエン酸回路） ミトコンドリア

無酸素性エネルギー代謝 ｜ 有酸素性エネルギー代謝

大量のATP産生

細胞質

第3章 運動器

Chapter 3-05 皮膚の構造とターンオーバー

皮膚はからだのバリア

　全身の表面をおおう皮膚はからだのバリアといえます。ものにぶつかる，暑さや寒さにさらされる，化学物質に触れるなどの刺激を受け止めて，体内へのダメージをやわらげます。また，細菌やウイルスなどの侵入を防ぎます。体内の水分が失われないようにし，体温調節をするのも皮膚の仕事です。そのほかにも皮膚は熱い，冷たいなどをキャッチする感覚器（**p.138**）でもあります。さらに皮膚は，紫外線に当たると骨の代謝に必要なビタミンDを合成します。

　皮膚は，表面の**表皮**とその下の**真皮**に分けられます。厚さは場所によって多少違いますが，表皮は0.1〜0.3mm，真皮は1〜3mmです。

　表皮は**角化細胞**と呼ばれる細胞が何層にも重なった構造をしています。表皮の一番深いところの基底層で次々に新しい角化細胞が生まれ，前に生まれた細胞を表面のほうへ押し上げていきます。そして皮膚の表面の角質層までくると，角化細胞はケラチンというタンパク質が大半を占める平らな角質細胞に変化して，やがてアカとなって剥がれ落ちます。基底層で新しい細胞ができてから角質層で剥がれ落ちるまでの期間は15〜30日といわれています。

　真皮は，複雑に走る**コラーゲン**の線維とそれらを結びつける**エラスチン**で支えられています。コラーゲンもエラスチンもタンパク質の一種で，これらが紫外線や加齢で傷ついたり減ってしまったりすると，皮膚が弾力を失い，シワになります。タンパク質は分子が大きいため，コラーゲンやエラスチンがからだの外から表皮を通り抜けて真皮まで浸透することはありません。これらのタンパク質は，食べものから摂取したタンパク質を消化して吸収したアミノ酸（**p.96**）を原料に，真皮にある線維芽細胞がつくっています。真皮には，血管やリンパ管，神経が豊富に走っており，皮膚感覚のセンサーや汗を分泌する汗腺などがあります。体毛は，真皮にある毛包の底でつくられて伸びていきます。

File 10 表皮と真皮の構造
肌の健康を守るタンパク質たち

角化細胞
前に生まれた細胞を押し上げていく

表皮（0.1〜0.3mm）

真皮（1〜3mm）

毛包

皮下組織

エラスチン
タンパク質の一種。コラーゲンを結びつけ、肌にハリや弾力を保つ効果がある

ヒアルロン酸
水分を蓄える役目をしている（保水効果）

コラーゲン
タンパク質の一種で、肌の弾力性を保つ機能をもつ

第3章 運動器

Column

エネルギーの貯金？

　動物は動きますから，そう名付けられました。動くためには筋肉が必要です。からだ全体が動くだけではなく，体内の臓器も動いています。からだ全体は横紋筋（骨格筋）が動かし，内臓は平滑筋が動かします。筋肉が動く，つまり収縮するためにはエネルギーが必要です。それはATPが筋肉細胞内の収縮タンパク質に結合することによって，伝えられます。高エネルギー物質であるATPは細胞内でブドウ糖と酸素から得られたエネルギーを原料にして合成されますが，筋肉を使っていないときはどうなるでしょうか？　内臓の筋肉は動きを止めることはありませんが，骨格筋は随意に止まります。食事をしたあと，食事から得られた大量のブドウ糖がからだの中に入ってきますが，筋肉を使わないとブドウ糖は行き場を失ってしまいます。ブドウ糖はそのままのかたちではからだの中に貯蔵できず，一部はグリコーゲンとして蓄えられるもののそれにも限度があります。それ以上のブドウ糖が食事から入り続けると，最後には，肝臓でブドウ糖は脂肪に変換され，この脂肪が肝臓から血液内に流れ込み，皮膚の下まで運ばれて，皮下脂肪として蓄えられます。

　皮下脂肪は多すぎると嫌われますが，筋肉が動くためには重要な燃料庫の役割をもっています。筋肉が動くためにはATPが必要ですが，ATPをつくるためには食べなければならないものの，食べながら動くことは普通はできないのです。そのため，食事から得られたエネルギーを一時的に皮下脂肪として貯蔵し，筋肉を動かすときには脂肪を燃やして燃料とします。実際，激しい運動をしたあと体重が減る理由は，この皮下脂肪が燃えてなくなったためです。逆に，筋肉を使うために必要な量以上に食物を食べれば，皮下脂肪はどんどん増え，内臓の周囲にも脂肪が溜まり始めます。これを内臓脂肪と呼びますが，内臓脂肪は動脈硬化の原因となってしまいます。このような状態をメタボリックシンドローム（通称メタボ）と呼びます。

第4章

呼吸器

　呼吸とは何でしょうか？　「息を吸って吐くこと」「酸素を吸って二酸化炭素を出すこと」と答えるかもしれません。しかし，生理学でいうところの呼吸は少し違います。
　体内のあらゆる細胞は生きていくために酸素を必要としています。その酸素を送り届け，いらなくなった二酸化炭素と交換する作業を呼吸といいます。酸素や二酸化炭素は何によって運搬されているのでしょう？　体内の呼吸のメカニズムをみていきましょう。

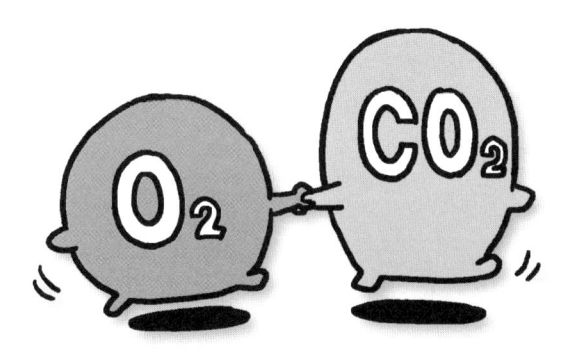

呼吸器とは

1 呼吸器の全体像

呼吸にかかわる各器官の名称

呼吸にかかわる鼻，咽頭，喉頭，気管，気管支，肺を呼吸器といいます。このうち空気の通り道になる鼻から気管支までを気道といい，**気道**はさらに喉頭までの**上気道**と，気管と気管支の**下気道**に分けられます。

肺は，肋骨と胸骨，胸椎でできたカゴ状の胸郭の中に，心臓をはさむように左右に位置していて，横隔膜の上に乗っています。心臓が少し左寄りにあるため，左肺は右肺よりも少し小さく，右肺は上・中・下葉に，左肺は上・下葉に分かれています。また左右の肺は，それぞれ**胸膜**に包まれています。

肺に空気を引き込んだり，強く息を吐き出したりするために働く横隔膜や**肋間筋**などの骨格筋は，呼吸筋と呼ばれます。

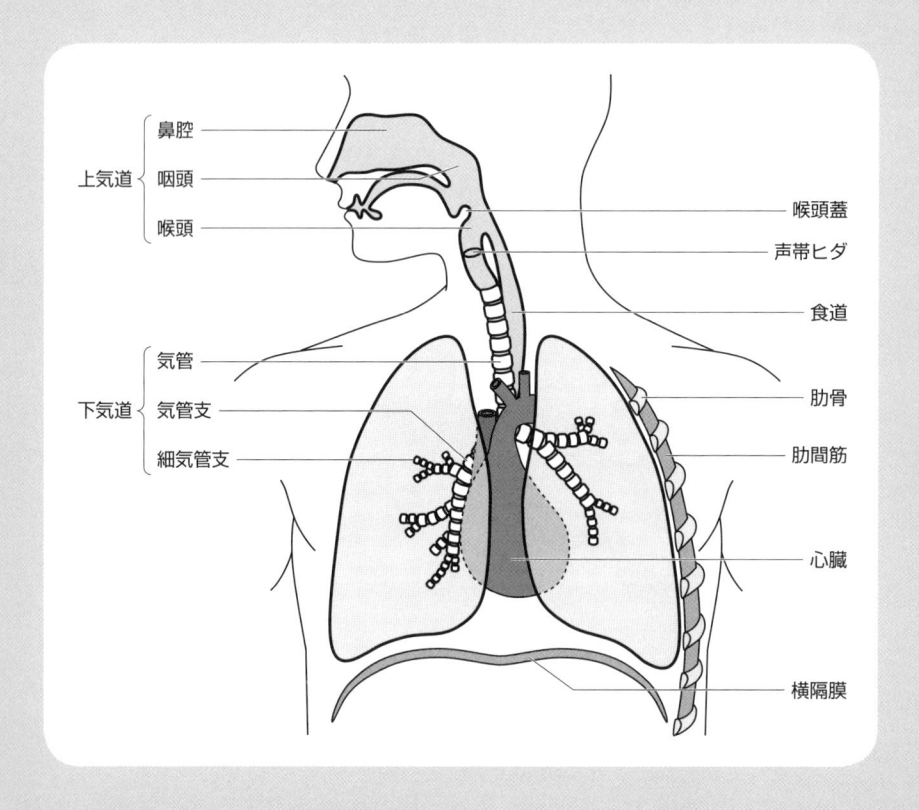

上気道 ― 鼻腔／咽頭／喉頭
下気道 ― 気管／気管支／細気管支

喉頭蓋／声帯ヒダ／食道／肋骨／肋間筋／心臓／横隔膜

2 鼻腔・咽喉頭

空気が肺に届くまでの通路

　空気の入り口になるのは鼻です。鼻の中は鼻中隔という壁によって左右に分かれています。鼻の孔に入ってすぐの鼻毛が生えているあたりを**鼻前庭**といい，そこから奥の空間を**鼻腔**といいます。鼻前庭に近い鼻中隔の部分には，粘膜の下に細い動脈が集まっているところがあり，これを**キーゼルバッハの部位**といいます。キーゼルバッハの部位は，鼻に入ってくる空気を暖めるためにあると考えられています。ちなみに鼻出血の多くはここからの出血です。

　鼻腔の左右の壁からは上・中・下の**鼻甲介**が張り出しています。鼻腔の天井にあたるところには，嗅覚をキャッチする**嗅上皮**があります。

　鼻や口の奥が咽頭で，咽頭の下には，前に喉頭，うしろに食道が続きます。喉頭の入り口には，食べたものが気管に入らないようにフタをする喉頭蓋がついています。また喉頭の中には，発声をするための**声帯**があります。

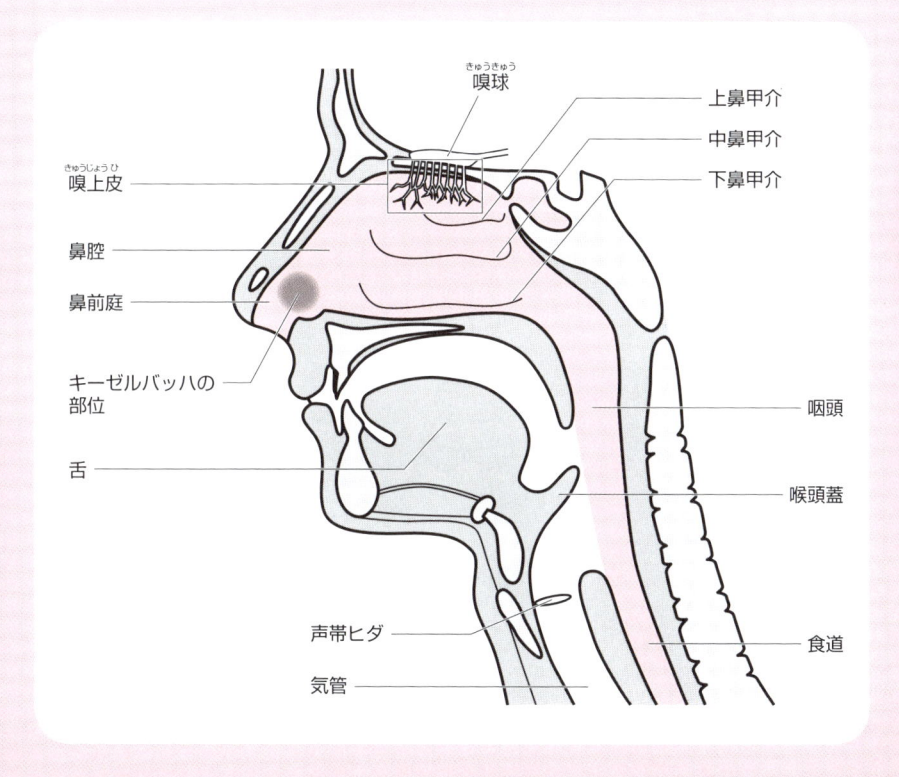

図のラベル：
- 嗅球（きゅうきゅう）
- 上鼻甲介
- 中鼻甲介
- 下鼻甲介
- 嗅上皮（きゅうじょうひ）
- 鼻腔
- 鼻前庭
- キーゼルバッハの部位
- 舌
- 声帯ヒダ
- 気管
- 咽頭
- 喉頭蓋
- 食道

呼吸器とは

3 気管・気管支

肺に空気を送るジャバラのホース

　喉頭から下方向に続く管を**気管**，そこから左右の肺に分かれるところから先を**気管支**といいます。気管は太さ約2cm，長さ約10cmの管で，U字型の気管軟骨が前からはまるようについていてジャバラホースのように見えます。

　気管は鎖骨の高さの数センチ下で左右に分かれ，気管支になります。気管支は左右対称ではありません。気管支が気管から分かれる角度は右が約25度，左が約45度で，左の気管支のほうが細く長くなっています。これは左の気管支が，やや左寄りにある心臓をよけて肺に向かうからです。気管支は肺に入ると次々に枝分かれして細くなり，その先端に肺胞がつきます。

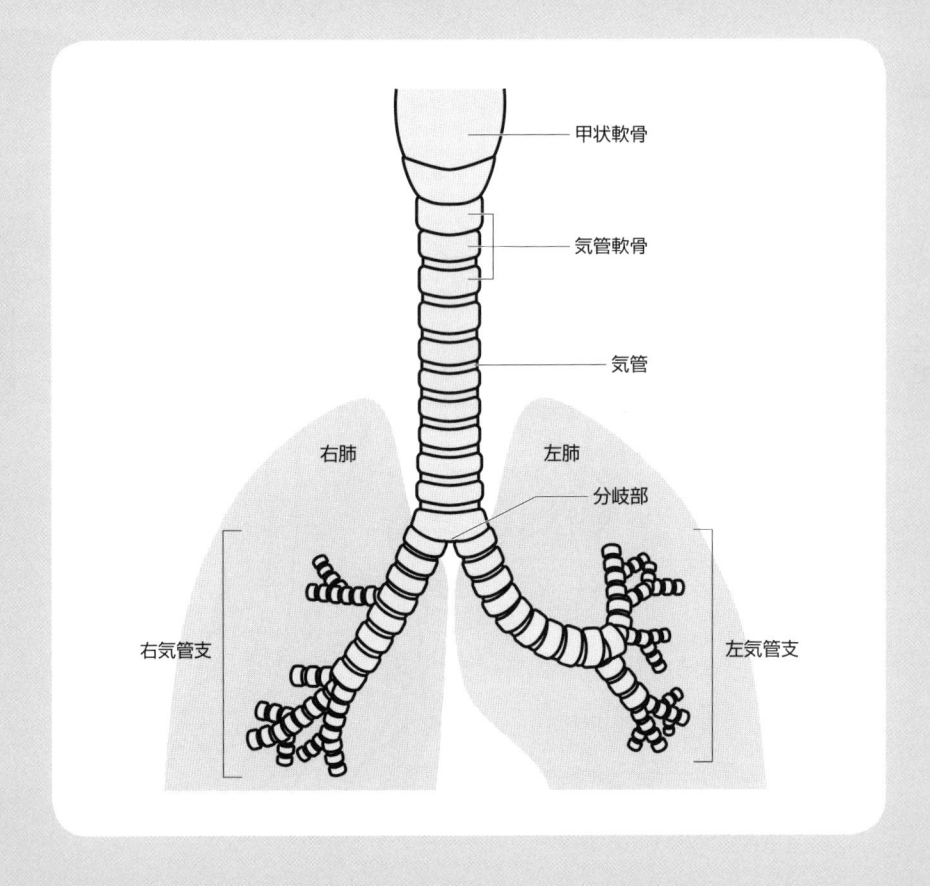

- 甲状軟骨
- 気管軟骨
- 気管
- 右肺
- 左肺
- 分岐部
- 右気管支
- 左気管支

4 肺胞

酸素と二酸化炭素の交換をする肺の中にある重要な房

　肺胞は，内径が0.3mmくらいまで細くなった**呼吸細気管支**と呼ばれる気管支の先についています。肺胞は直径0.1〜0.3mmの丸い風船で，いくつもくっついてブドウの房のようになっています。1つひとつの肺胞は孤立しているのではなく，肺胞同士が接しているところに開いている**肺胞孔**という孔でつながっています。肺胞の表面にはその形を維持するための弾性線維が巻きついていて，さらにそのまわりを毛細血管網が取り巻いています。肺では，この毛細血管の中の血液と肺胞の中の空気との間で酸素と二酸化炭素の交換が行われます。

　肺胞は肺全体で数億個あり，その表面積は70〜80m^{2}にもなるといわれています。

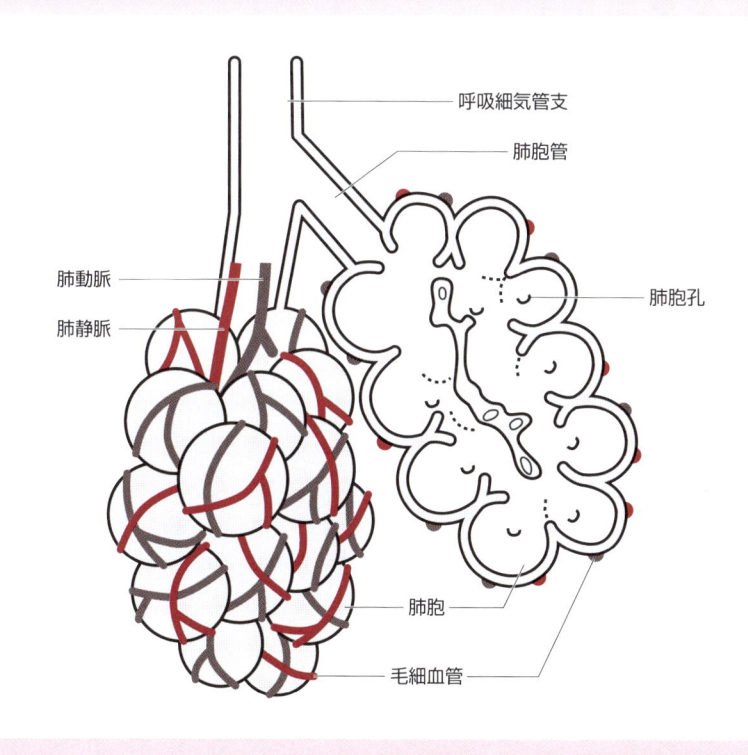

呼吸細気管支
肺胞管
肺動脈
肺静脈
肺胞孔
肺胞
毛細血管

Chapter 4-01 呼吸には外呼吸と内呼吸がある

ガス交換は2か所で行われる

　生理学でいう呼吸とは，空気と血液，血液とからだの細胞との間で，酸素と二酸化炭素を取り込んだり排出したりする**ガス（気体）交換**のことです。

　地球上の動物は，エネルギー源になる栄養素と酸素を取り込み，それらを燃焼させる「酸化」によって得たエネルギーで，生きています。この酸化反応は細胞内で生じています。つまり，全身の細胞が生きるために，酸素が必要になるのです。血液が酸素を細胞に送り届け，細胞から排出された二酸化炭素を回収するのが**内呼吸**です。血液が細胞に酸素を効率よく届けるには，酸素が常に豊富にある外気から酸素を体内に取り込む必要があります。そこで肺で吸入された空気から酸素を血液に取り込み，肺は血液から二酸化炭素を受け取り，排出するのです。これを**外呼吸**といいます。

呼吸は血液の循環と深くかかわっている

　血液によって運搬される酸素は，赤血球の中にある赤い色素のヘモグロビンが運びます（p.166）。ヘモグロビンは酸素と結合しやすい性質をもっていて，肺胞から酸素を受け取り，全身の組織に運びます。二酸化炭素は水に溶けやすい性質をもっているので，大半が血液の液体成分である血漿に溶けた状態で運ばれ，ごく一部が赤血球によって運ばれています。したがって呼吸の機能には，血液やそれを循環させる循環器の働きが深くかかわっています。

　ガス交換は肺胞で行われているのですね？

　そうです。肺胞は毛細血管とほぼ接触している**(File14)**のでそこで交換が行われているということです。

File 11 外呼吸と内呼吸のしくみ
呼吸とは体内のガス交換のこと

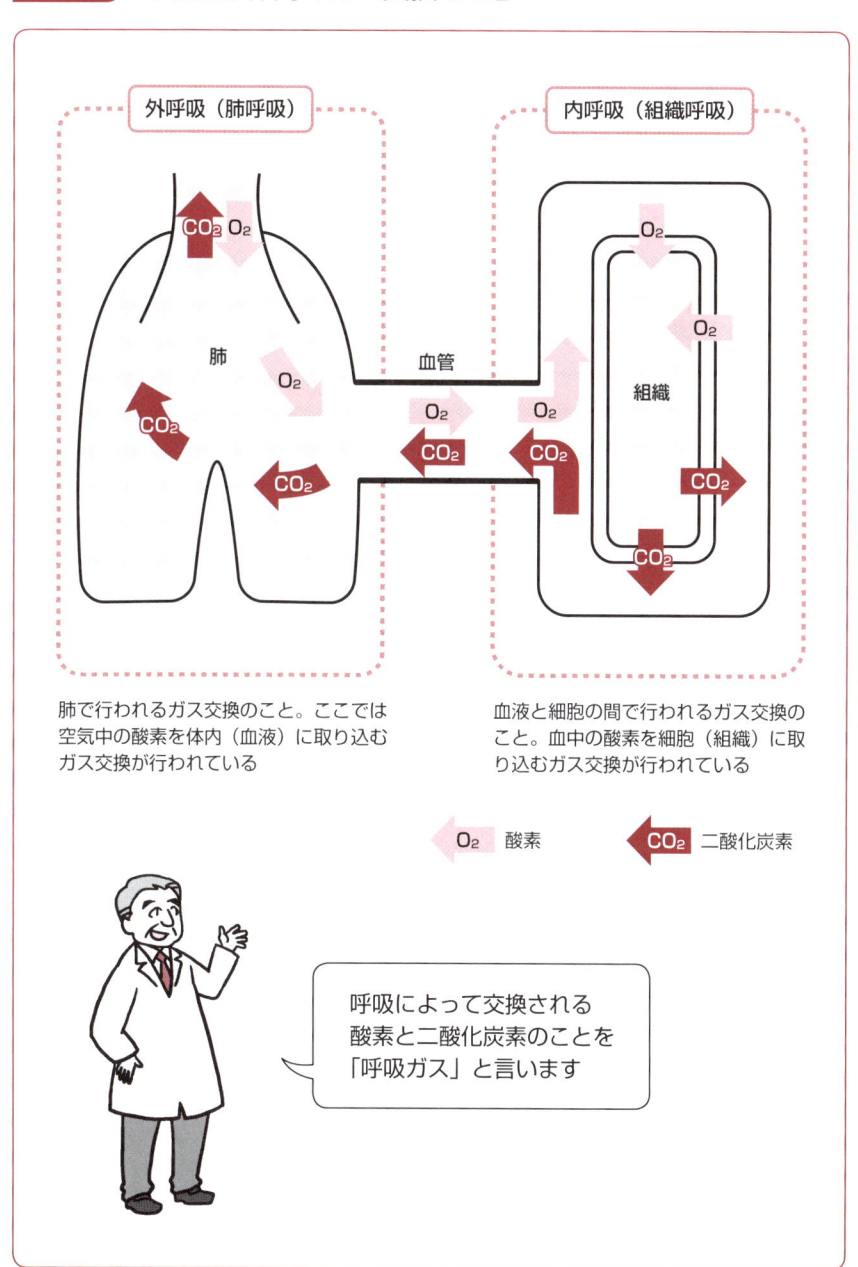

外呼吸（肺呼吸）

肺で行われるガス交換のこと。ここでは空気中の酸素を体内（血液）に取り込むガス交換が行われている

内呼吸（組織呼吸）

血液と細胞の間で行われるガス交換のこと。血中の酸素を細胞（組織）に取り込むガス交換が行われている

O_2 酸素　　CO_2 二酸化炭素

> 呼吸によって交換される酸素と二酸化炭素のことを「呼吸ガス」と言います

第4章 呼吸器

Chapter 4-02 鼻から気管支までの気道の働き

空気とともに入ってくる異物を排除する

　空気の通り道となる気道は，鼻から喉頭までの**上気道**と，気管と気管支の**下気道**にわかれます（p.38）。気道の働きは2つあります。1つは異物を取り除くこと。もう1つは入ってきた空気を加湿・加温し，気道の粘膜や胸部全体を冷やさないことです。上気道ではまず，鼻の孔に生えている鼻毛が，空気とともに入ってくるホコリなどをからめとります。その奥の鼻腔の中には，**上・中・下鼻甲介**がはり出していて，空気は鼻甲介の間にできた空間を通り抜けていきます。この通路をそれぞれ**上・中・下鼻道**といいます（p.39）。これらの部分は表面をおおう粘膜の表面積が広いために高温多湿の環境になっていて，入ってきた空気を効果的に加温・加湿します。

　咽頭には，のどを取り囲むように扁桃と呼ばれる免疫の組織があり，空気といっしょに入ってくる細菌やウイルスなどを撃退する仕事をしています。のどが痛くて病院に行ったとき，「扁桃腺（正式には扁桃）が腫れている」と言われたことがある人も多いと思います。これは，扁桃の中で外敵と白血球が熾烈な戦いを繰り広げていることを示しています。

　下気道にあたる，気管や気管支の粘膜には**線毛**という細かい毛をもつ細胞が並び，その中に粘液を出す細胞が散在しています。気管まで入ってしまったホコリなどは粘液に捕えられ，これを線毛が少しずつ口のほうに送り，痰として排除しています。

　また鼻やのどに入った異物や，粘膜に炎症が起きて出る鼻水や痰などは，くしゃみや咳によって吹き飛ばされます。気道の粘膜などにあるセンサーが，異物や刺激物，冷たい空気などをキャッチすると，その情報が神経によって延髄の中枢に伝えられ，反射が起きてくしゃみや咳が出ます。鼻が刺激されるとくしゃみが，のどが刺激されると咳が出るしくみになっているのです。

File 12 気道の空気の流れと役割
気道は人体の空気清浄機

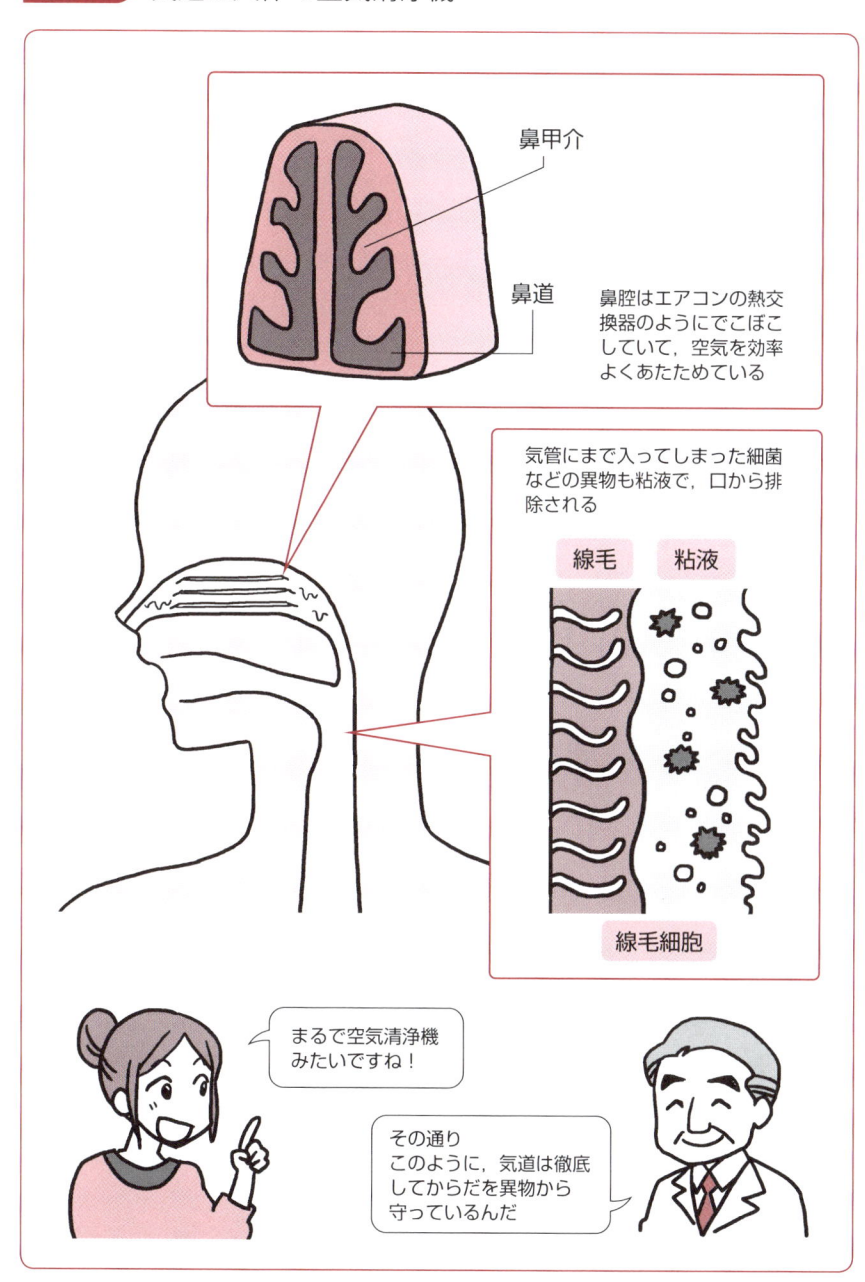

鼻甲介

鼻道

鼻腔はエアコンの熱交換器のようにでこぼこしていて，空気を効率よくあたためている

気管にまで入ってしまった細菌などの異物も粘液で，口から排除される

線毛　粘液

線毛細胞

まるで空気清浄機みたいですね！

その通り
このように，気道は徹底してからだを異物から守っているんだ

第4章 呼吸器

Chapter 4-03 肺は胸腔の拡張で受動的に膨らむ

外肋間筋や横隔膜が胸腔を広げて息を吸い込む

　肺は，伸び縮みできる伸縮性と弾力性はもっていますが，心臓のように自分の力で収縮する力はもっていません。いわば単なる袋である肺に空気が出たり入ったりする原理は，肺の外側にある**外肋間筋**や**横隔膜**が担ってます。

　肺は**胸腔**といわれる胸部の空間の中におさまっています。胸腔とは，12対の肋骨，胸の前の胸骨，背中の胸椎でできたカゴ状の胸郭と，胸部と腹部を分けている横隔膜で囲まれた部分のことです。この胸腔が広がって容積が増えると，その分だけ肺に空気が吸い込まれるしくみになっています。

　胸腔の容積を広げる方法には，胸郭を広げる方法と横隔膜を下げる方法の2つがあります。胸郭を広げるのは，肋骨と肋骨の間を埋めるようについている外肋間筋です。外肋間筋は下の肋骨を外上の方向に引っ張り上げるので，全部の外肋間筋がいっぺんに収縮すると，胸郭全体が外に広がります。また首の前や横にあり上のほうの肋骨につく骨格筋も，肋骨を引っ張り上げて胸郭が広がるのを助けます。マラソンなどで息が苦しくなると顎が上がるのは，首の骨格筋で胸郭を引き上げて，息をたくさん吸おうとするからです。

　横隔膜は，膜という名前ですが厚みのある骨格筋です。ドームの屋根のように上に膨らんだ形で，周囲はからだの内面にくっついています。横隔膜が収縮するとドームの屋根が下がり，その分だけ胸腔の容積が広がって，肺に空気が吸い込まれるのです。

　通常の呼吸では，息を吐くのに力はいりません。息を吸うために収縮した骨格筋が緩めば，胸腔の容積が元に戻って自然に息が吐き出されるのです。

> 意識的に強く息を吐いたり，できるだけたくさん息を吐き出そうとする場合は，骨格筋の力が必要です。外肋間筋とは逆の方向に走る内肋間筋を使って肋骨を引き下げ，腹直筋などの腹筋群を使ってお腹を引っ込めて下から肺を押し上げ，胸腔の容積を小さくして息を吐き出します。

File 13　胸式呼吸と腹式呼吸

胸式呼吸は外肋間筋，腹式呼吸は横隔膜が主にかかわる

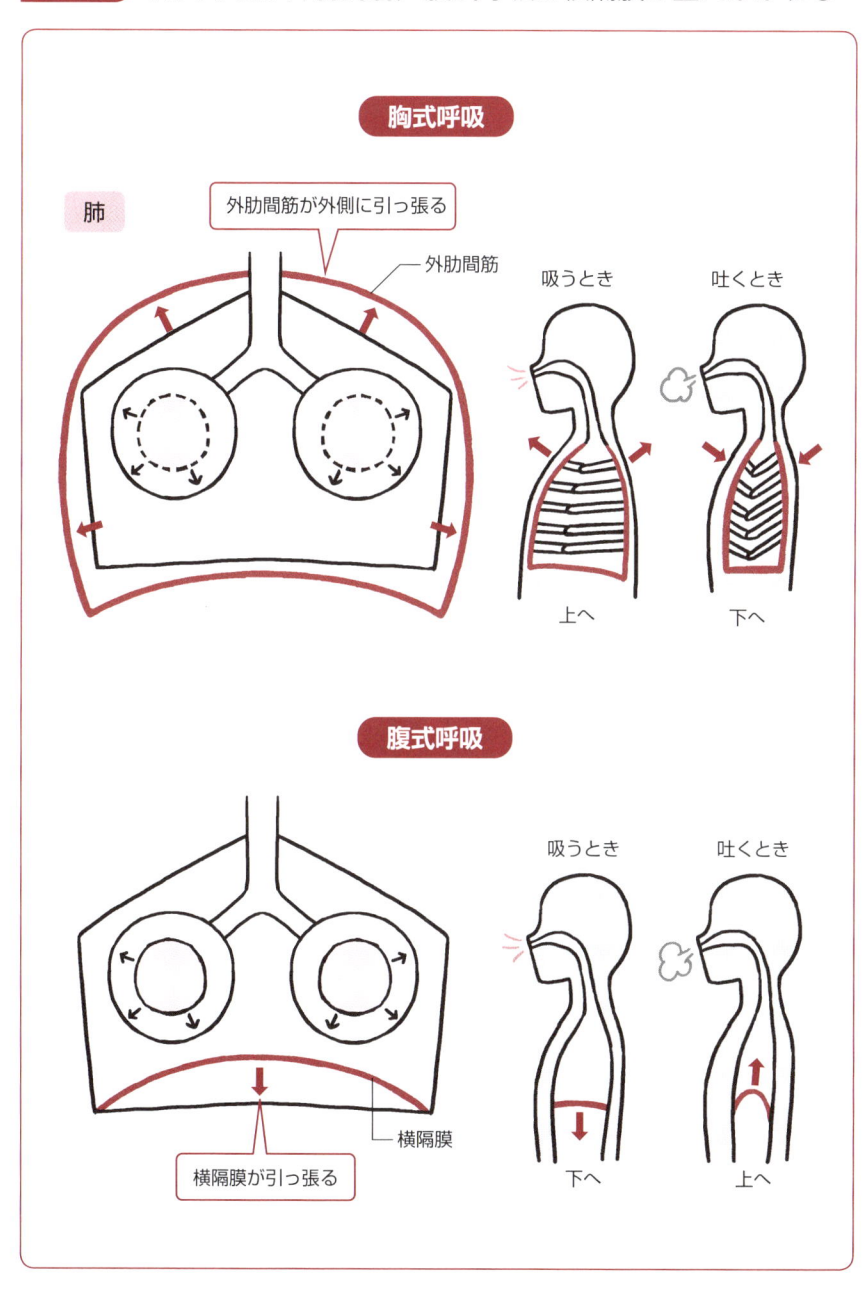

胸式呼吸

肺

外肋間筋が外側に引っ張る

外肋間筋

吸うとき　　吐くとき

上へ　　　下へ

腹式呼吸

吸うとき　　吐くとき

下へ　　　上へ

横隔膜が引っ張る

横隔膜

第4章　呼吸器

Chapter 4-04 肺胞の働き

ガス交換は拡散現象によって行われる

　肺胞では，肺胞の中の空気と，肺胞のまわりを取り巻く毛細血管の中を流れる血液との間で，酸素と二酸化炭素の交換が行われています。このガス交換はどのようなメカニズムで行われているのでしょう。肺胞の壁と毛細血管の壁を合わせる厚さは0.5μm（マイクロメートル）※程度です。ごく薄い膜なので，酸素などのガスは通ることができますが，ホコリなどの異物や水は通しません。ただし，そこにはガスを出し入れするための特別な装置はついていません。

　ガスの交換は，**拡散**という物理現象によって行われています。拡散とは，ある物質が濃度の高いほうから低いほうに自然に移動して，やがて全体が同じ濃度になる現象です。透明の水に赤いインクを1滴落とすと，赤い色は少しずつ広がっていき，やがて均一に混ざります。部屋のすみに芳香剤を置くと，時間とともに香りが部屋全体に広がっていきます。これが拡散という現象です。肺胞では，酸素は濃度が高い肺胞内の空気から濃度が低い血液のほうへ，二酸化炭素は濃度が高い血液のほうから濃度が低い肺胞内の空気のほうへと拡散するのです。拡散は自然に起こる現象で，エネルギーは必要としません。

　拡散現象の到達点は，全体が均一になった状態ですから，肺胞でのガス交換の到達点も「肺胞内の空気と毛細血管内の血液の酸素と二酸化炭素濃度が同じ状態」ということになります。つまり，肺胞に入ってきた空気中のすべての酸素が血管に移動したり，血液中の二酸化炭素が漏れなく肺胞内に放出されることはありません。したがって，ガス交換を終えて吐き出す息の中にもある程度の酸素が含まれていますし，酸素を取り込んだ動脈血にもある程度の二酸化炭素が残っています。

　へーっ，吐き出す息はすべて二酸化炭素だと思っていました。酸素も少し吐き出していたんですね。

※1μm＝1/1,000mm

File 14 肺胞で行われるガス交換のしくみ

肺胞のガス交換は拡散現象によって行われる

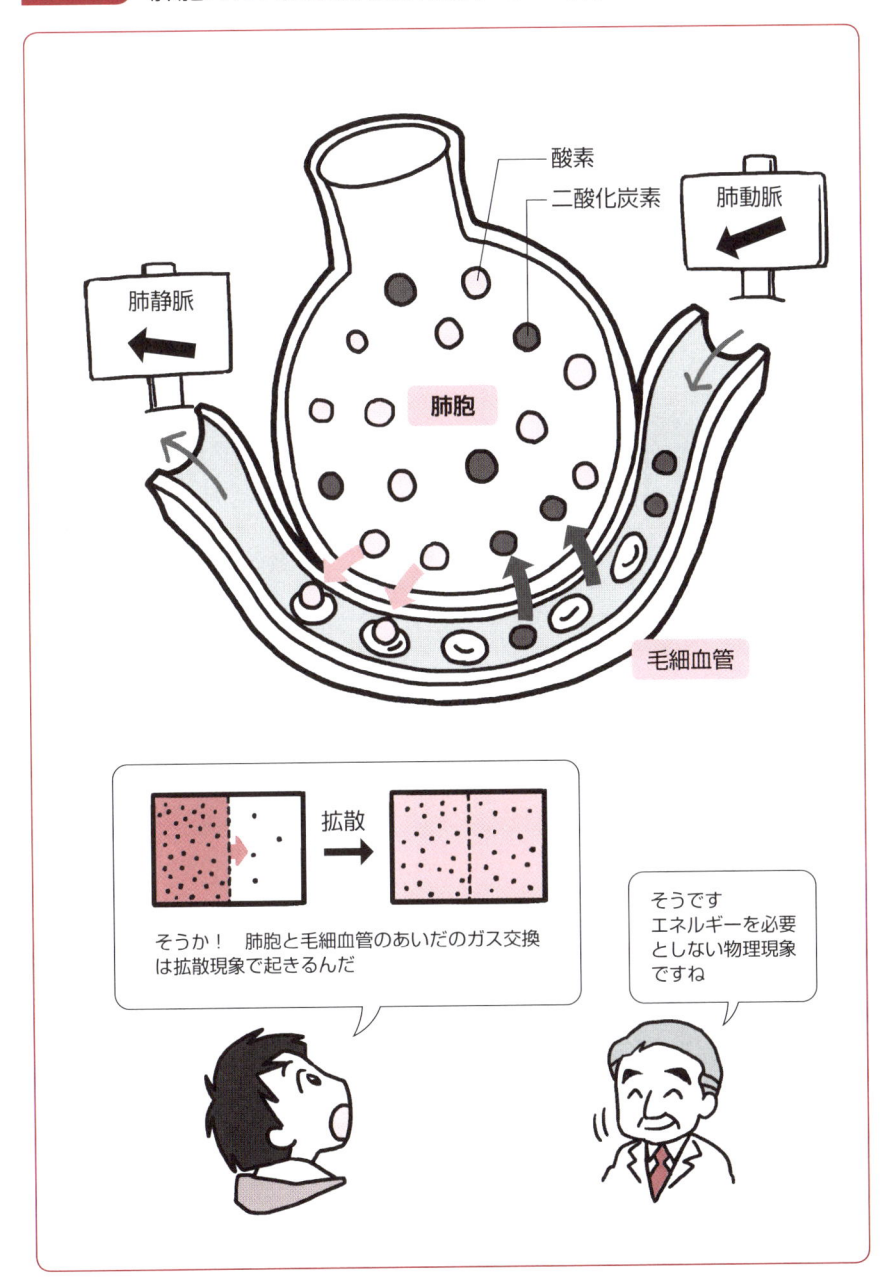

- 酸素
- 二酸化炭素
- 肺動脈
- 肺静脈
- 肺胞
- 毛細血管

拡散

そうか！ 肺胞と毛細血管のあいだのガス交換は拡散現象で起きるんだ

そうです エネルギーを必要としない物理現象ですね

第4章 呼吸器

Chapter 4-05 肺の機能を調べる検査

肺の容量や空気の通りやすさをみる

　測定機器につながったホースの先をくわえて，空気が漏れないように鼻を洗濯バサミのようなものでつまみ，指示されるとおりに呼吸をしてその様子を測定します。その測定結果を示したのが右図の**スパイログラム**です。図は，静かに普通の呼吸を何回か繰り返したあと，一気に最大まで息を吸い込み，次に最大の努力で勢いよく，これ以上吐けないところまで吐き出しその後，通常の呼吸に戻る様子を示しています。

　ごく普通の呼吸で1回に吸って吐く量を1回換気量といい，成人では500mLくらいが平均です。ただしこのうち100mLくらいは，のどや気管・気管支に入るだけで肺胞までは届かず，肺胞でのガス交換にかかわらないまま吐き出されます。このガス交換にかかわらない部分を**死腔**といいます。また通常の呼吸で息を吐いたときも，肺胞がペタンコにつぶれるわけではないので，肺胞の中と先ほどの死腔にはある程度の空気が残ります。この普通に息を吐いたときに気道と肺に残っている空気の量を**機能的残気量**といいます。つまり，極端に浅い呼吸をしていると，吸った空気の大半が死腔を行ったり来たりするだけで，肺胞の中の空気が十分に換気できず，息が苦しくなってしまいます。

　最大に空気を吸ったところ（最大吸気位）からめいっぱい息を吐ききったところ（最大呼気位）までに吐き出せた息の量が**肺活量**です。またどんなにがんばって吐き出しても気道と肺胞に空気が残ります。これを**残気量**といい，成人では1,500mLもあります。ですからヒトは，500mLペットボトル3本分の空気が肺にあるので水に浮く，ということです。

　最大に吸ったところから一気に吐き出すときの様子を調べると，気管・気管支の通りやすさや肺の柔軟性などが推測できます。たとえば1秒間で全体の何％吐き出せたかを示す「**1秒率**」が悪い場合，気管・気管支が喘息の発作で狭くなっていたり，腫瘍などで塞がっていたりする可能性が考えられます。

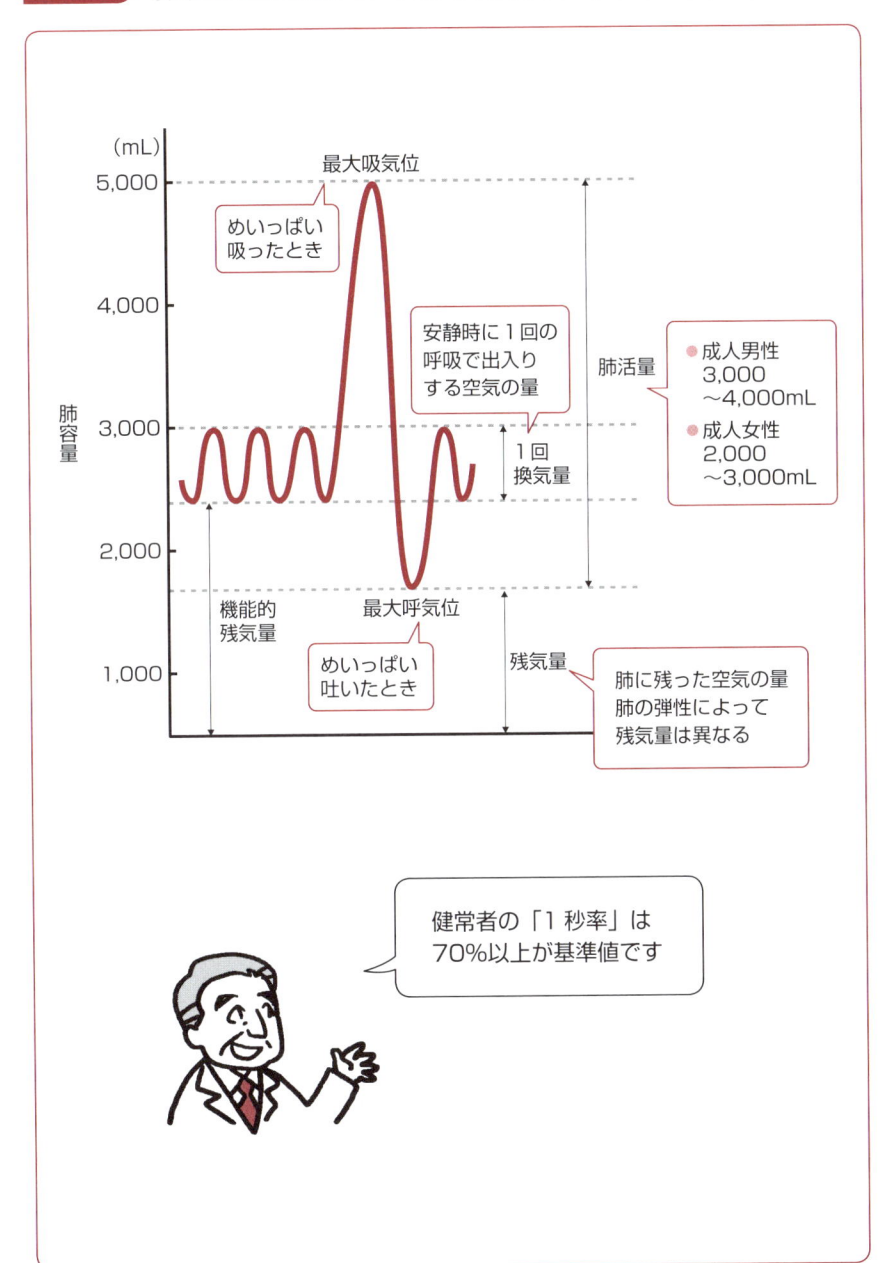

File 15 肺活量とスパイログラム

肺活量とは意識的に肺から出し入れできる空気の最大量

(mL)

- 5,000 — 最大吸気位（めいっぱい吸ったとき）
- 4,000
- 3,000 — 安静時に1回の呼吸で出入りする空気の量／1回換気量
- 2,000
- 1,000 — 最大呼気位（めいっぱい吐いたとき）

肺容量

肺活量
- 成人男性 3,000～4,000mL
- 成人女性 2,000～3,000mL

機能的残気量

残気量：肺に残った空気の量　肺の弾性によって残気量は異なる

健常者の「1秒率」は70％以上が基準値です

第4章 呼吸器

4-06 血液ガス分圧と酸素解離曲線

血液のガス分圧とは

　血液に酸素や二酸化炭素がどれくらい含まれているかを示すのが，**血液ガス分圧**です。呼吸器や，呼吸と関係が深い循環器や血液などに病気があるとき，血液ガス分圧を調べ，病気の原因を探ったり，病状の変化を観察したりすることがあります。

　ガス分圧とは，複数のガスが混ざっているとき，それぞれのガスが占める割合のことで，単位は%ではなく**Torr**（トル）で示します。Torrは，血圧を示すmmHgと同じですが，圧力については国際的にTorrで示すようになっています。ただし血圧だけはmmHgで示す習慣が残っています。

　たとえば酸素分圧はどこの血液で一番高いでしょうか。それは肺で酸素を受け取って心臓の左心房に戻る肺静脈の血液です。では最も酸素分圧が低い血液は？　それはこれから肺に酸素をもらいに行く肺動脈の血液ですね。二酸化炭素のガス分圧はちょうどその逆になります。

酸素解離曲線で何がわかるか

　血液中の酸素分圧と，酸素と結合しているヘモグロビンの割合（酸素飽和度）の関係を示したものを**酸素解離曲線**といいます（**File16**）。ヘモグロビンは酸素とくっつく性質があるので，まわりに酸素がたくさんあるところ（酸素分圧が高いところ）では，酸素とくっついているヘモグロビンも多くなります。しかし，酸素分圧とヘモグロビンの酸素飽和度が比例関係にあるならば，酸素解離曲線は右上に伸びる直線であるはずなのに，実際はS字を描いています。まず，横軸の酸素分圧が70Torr以上のところを見てください。このあたりの酸素解離曲線の傾きは平坦です。これは，酸素分圧が70Torrくらいあれば，大半のヘモグロビンが酸素とくっつき，離れないということを示しています。次に酸素分圧が40Torr前後のところを見てください。このあたりでは酸素解離曲線の傾きが急になっています。これは，全身の組織など酸素分圧が低いところでは，酸素分圧が低くなればなるほど，ヘモグロビンが積極的に酸素を手放し，組織に供給することを示しています。

File 16 「酸素分圧」を知ること
体内の酸素分圧と二酸化炭素分圧

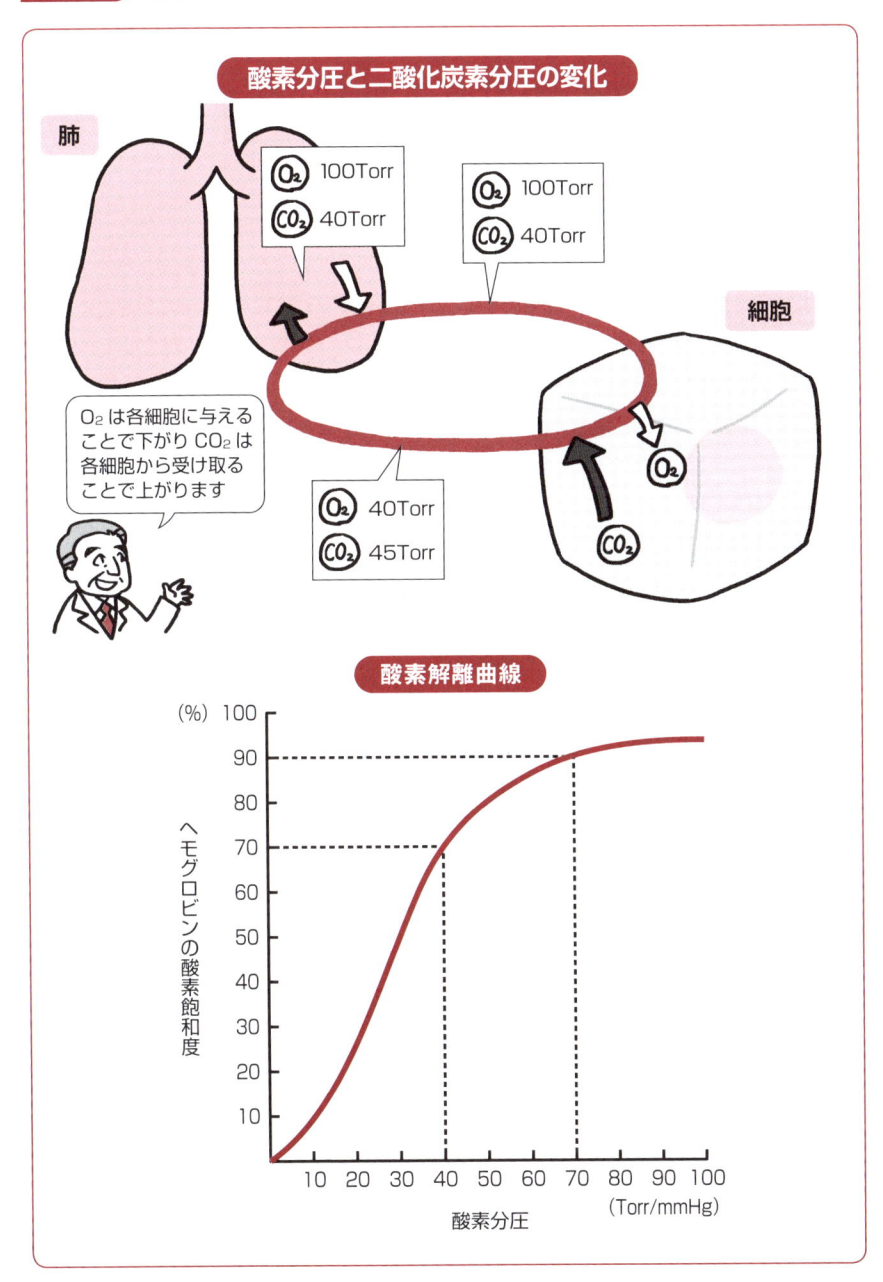

酸素分圧と二酸化炭素分圧の変化

肺

O_2 100Torr
CO_2 40Torr

O_2 100Torr
CO_2 40Torr

細胞

O_2 40Torr
CO_2 45Torr

O_2 は各細胞に与えることで下がり CO_2 は各細胞から受け取ることで上がります

酸素解離曲線

(%) ヘモグロビンの酸素飽和度 縦軸：10〜100
横軸：酸素分圧 10〜100 (Torr/mmHg)

第4章 呼吸器

Column

血液中のガスを考える

　呼吸器が働く相手，つまり呼吸する対象は気体（ガス）です。からだの周囲の空気を吸い込んでその中の酸素という気体をからだの中に取り込み，その一方で，からだの中で発生した二酸化炭素という気体を周りの空気の中に吐き出します。空気の主成分は窒素が約8割を占め，酸素は約2割です。気体とはいっても窒素にも酸素にも重量がありますので空気には重さがあります。空気の重さが地上のものにかかる力を大気圧といいますが，1気圧は1cm^{2}に高さ10mの水が与える重さとほぼ同じです。つまり，地上の人間には空気の重さがのしかかっているわけです。

　潜水したり，海底で建設作業などを行うと1気圧以上の圧力がかかります。長く水中にいたあと，急に水上に出ると，関節の痛みや呼吸困難，意識障害が起こることがあります。水中では気圧が高いため，空気が余計に血液中に溶け込みますが，中でも特に窒素が溶け込みます。そして，浮上して気圧が急に下がると，溶けていた窒素がちょうど炭酸飲料水のように沸騰し始めるのです。窒素自体は無害な物質ですが，血液の中に泡が発生してこのような症状が起こってしまいます。海底作業は，高圧空気を送り込んだ函の中で行われますので，この病気は潜函病と呼ばれます。潜函病の治療法は，患者さんを高圧タンクの中に入れて，血液の中で気化してしまった窒素をもう一度血液に溶け込ませ，そのうえで，今度はゆっくりと気圧を下げていって，窒素が沸騰しないようにします。

　肺胞で血液中に溶け込んだ酸素は，すぐに赤血球中の血色素（ヘモグロビン）と結合して，血液中を輸送されます。有毒な気体である一酸化炭素を吸い込むと，一酸化炭素は酸素と同じように血色素に結合しますが，その結合力は酸素の約20倍といわれています。したがって，火災現場などで大量の一酸化炭素を吸い込むと血液内を酸素が運ばれなくなり，全身の酸素欠乏が起こります。一酸化炭素中毒はこわい病気です。

第 5 章

循環器

　酸素や栄養素などを運ぶ血液を，全身に循環させるのが循環器です。血液は，常に一方通行で流れ続けています。川の流れのように高低差を利用しているわけでもないのに，血液が止まることも逆流することもなく流れるのはどうしてなのでしょうか。

　心臓は規則正しく収縮と拡張を繰り返しています。また心臓の拍動は，運動をすれば速く，リラックスすればゆっくりになります。そのように変化するのは，何かが指揮をとっているからに違いありません。

　血液を送り出す心臓，血液の通り道である血管など循環器のしくみや働きについてくわしくみていきましょう。

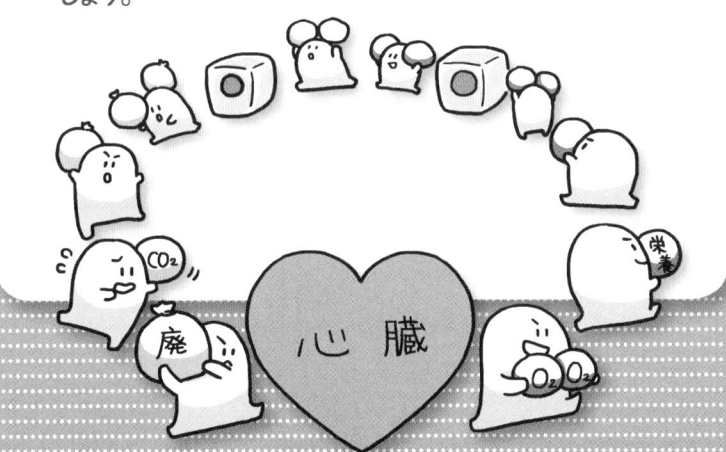

循環器とは

1 全身の動脈

心臓から全身へと血液を送り届ける血管

　心臓から出る方向に走る血管を動脈といいます。一番太い動脈は心臓の左心室から上方向に出る**上行大動脈**で，直径は約30mmです。上行大動脈に続いてUターンする部分を**大動脈弓**といい，ここからは，上肢や頭に向かう太い動脈が分かれています。胸部を下る**胸大動脈**は脊柱の左側を走り，横隔膜を通過して腹大動脈に名前が変わります。**腹大動脈**はさらに下り，第4腰椎の高さで2つに分かれて**総腸骨動脈**となり，左右の下肢へ向かいます。

　心臓を出発点とする動脈は，基本的にはからだの深いところを走りますが，くびの**頸動脈**，わきの下の**腋窩動脈**，足の付け根の**大腿動脈**などは比較的浅い部分を走っており，これらの部分を触ると脈拍を確認することができます。

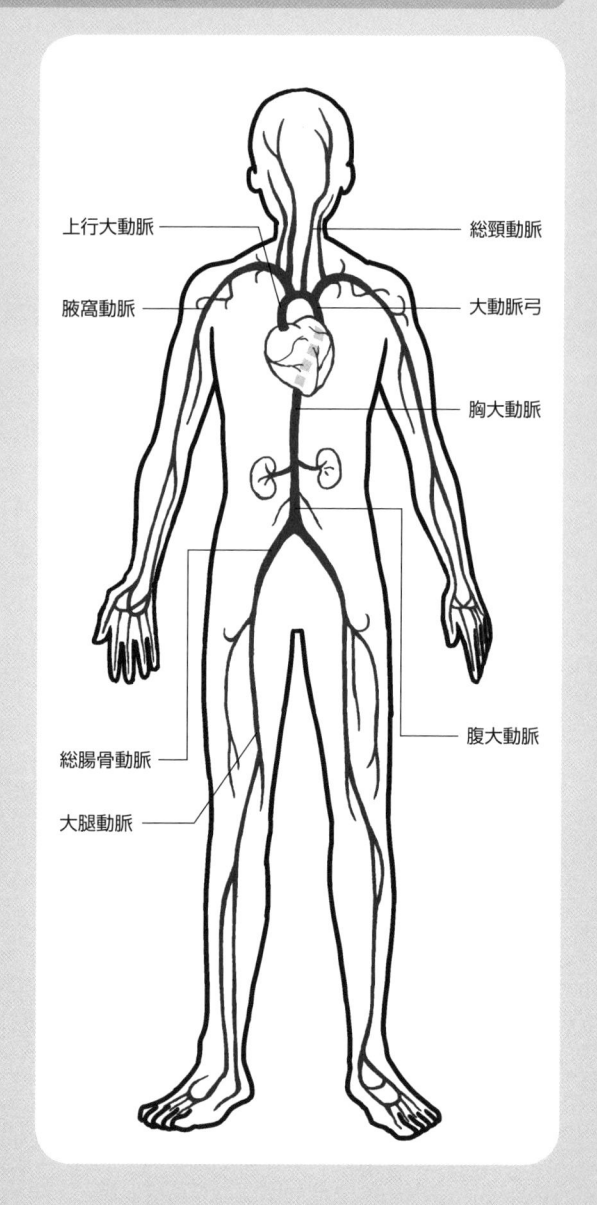

2 全身の静脈

全身から心臓へと戻る血液の帰り道

　心臓に戻る方向に走る血管を静脈といいます。下肢からの血液を集めた左右の**総腸骨静脈**は第4腰椎の高さで合流して**下大静脈**になります。下大静脈は脊椎の右側を上方向に走り，右心房に入ります。頭からの血液を集める**内頸静脈**や**外頸静脈**など，上肢からの血液を集める**腋窩静脈**，さらに胸部と腹部の内壁からの血液を集める奇静脈などは，合流しながら**鎖骨下静脈**，**腕頭静脈**と名前を変え，最終的に左右が合流して**上大静脈**となって右心房に入ります。

　静脈は，動脈と同じような場所を反対方向の流れをつくって走っています。さらに静脈には，全身の皮膚のすぐ下に大きな網の目をつくって走る皮静脈があります。たとえば肘の皮静脈は採血などによく利用されます。

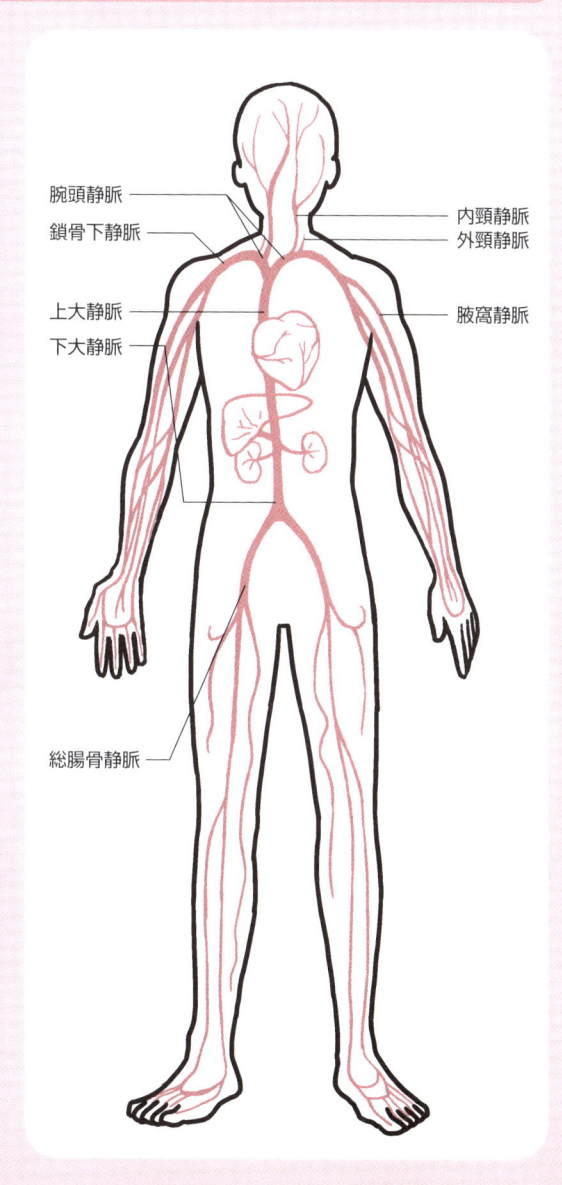

図ラベル：腕頭静脈／鎖骨下静脈／上大静脈／下大静脈／内頸静脈／外頸静脈／腋窩静脈／総腸骨静脈

循環器とは

3 心臓の内部構造

24時間一定のリズムで血液を送り出す高性能ポンプ

心臓は胸のほぼ中央，少し左寄りに位置しています。胸骨のうしろで，おおよそ第2肋間から第5肋間の高さにあります。大きさはヒトの握りこぶしほどで，重さは200〜300gです。

心臓の内部は4つの部屋に分かれています。**左心房**と**左心室**は血液を全身に送り出す仕事を，**右心房**と**右心室**は全身から戻ってきた血液を肺へ送る仕事をしています。左右の心房と心室の間にある房室弁（左：**僧帽弁**，右：**三尖弁**）と，左右の心室の出口にある動脈弁（左：**大動脈弁**，右：**肺動脈弁**）は，血液が逆流しないようにして一方通行の血流をつくります。房室弁は，腱索と呼ばれる線維で乳頭筋とつながっていて，心室のほうに引っ張られています。そのため心室が収縮したときでも，心房側にひっくり返ることはありません。

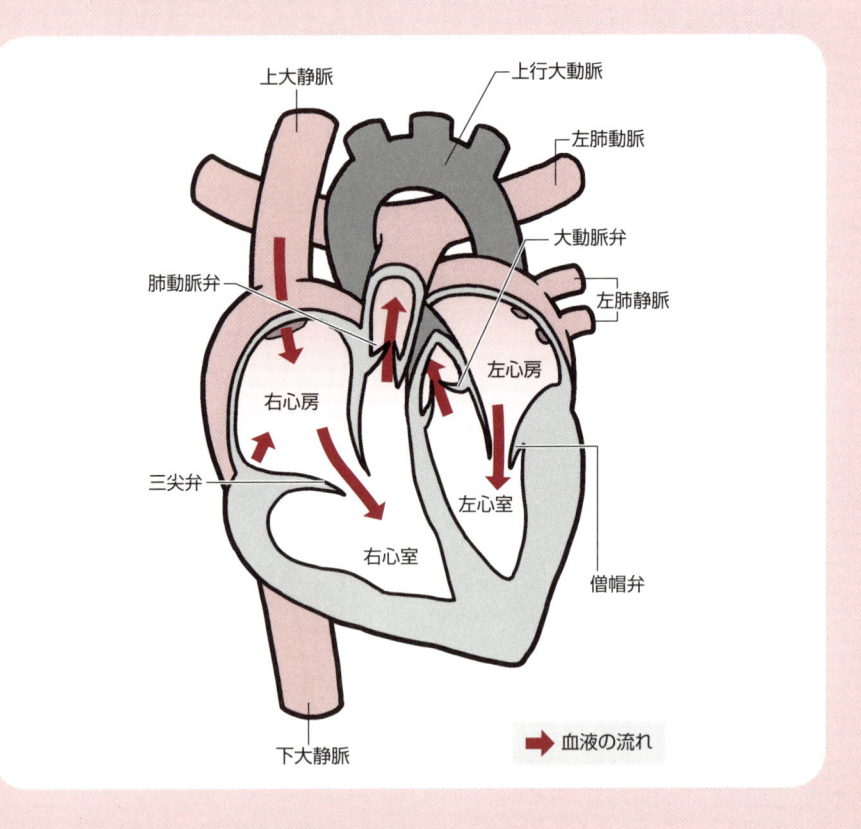

4 リンパ系

リンパ液の輸送路

リンパ系は，全身から組織液を集めてくる"復路だけ"の循環で，リンパ管とところどころについているリンパ節で構成されています。リンパ管は，全身の毛細血管からスタートし，徐々に集まって太くなります。

下肢からのリンパ管は左右の**腰リンパ本幹**となり，腸管からのリンパ管は**腸リンパ本幹**となって，腹腔内にある**乳糜槽**〔脂肪を多く含む乳白色のリンパ液（乳糜）が集まることから名付けられた〕に合流します。乳糜槽からは**胸管**が，胸部からのリンパ管を合流させつつ上方向に走っています。胸管は，左の頭部・顔面から集まる**左頸リンパ本幹**，左上肢からの**左鎖骨下リンパ本幹**などと合流し，左の内頸静脈と鎖骨下静脈の合流地点の静脈角で静脈に注ぎます。

右の頭部・頸部からの**右頸リンパ本幹**と，右上肢からの**右鎖骨下リンパ本幹**など右上半身からのリンパ管は，合流して右の静脈角に入ります。

右頸リンパ本幹
右鎖骨下リンパ本幹
左頸リンパ本幹
左鎖骨下リンパ本幹
静脈角
胸管
乳糜槽
腸リンパ本幹
腰リンパ本幹

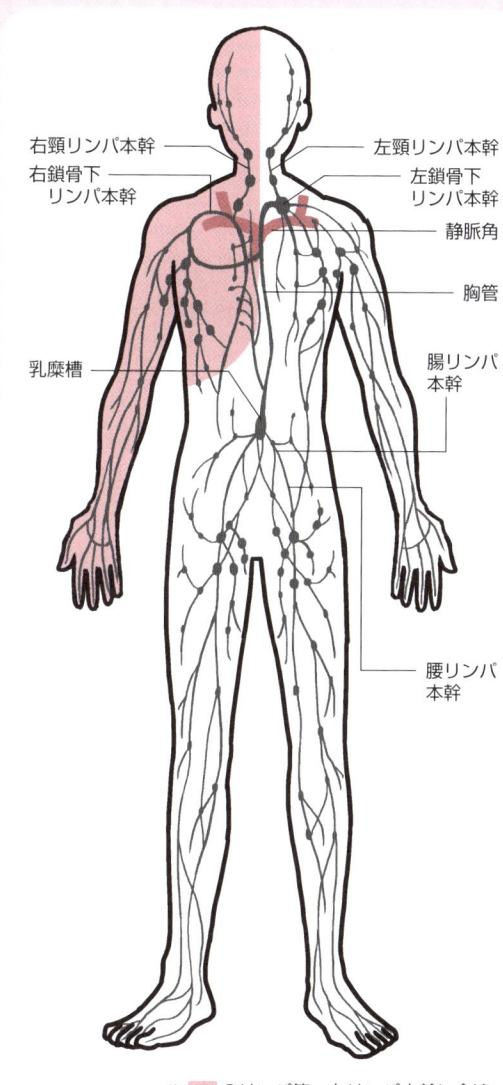

※ ■ のリンパ管：右リンパ本幹に合流
他のリンパ管：胸管に合流

Chapter 5-01 全身に血液を循環させる循環器

循環のルートには体循環と肺循環がある

　循環器は，心臓と血管（動脈，毛細血管，静脈），リンパ系で構成されています。血液やリンパ液に乗せて細胞の活動に必要な物資などを全身に送り届け，老廃物などを回収するためのルートとなり，その流れをつくるのが循環器の仕事です。つまり循環器は人体の物流システムです。物資などを運ぶトラックが血液やリンパ液とすれば，それが走る道路と，血液などの流れをつくる原動力が循環器です。物流が止まると生活が破綻してしまうように，循環器の機能が止まってしまえば，人体は命を維持することができません。

　全身の循環ルートは，**体循環**（大循環）と**肺循環**（小循環）に分けられます。体循環は，心臓から全身に酸素や栄養などを送り届け，全身から老廃物などを回収してくるルート，肺循環は，心臓に戻ってきた血液を肺に送り，酸素を取り込み，二酸化炭素を排出するためのルートです。体循環と肺循環は心臓でつながっていて，体循環を流れて心臓に戻った血液は次に肺循環を，肺循環を流れて心臓に戻った血液は，次に体循環を流れるようになっています。

　体循環では，心臓の左心室から出た血液が，次々に枝分かれして細くなる動脈によって全身のすみずみに送り届けられ，臓器などに張り巡らされている毛細血管網を通ったのち，徐々に合流して太くなる静脈に集められ，心臓の右心房に戻ります。体循環の血液は，平常時には13〜15％ほどが脳に，15〜20％ほどが骨格筋にといった割合で配分されています。この配分は，運動中は骨格筋への配分が80％にもなるなど，状況に応じて変わります。体循環では，血液は30秒〜1分程度でからだを1周します。ただし心臓に戻るまでにかかる時間は，心臓に近いところを回った場合は短く，心臓から遠い足の指先まで回ってきた場合は長くなります。

　肺循環では，右心室から送り出された血液が，肺動脈を通って肺に送られ，肺で酸素と二酸化炭素を交換したのち，肺静脈を通って左心房に戻ります。右心室から出て左心房に戻ってくるまでにかかる時間は，平常時では5秒前後といわれています。

File 17 血液の循環ルート
生命維持に不可欠なインフラ

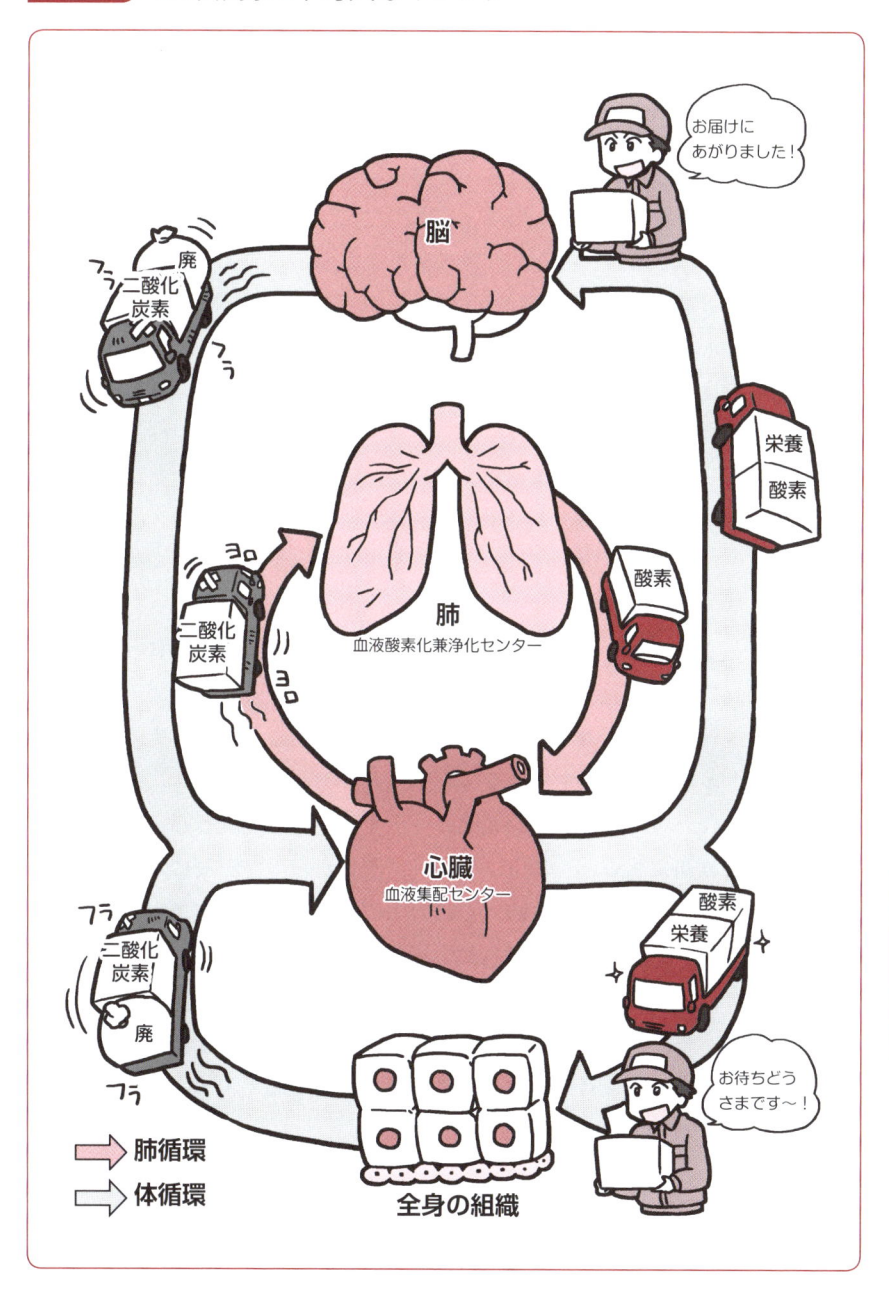

第5章 循環器

Chapter 5-02 心臓のリズムが年中無休で奏でられるワケ

電気的刺激が心臓を収縮させる

　一生止まることのない血液の流れ。その原動力は心臓の収縮です。心臓が収縮して中の血液をぎゅっと押し出すと血流が生まれ，その収縮が絶え間なくリズミカルに繰り返されるからこそ，血流は止まらないのです。では心臓は，どのようなメカニズムで収縮を繰り返しているのでしょう。

　心臓の壁は心筋という筋組織でできています。心筋は，1個だけでもピクッピクッと収縮する性質をもつ心筋細胞の集まりです。しかし1つひとつの心筋細胞が勝手なリズムで収縮したのでは，心臓全体としてポンプの役割を果たすことはできません。そこで全体を統率する指揮系統が必要です。それが心臓の**刺激伝導系**と呼ばれるシステムです。刺激伝導系は，心筋を収縮させる電気的刺激を起こし，それを心臓全体に伝達します。神経のようですが，神経とは違う特殊な心筋線維でできていて，心筋の中に埋め込まれています。

　電気的刺激を発生させるペースメーカーの役割を果たすのは，右心房の上部にある**洞房結節**です。洞房結節から規則的に発生する電気的刺激は，まず左右の心房の壁を波が広がるように伝わっていきます。すると刺激を受けた心房がぐっと収縮し，心房の中にある血液を心室へと押し出します。

　心房の壁を伝わってきた電気的刺激の一部が，左右の心房と心室の境目あたりにある**房室結節**に届くと，刺激はすぐに，そこからつながる**ヒス束**，心室中隔の中を分かれて進む**左脚**と**右脚**，心筋の中に細い枝を伸ばす**プルキンエ線維**へと伝わります。すると電気的刺激が一気に心室全体に広がり，左右の心室が強く収縮して，心室の中の血液が大動脈と肺動脈へ押し出されます。

　洞房結節からは，規則的に電気的刺激が発生していますが，そのリズムは運動したり興奮したりして自律神経の交感神経が働くと速く，リラックスして副交感神経が働くと遅くなります。

File 18 心臓を動かす"刺激伝導系"
電気的刺激の伝達経路

心臓の電気興奮の流れ

① 洞房結節
② 房室結節
③ ヒス束
④ 脚（左脚・右脚）
⑤ プルキンエ線維

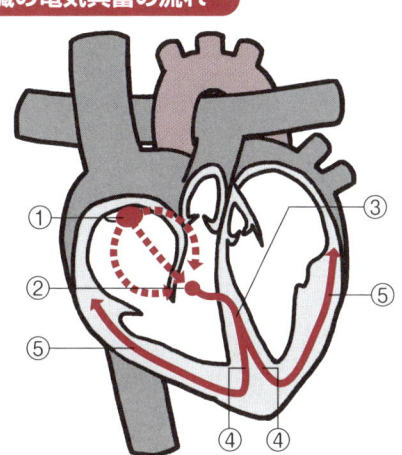

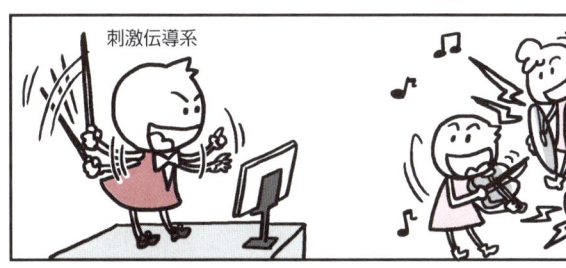

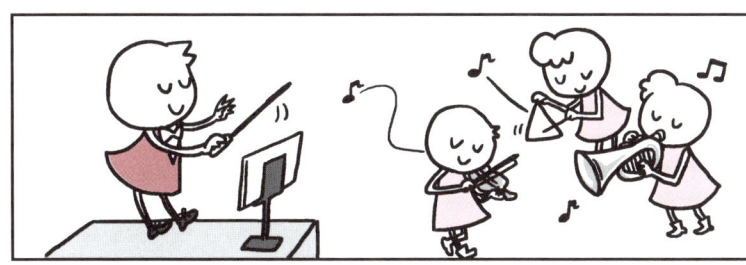

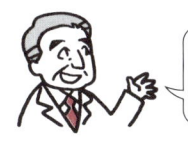

刺激伝導系

心臓が一定のリズムで動くのは刺激伝導系が心筋の動きを統率しているからなんだ

第5章 循環器

Chapter 5-03 心臓を栄養する冠状動脈

上行大動脈の根元から出て心臓全体をカバーする

　心臓が休まず収縮を繰り返すためには，十分な酸素とエネルギー源が必要です。それを供給し続けているのは，心臓の外側を取り巻く**冠状動脈**（冠動脈）です。冠状動脈には左冠状動脈（左冠動脈）と右冠状動脈（右冠動脈）があり，いずれも左心室から出る上行大動脈の根元から出ています。それぞれ心臓全体をカバーするように枝分かれしながら細くなり，心筋の壁の中に広がる毛細血管網につながっています。心筋に酸素やエネルギー源を供給し，二酸化炭素や老廃物を受け取った血液は，毛細血管から静脈に送られ，心筋の壁を出て心臓の裏側を走る冠状静脈洞に集まって右心房に戻ります。

　冠状動脈の主要な枝には，枝と枝との間に吻合と呼ばれるバイパス（迂回路）がありません。血管のどこかが詰まった場合，バイパスがあれば別のルートから迂回して血液が届きますが，冠状動脈の場合は詰まったところから先に血液が届かなくなり，心筋が死んでしまう心筋梗塞を起こします。このように吻合がない動脈は**終動脈**と呼ばれ，脳や肺，腎臓などにもみられます。

　冠状動脈の血流のしくみをみていきましょう（下図）。冠状動脈に血液が流れるのは心室が収縮して大動脈に血液が送り出されるときではありません。心室が収縮を終えて拡張に転じ，大動脈弁が閉じたときに流れます。大動脈弁が閉じると，大動脈に押し出された血液によって大動脈弁のポケットに圧力がかかり，冠状動脈に血液が押し出されます。

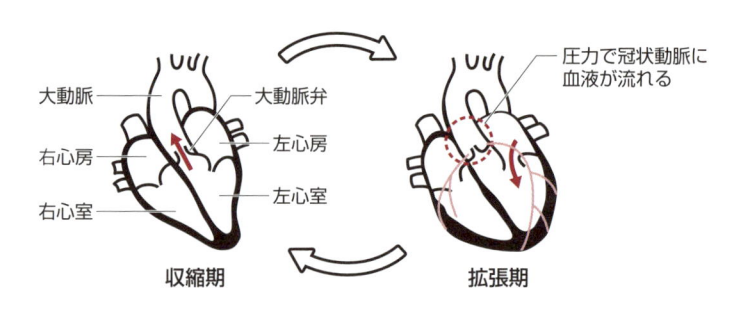

心臓の収縮期と拡張期

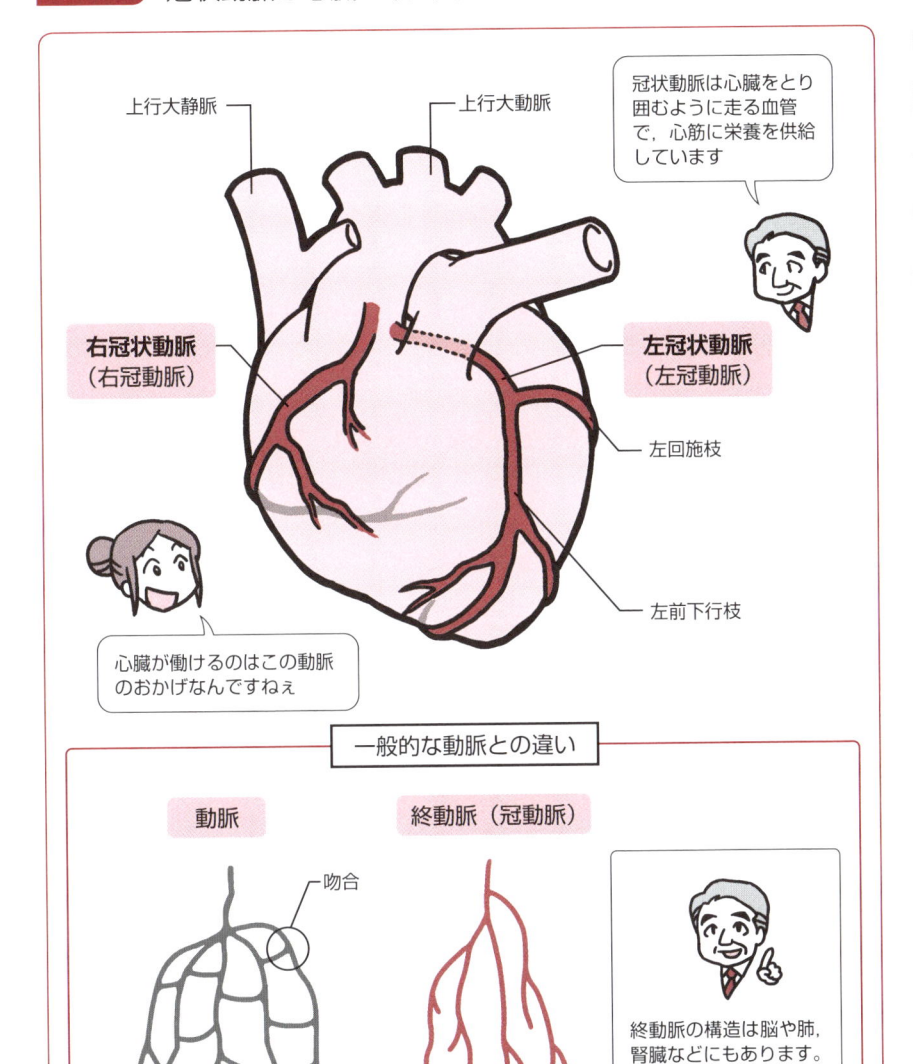

File 19 冠状動脈

冠状動脈は心臓を取り囲むように走る血管

- 上行大静脈
- 上行大動脈
- 右冠状動脈（右冠動脈）
- 左冠状動脈（左冠動脈）
- 左回施枝
- 左前下行枝

冠状動脈は心臓をとり囲むように走る血管で，心筋に栄養を供給しています

心臓が働けるのはこの動脈のおかげなんですねぇ

一般的な動脈との違い

動脈
- 吻合
- 1本の血管がつまってしまっても，別のルートから血液が流れる

終動脈（冠動脈）
- 吻合がないため，どこかがつまるとその先の血流が途絶える

終動脈の構造は脳や肺，腎臓などにもあります。ただし冠状動脈の場合，直径100〜200μmの細い動脈には吻合があるので厳密には終動脈ではないといえます

第5章 循環器

Chapter 5-04 動脈と静脈

動脈血の流れ

動脈とは，心臓から勢いよく送り出された血液が流れる血管のことです。原則として，全身に酸素や栄養を送り届ける仕事をする血管を動脈といいます。そのため酸素を多く含んだ血液を動脈血といいます。しかしながら，動脈には必ず動脈血が流れているというわけではありません。右心室から肺に血液を送り出す肺動脈は例外で，全身から戻ってきた，酸素の少ない静脈血が流れています。

動脈の特徴は，壁が厚く弾力性に富んでいることです。動脈の壁は外膜，中膜，内膜の3層でできていて，中膜の平滑筋が厚くなっています。そのおかげで柔軟に広がったり縮まったりすることができ，心臓から一気に押し出されてくる血液を受け止め，それを末端のほうにスムーズに流すことができます。

静脈血の流れ

心臓に戻る方向に血液が流れる血管を，**静脈**といいます。静脈は，基本的には全身の組織に酸素を渡し，二酸化炭素を回収した血液が流れていて，これを静脈血といいます。ただし，肺でガス交換を終えた血液を心臓の左心房に戻す肺静脈だけは例外で，ここには酸素を多く含む動脈血が流れています。

静脈は毛細血管網のあとに続く血管ですから，動脈からの勢いは届きません。静脈の壁は，外膜，中膜，内膜の3層構造になっている点は動脈と同じですが，動脈のように大量の血液を一気に受け止める必要はないので，中膜の平滑筋層は薄く，動脈のような弾力もありません。

動脈はハイスピードで全身に血液を送り届けるのに対して，静脈の血液はうしろから押されるようにして受動的に流れていて，流れがゆったりしています。上半身の血液は重力の助けを借りて心臓に戻ることができますが，下半身からの血液は重力に逆らって流れなければなりません。そこで静脈の内側には，血液が逆流しないようにするための静脈弁がついています。この静脈弁は，特に下肢の静脈によく発達しています。

File 20 動脈と静脈の構造
動脈と静脈の構造の違い

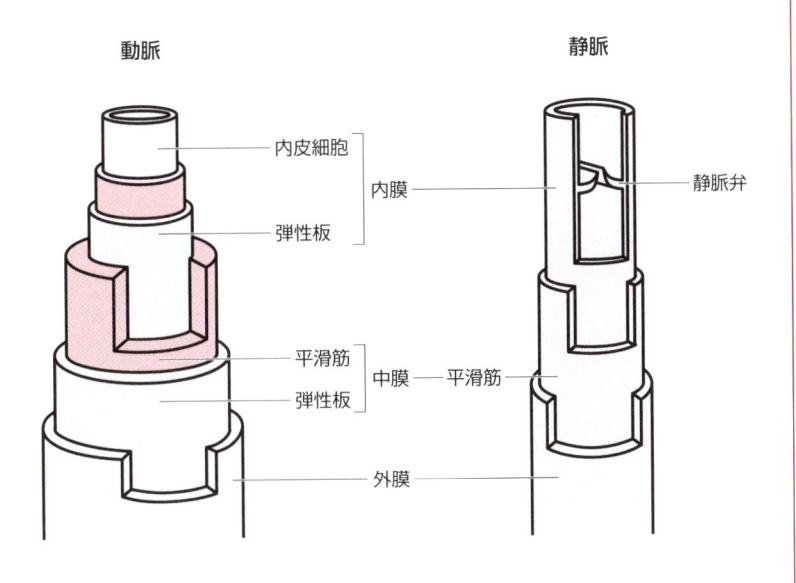

動脈と静脈の構造

動脈
- 内皮細胞
- 弾性板
- 平滑筋
- 弾性板
- 内膜
- 中膜
- 外膜

静脈
- 静脈弁
- 平滑筋

	動脈	静脈
層	3層（中膜が厚い）	3層
弾力性	中膜と内膜に弾性がある	弾性があまりない
血液の流れ	速い	ゆるやか
断面	円形	扁平

第5章 循環器

Chapter 5-05 毛細血管は毛よりも細い

毛細血管は種類によって構造が異なる

毛細血管とは，文字どおり毛のように細い血管という意味です．しかし毛細血管の太さは直径5〜10μm，ヒトの毛髪の太さは50〜100μmですから毛髪の太さよりもさらに細いということになります．毛細血管は，血管の壁を通して組織に酸素などを渡し，老廃物などを受け取るための血管です．

毛細血管の壁は，動脈の内膜にもある内皮細胞というタイル状の細胞が1層に並び，その周囲を薄い基底膜という膜がおおっているだけの構造をしています．つまり動脈のような平滑筋の層はありません．基本的な構造の毛細血管を**連続型毛細血管**といいます．連続型毛細血管では，内皮細胞の膜や細胞同士の隙間から物質がやりとりされるため，分子が小さい水や酸素，ブドウ糖などしか交換できません．一方，腎臓で尿をつくる糸球体（**File36**）などでは少し大きい分子も通す必要があるため，内皮細胞に小さな孔がたくさん開いた**有窓型毛細血管**がみられます．また肝臓や骨髄などでは，タンパク質など分子が大きいものや赤血球も通るため，血管の直径自体が太く，さらに内皮細胞に大きな孔が開いている**洞様毛細血管**がみられます．

1本の毛細血管は細くても，全身にくまなく張り巡らされているため，断面積は合計で2,500〜3,000cm^{2}にもなります．血流の速度は断面積に反比例するので，断面積が数cm^{2}程度の上行大動脈では勢いがあった血流も，毛細血管では秒速0.5〜1.0mm程度まで減速します．しかしこの遅さが重要です．血液が毛細血管の中をゆっくりと流れるからこそ，血液と組織との間で，酸素や二酸化炭素，栄養素などを十分に交換することができるのです．

そうか！ 同じ血液の量なんだけど，血管がどんどん枝分かれしていって，断面積が広い毛細血管で血流が遅くなるということなんだ．

組織では，毛細血管は細かい網の目の構造をつくっています．この毛細血管網への血流は，細動脈が毛細血管につながる部分についている前毛細血管括約筋によって調節されています．組織が代謝をして二酸化炭素の濃度が高くなると，前毛細血管括約筋が緩み，毛細血管網への血流量が増加します．

File 21　毛細血管の構造と働き
毛細血管と細胞のやりとり

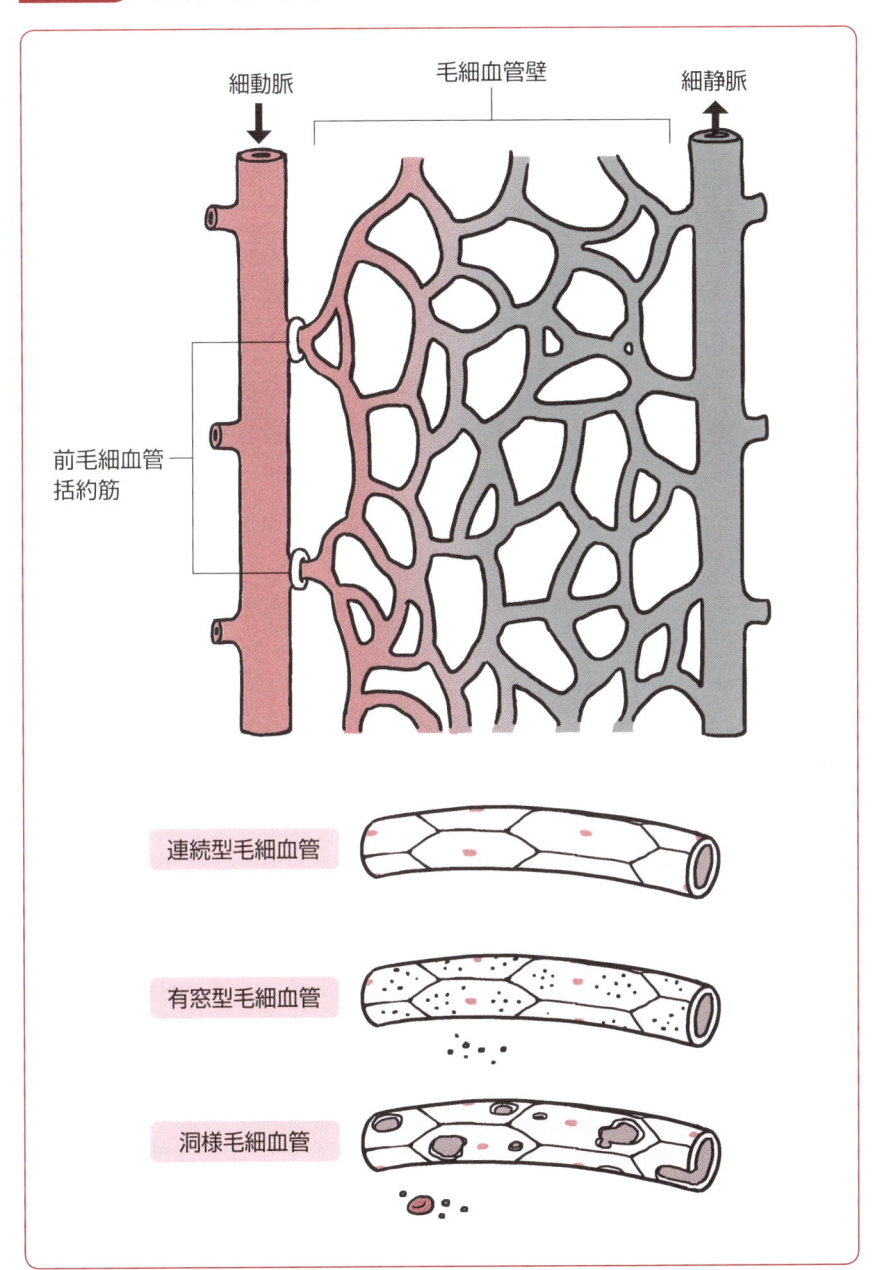

細動脈　　　毛細血管壁　　　細静脈

前毛細血管括約筋

連続型毛細血管

有窓型毛細血管

洞様毛細血管

第5章　循環器

Chapter 5-06 心拍出量や血圧の調節

血圧を決める要因

　血圧とは血管の壁を押す圧力のことです（通常は動脈圧をさします）。血液は心臓の収縮によってピストンのように押し出されるわけですから圧力にも強弱があります。血管壁の最高の圧力時を**収縮期血圧**，最低の圧力時を**拡張期血圧**といいます。一般的に，正常血圧は収縮期が130mmHg未満，拡張期は85mmHg未満です。

　心臓の左心室が1回の収縮で送り出す血液の量を1回拍出量といい，大人の場合は約70mLです。また1分間に送り出される血液の量を心拍出量といいます。1分間の心拍数（安静時）が約70回とすると，心拍出量は70mL×70回でおよそ5L/分になります。

　緊張したり興奮したりすると，自律神経（交感神経）の働きで心臓の収縮力や心拍数が増えて，心拍出量が増加します。また運動をするときは骨格筋が酸素やエネルギー源を必要とするために交感神経が働いて心拍出量を増やします。逆にリラックスしているときは，副交感神経の働きで心拍数が低下し，心拍出量も減少します。また大出血や脱水で全身の血液量（循環血液量）が減ると，心臓がいくら収縮しても十分な血液を送り出せなくなり，1回拍出量も心拍出量も低下します。

　血圧を左右するのは，前述の心拍出量と，細動脈などの収縮と拡張で生じる血液の流れにくさ（末梢の血管抵抗），循環血液量の3つです。たとえば心拍数が低下するなどして心拍出量が減ったとき，細動脈が拡張して血管抵抗が低下したとき，出血などで循環血液量が減ったときは，血圧は下がります。逆に，興奮して心拍数が増えたり，細動脈が収縮して血管抵抗が上がったり，尿として捨てる水分量が減ったり塩や水を摂りすぎて（塩が血管の中に水を引き込む）循環血液量が増えたりすれば，血圧は上がります。

File 22 血圧の変動
血圧は3つの要素で決まる

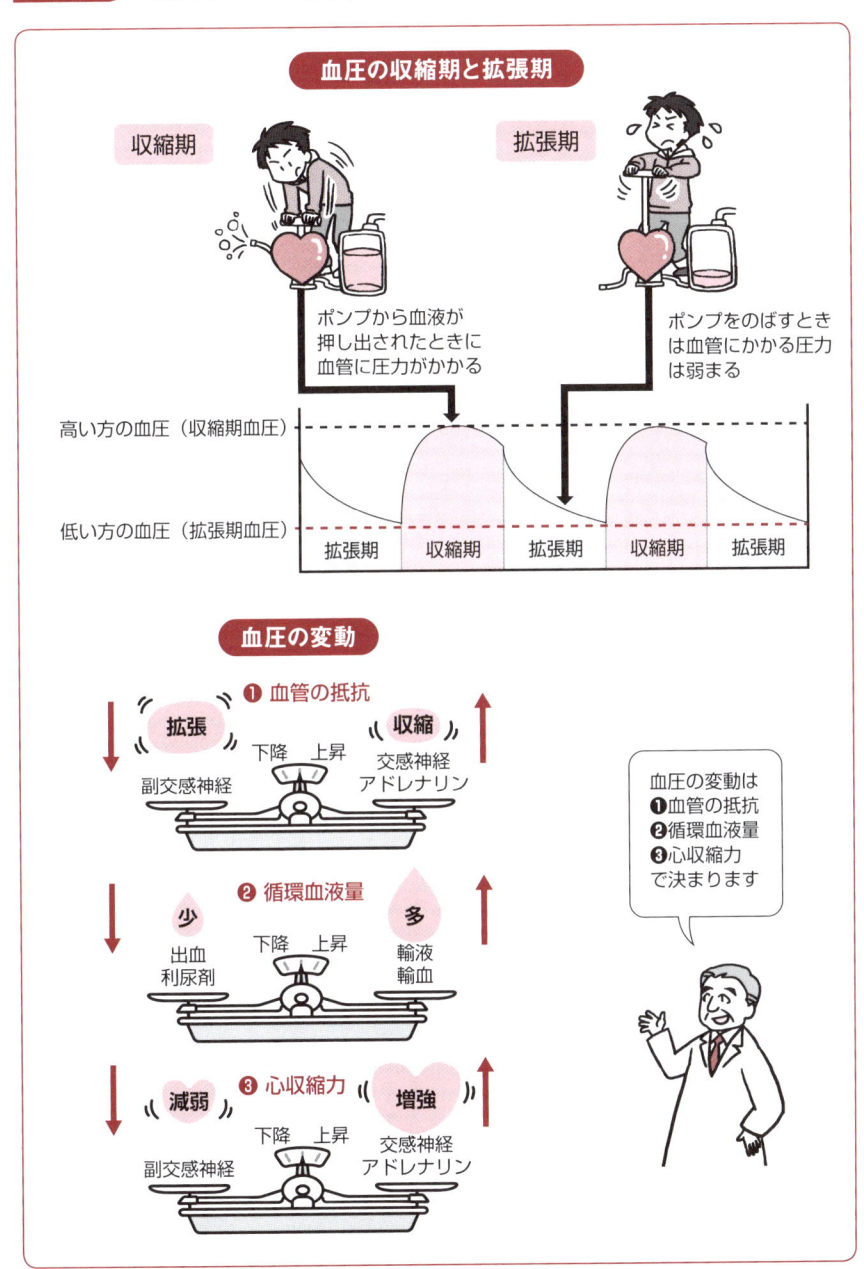

血圧の収縮期と拡張期

収縮期
ポンプから血液が押し出されたときに血管に圧力がかかる

拡張期
ポンプをのばすときは血管にかかる圧力は弱まる

高い方の血圧（収縮期血圧）
低い方の血圧（拡張期血圧）

拡張期　収縮期　拡張期　収縮期　拡張期

血圧の変動

❶ 血管の抵抗
- 拡張／下降：副交感神経
- 収縮／上昇：交感神経、アドレナリン

❷ 循環血液量
- 少／下降：出血、利尿剤
- 多／上昇：輸液、輸血

❸ 心収縮力
- 減弱／下降：副交感神経
- 増強／上昇：交感神経、アドレナリン

血圧の変動は
❶血管の抵抗
❷循環血液量
❸心収縮力
で決まります

第5章 循環器

Chapter 5-07 リンパ系は外敵の侵入を監視する

リンパ節は人体の検問所

リンパ系は**リンパ管**と**リンパ節**で構成されています。リンパ系の仕事は，その中を流れるリンパ液に細菌やウイルス，がん細胞などからだにとって危険なものが侵入していないかをチェックし，侵入者がいればすぐに攻撃を開始し，できる限りこれを排除することです。

リンパ液は，もともとは血液の液体成分である血漿（けっしょう）の一部です。全身の組織では，細動脈や毛細血管から血漿の一部がしみ出して，組織の細胞と細胞の間を満たしています。これを**組織液**（間質液）といいます。組織液は，常に少しずつ血管からしみ出していて，その大半は静脈に，10％程度がリンパ管に回収されています。つまりリンパ液は，組織液をリンパ管に回収した液体です。リンパ系は末梢でスタートし，最終的に左右の鎖骨の下で静脈に合流する復路だけの循環です。リンパ液は多くの場合，重力に逆らって流れなければならないので，リンパ管の内側には静脈と同じように逆流を防ぐための弁がついています。

リンパ管のところどころにはリンパ節がついています。リンパ節の大きさは1mmから25mm程度とまちまちで，首やわきの下，腹部，足のつけ根などには，特に多くのリンパ節があります。リンパ節は，リンパ液の中にいる細菌などの外敵を発見し，排除するための検問所です。リンパ液は，**輸入リンパ管**からリンパ節に入り，**リンパ洞**と呼ばれる空洞をゆっくりと流れます。**リンパ小節**にはリンパ球やマクロファージといった白血球がいて，リンパ液を監視し，外敵を見つけたらそれを食べて始末したり，武器となる抗体を放出して攻撃します（**File61**）。そして処理が済んだリンパ液は，輸出リンパ管から出て行きます。1つのリンパ節で取り逃がした敵は，そのあとに続くリンパ節でできるだけつかまえて処理していきます。

> リンパ系って，製品から不良品をつける装置みたいですね。

> そのとおり。リンパ液はいわば血液のサンプル。サンプルを検査することで外敵発見の効率化を図っているのです。

File 23 全身のリンパ系
リンパ節とリンパの流れ

主なリンパ節の位置

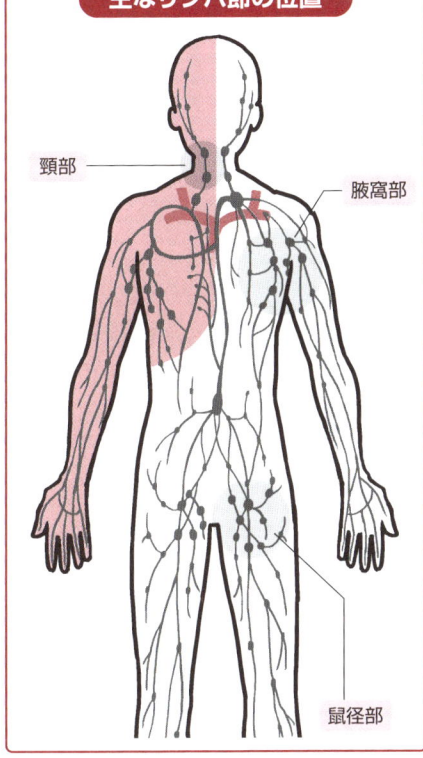

- 頸部
- 腋窩部
- 鼠径部

リンパ節の構造

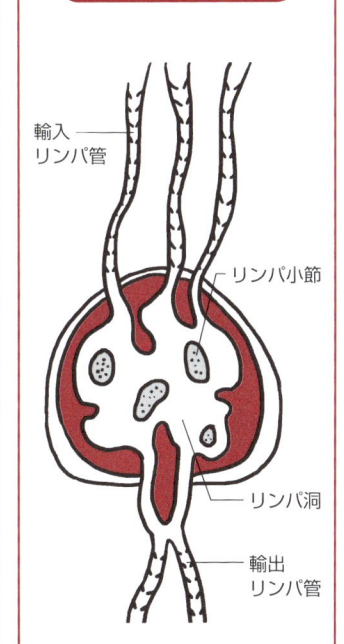

- 輸入リンパ管
- リンパ小節
- リンパ洞
- 輸出リンパ管

リンパ節は主に頸部（首のつけ根など），腋窩部（わきの下），鼠径部（もものつけ根）に多くあります

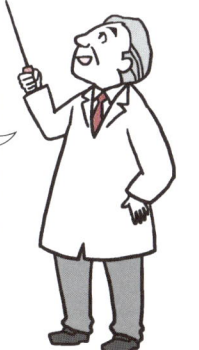

リンパ管の内側には逆流を防ぐための弁がついている

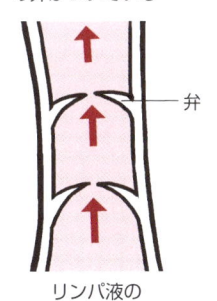

- 弁
- リンパ液の流れ

第5章 循環器

Column

血液の循環にかかわる言葉が多い理由？

　血液は心臓の収縮と拡張によるポンプ作用によって循環していますが，血液の流れには心臓だけではなく，重力も影響しています。重力によって，液体である血液は，（立っている状態であれば）常に地面のほう，体の中では足のほうに引っ張られています。したがって，上半身の静脈血は下半身の静脈血に比べて，重力の助けによって容易に心臓に戻れます。これはバンザイをすると手の静脈が消えることからもわかります。病気によって心臓のポンプ作用が衰えた状態をうっ血性心不全といいますが，うっ血性心不全では静脈血がまず足のほうから溜まり始め，その結果，足からむくみ始めます。一方，心臓より上のほう（頭のほう）に動脈血を送るためには，重力に対抗して大きな力が必要です。ヒトよりはるかに首の長いキリンでは，高いところにある頭まで重力に対抗して血液を送り込む必要があるため，血圧（動脈圧）もかなり高いそうです。何らかの理由で血圧が下がり頭への血液の供給が減って意識障害が起きた場合には，頭を少なくとも心臓と同じ高さまで下げる，すなわち，患者さんを寝かせる必要があります。

　医療現場で重症重体の患者さんを診たとき，生命徴候という言葉を使います。英語では バイタルサイン(vital sign)，略してバイタルといいます。意識障害があるような患者さんがどの程度の生命危機に瀕しているかを客観的に言い表す指標で，4つの身体所見を指します。それは，体温，血圧，脈拍，呼吸です。このうち，血圧と脈拍は循環器によって生ずるものです。つまり，循環器は生命に直結したシステムであり，それは，血液の循環を通して，からだ中に酸素を送り込むという重大な仕事をしているからです。したがって，体の調子を言い表すのに，血液の循環を使った数多くの言葉があります。たとえば，血がたぎる，血沸き肉踊る，血の巡りがよい（悪い），頭に血が上る，血の気を失う，などなどです。

第6章

消化器と栄養

　私たちは食べものを摂取することで活動し，成長することができます。食べものをエネルギーや新しい細胞に変換しているわけです。私たちのからだには，その変換を行うしくみが備わっています。口から肛門へと続く，約8mにも及ぶ1本の管がその主な舞台となります。

　変換の行程は消化・吸収・代謝の3段階に分かれています。食べものがエネルギーや細胞に変換されるまでの流れをみていきましょう。

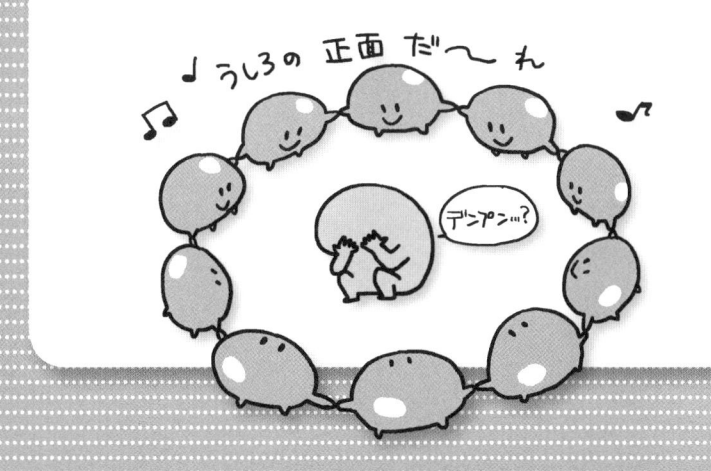

消化器と栄養とは

1 消化器の全体像

からだを貫く1本の管と，消化を助ける重要な臓器

食べたものが口に入り，便になって肛門から出るまでの通り道となる管を**消化管**といいます。消化管は口から始まり，咽頭，食道を通って胃に入り，小腸を通り抜けて大腸に入り，直腸を経て肛門にいたるまで1本の管になっています。消化管は外部と通じているため，さまざまな種類の細菌がたくさん棲んでいます。

食べものを消化するための消化液をつくり，それを消化管に注入する**胆嚢，膵臓，肝臓**も消化器です。また肝臓は，消化管で吸収した栄養素を集め，それを材料にからだに必要なものを合成したり，栄養素を貯蔵しておいて必要なときに全身に送り出したりするいわば人体の化学工場です。

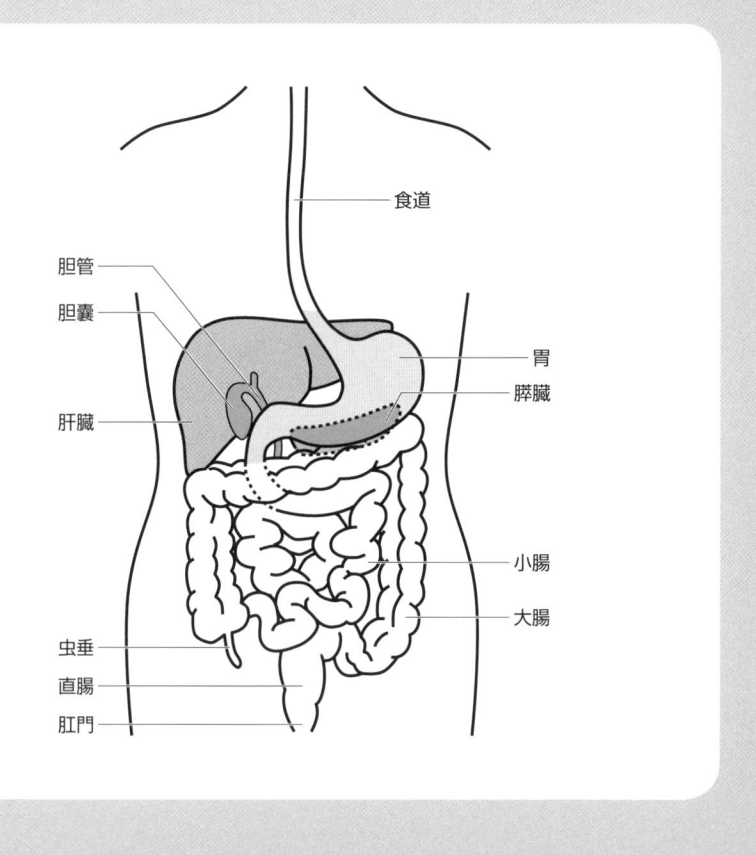

2 肝臓と門脈

栄養素を集めて送る血管網

　胃腸で吸収した栄養素などを集め，肝臓の中へと入る血管を**門脈**（肝門脈）といいます。門脈という言葉は本来，動脈→毛細血管→静脈と変化した血管が，もう一度毛細血管網をつくる構造のことです。このような構造は下垂体にもあります（下垂体門脈）が，肝臓の門脈のほうが構造も役割も大きいので，単に門脈という場合は肝門脈のことを指します。

　門脈は肝臓に入ると徐々に枝分かれして毛細血管になり，肝臓全体に網の目を広げて，胃腸から集めてきた栄養素などを肝臓の細胞に届けます。その後徐々に集まって太くなり，最終的には3本の**肝静脈**（左・中・右肝静脈）になって，肝臓の裏側で下大静脈に合流しています。

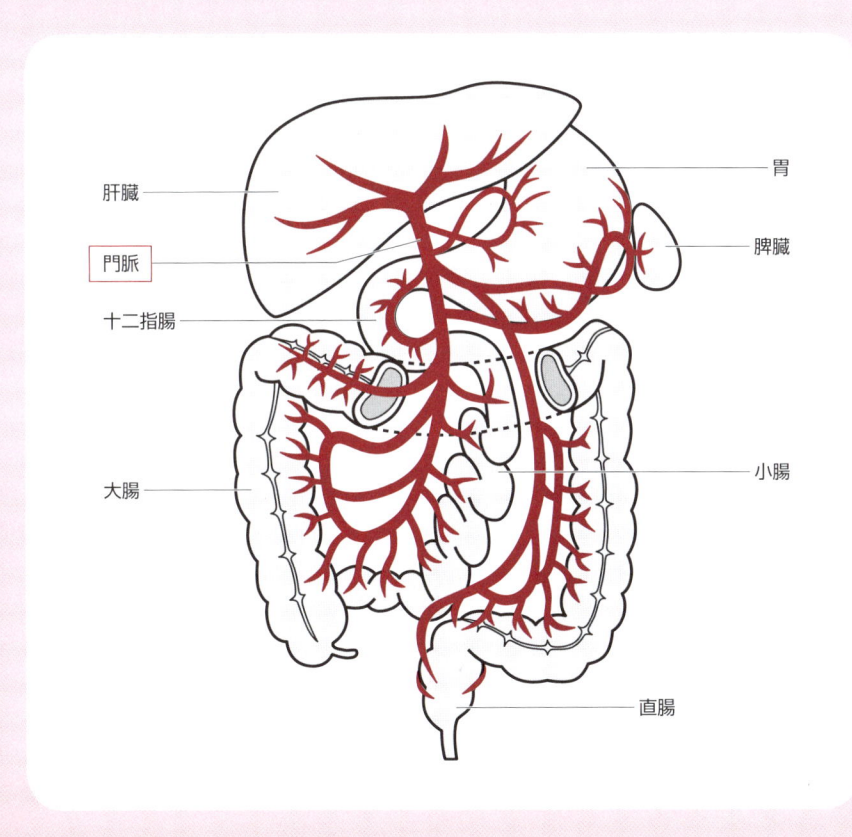

肝臓　門脈　十二指腸　大腸　胃　脾臓　小腸　直腸

Chapter 6-01 歯・舌・唾液の役割

口の役割は食べものを細かくして唾液と混ぜること

　固形石けんよりも粉石けんのほうが溶けやすいのと同様に，食べものを効率よく消化・吸収するためには「分解」という行程がとても重要です。その，分解の手助けをする最初の器官が**口腔**です。

　口は食べものや飲みものの入り口です。口の中の空間を口腔といい，口腔では食べものを飲み込めるかたちにし，胃腸での消化を効率よくするための準備として，歯で細かく噛み砕き，唾液と混ぜて柔らかいまとまりにします。歯で食べものを噛むことを**咀嚼**（そしゃく）といいます。胃液での消化をよくするためには，とても重要な役割を担っているといえます。また噛んで食べものの食感を楽しむことも，ヒトにとっては大切なことです。咀嚼は下顎をもち上げて上顎にぶつける動きや，下顎を横に動かすことで行います。これらの動きを行う骨格筋はまとめて**咀嚼筋**と呼ばれ，ほほの部分にある咬筋（こうきん），両耳の上にある側頭筋，顎の中についている**外側翼突筋**（がいそくよくとつきん）と**内側翼突筋**（ないそくよくとつきん）があります。

　食べものを口に入れたり，おいしそうな香りを感じると，**唾液腺**から唾液が分泌されます。主な唾液腺には，耳の斜め前下にある耳下腺や，舌の根元にある舌下腺などがあります。唾液は，食べものをひとまとめにして咀嚼や**嚥下**（えんげ）（飲み込むこと）の手助けをしています。

　唾液にはデンプンを麦芽糖に分解するアミラーゼという消化酵素が含まれていますが，食べものを噛んでいる時間が短いと，デンプンの分解はあまり進みません。つまり，噛めば噛むほどというのは，食べものをアミラーゼで消化すればするほど，麦芽糖の甘みを感じるようになるということです。

　舌の働きも重要です。舌は骨格筋の塊（かたまり）のようなもので，巧みに動き，食べものを噛みたい歯のところに移動させます。

File 24 「口腔」では食べものの分解を手助けしている
咀嚼から嚥下までの流れ

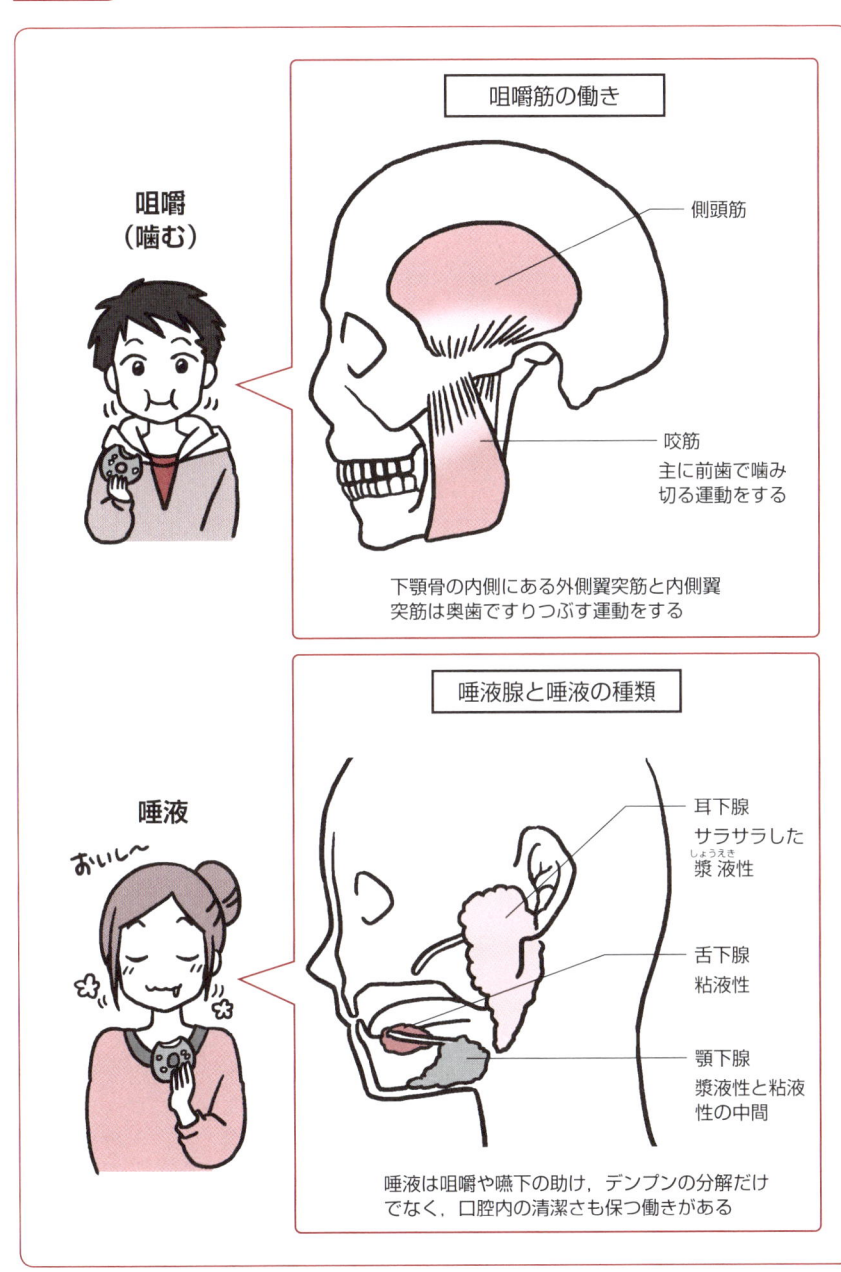

咀嚼筋の働き

咀嚼（噛む）

- 側頭筋
- 咬筋　主に前歯で噛み切る運動をする

下顎骨の内側にある外側翼突筋と内側翼突筋は奥歯ですりつぶす運動をする

唾液腺と唾液の種類

唾液

おいし〜

- 耳下腺　サラサラした漿液性（しょうえき）
- 舌下腺　粘液性
- 顎下腺　漿液性と粘液性の中間

唾液は咀嚼や嚥下の助け，デンプンの分解だけでなく，口腔内の清潔さも保つ働きがある

第6章 消化器と栄養

Chapter 6-02 空気と食べもののルート

空気と食べものを分ける器用なフタ

　のどの構造とそこを通過する空気と食べもののルートをみていきましょう。空気は鼻から入り，鼻の奥，口の奥を通過して，のどの前側にある喉頭から気管に入ります。一方，食べものは，口の奥を通り，のどのうしろ側を下る食道に入ります。つまり空気と食べもののルートはのどで交叉しているのです。そのため，喉頭には，嚥下したときに気管に食べものが入らないようにするためのフタ（**喉頭蓋**）がついています。

　嚥下は**口腔相**，**咽頭相**，**食道相**の3段階で行われます。

　まず，食べものを飲み込もうと思ったら，舌でそれをひとまとめにしてのどのほうに送ります（口腔相）。食べものがのどの壁に触れると，その刺激が脳幹にある嚥下中枢に伝わり，嚥下反射が起こります。すると舌が上顎につき，上顎の奥の軟口蓋がのどのうしろの壁について，食べものが口や鼻に戻らないように通路を塞ぎます。そしてのどの舌骨とその下の甲状軟骨がぐっともち上がり，それにつれて喉頭蓋がうしろに倒れ，喉頭にフタをします（咽頭相）。

　食べものが食道に入ると，食道は**蠕動運動**（ぜんどううんどう）と呼ばれる虫が這うような動きをして食べものを胃のほうに送ります（食道相）。この段階では，さっき気管にフタをした喉頭蓋は元の位置に戻り，気管への通路が開きます。

　食べものが間違って気管のほうに入ってしまうことを「**誤嚥**（ごえん）」といいます。特に高齢になって嚥下の働きが衰えると，誤嚥して食べものといっしょに細菌などが肺に入って肺炎を起こす（誤嚥性肺炎）ことがあり，健康状態に大きな影響を及ぼしてしまいます。

　私たちは無意識のうちに，上手く空気と食べものを振り分けているんですね。

File 25 嚥下のしくみ
食べものが胃に送られるまで

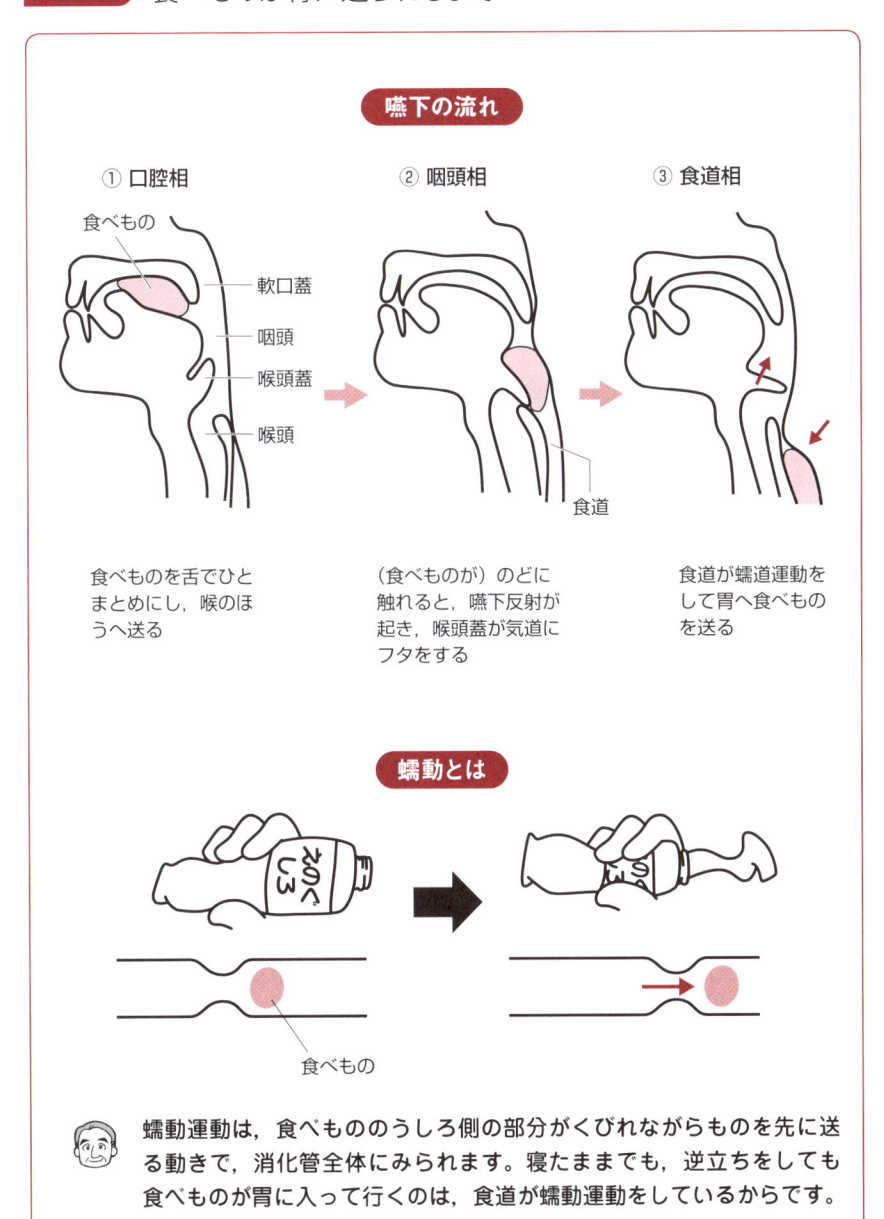

嚥下の流れ

① 口腔相

食べもの
軟口蓋
咽頭
喉頭蓋
喉頭

食べものを舌でひとまとめにし，喉のほうへ送る

② 咽頭相

食道

（食べものが）のどに触れると，嚥下反射が起き，喉頭蓋が気道にフタをする

③ 食道相

食道が蠕動運動をして胃へ食べものを送る

蠕動とは

食べもの

蠕動運動は，食べもののうしろ側の部分がくびれながらものを先に送る動きで，消化管全体にみられます。寝たままでも，逆立ちをしても食べものが胃に入って行くのは，食道が蠕動運動をしているからです。

第6章 消化器と栄養

Chapter 6-03 胃の中は強い酸性

蠕動運動と胃液で食べものをドロドロにする

　食道が横隔膜を抜け，急に大きく膨らんだ部分が胃です。胃の入り口の**噴門**と出口の**幽門**には，口を閉じたり開いたりする括約筋がついています。

　胃では，食べものをしばらくとどめておき，蠕動運動と胃液の作用で食べものをドロドロの状態にします。食べものが胃にとどまっている時間（停滞時間）は平均2〜4時間ですが，タンパク質や脂質が多い食事をすると長くなります。

　胃に食べものが入ると胃に強い蠕動運動が起こり，外からギュウギュウと握りつぶすようにして胃液とよくかき混ぜます。

　胃液には，とても強い塩酸と，タンパク質を分解する消化酵素のペプシンが含まれており，食べものだけでなく，いっしょに入ってきた細菌も溶かします。そんな強力な胃液なら胃の粘膜まで溶かしてしまうのでは，と思うかもしれませんが，実際にはそんなことはありません。それは，胃の粘膜から分泌される粘液が表面をおおい，胃液が直接触れないようにしているからです。粘液は，オクラや昆布などのネバネバと同じムチンという物質でできています。

　この胃液や粘液は，胃の粘膜全体に無数にある**胃腺**から分泌されています。胃腺には3種類の外分泌細胞があり，浅いところから副細胞・壁細胞・主細胞が並んでいます。副細胞からは粘液が分泌され，胃の粘膜の表面をおおいます。そして，主細胞から分泌されるペプシノゲンが，壁細胞から分泌される塩酸に触れることでペプシンに変化し，タンパク質の分解が始まります。

> タンパク質の分解については P.96 で解説しています。消化から吸収への流れもそこでつかめます。

File 26 胃の構造と役割
胃壁のしくみと蠕動運動

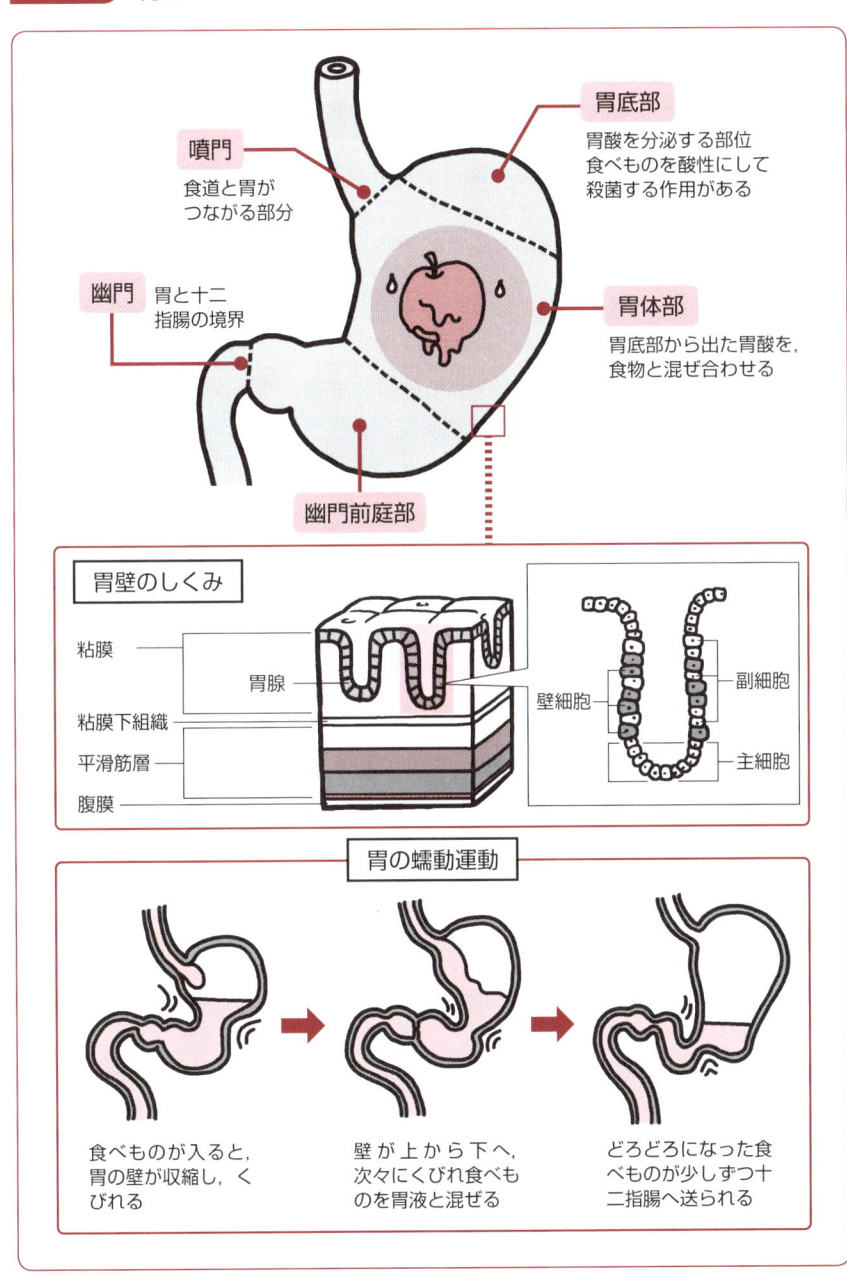

噴門
食道と胃がつながる部分

胃底部
胃酸を分泌する部位
食べものを酸性にして殺菌する作用がある

幽門
胃と十二指腸の境界

胃体部
胃底部から出た胃酸を，食物と混ぜ合わせる

幽門前庭部

胃壁のしくみ

- 粘膜
- 胃腺
- 粘膜下組織
- 平滑筋層
- 腹膜

- 壁細胞
- 副細胞
- 主細胞

胃の蠕動運動

食べものが入ると，胃の壁が収縮し，くびれる

→ 壁が上から下へ，次々にくびれ食べものを胃液と混ぜる

→ どろどろになった食べものが少しずつ十二指腸へ送られる

第6章 消化器と栄養

Chapter 6-04 十二指腸は消化の中心地

十二指腸に胆汁と膵液が注がれる

　十二指腸は小腸の一部で，胃の幽門部を出た直後にあります。しかし，単なる胃の出口でもなければ，小腸の入口というわけでもありません。十二指腸内は消化器の中でも特に変化に富んでいて，重要な働きを担っています。

　まず，胃の幽門からドロドロになった内容物が，少しずつ十二指腸に流れ出てきます。するとそこに胆嚢からの**胆汁**と膵臓からの**膵液**が注ぎ込まれます。胆汁は食べものに含まれる脂質の消化を助ける働きをもっていて**（File29）**，膵液は，三大栄養素と呼ばれる糖質，脂質，タンパク質のそれぞれの消化酵素をすべて含む強力な消化液です**（File28）**。また胆汁と膵液はアルカリ性で，胃から流れてくる酸性の内容物を中和します。酸性を中和することで，腸壁を傷つけずに食べものを送り出すしくみになっているのです。

　胆汁は肝臓でつくられて**胆嚢**に集められ，そこで出番が来るまで濃縮されていきます。膵液は膵臓でつくられて膵臓の中心を走る主膵管に集められます。胆汁と膵液は少しずつつくられていますが，常に十二指腸に流れ出ているわけではありません。胃から十二指腸に何も流れてきていないときは，**十二指腸乳頭（File27）**の部分についている括約筋（オッディ括約筋）がキュッと口を締めていて，胆汁と膵液が十二指腸に流れ込まないようにしています。では何がきっかけで胆汁と膵液が十二指腸に流れ込むのでしょうか。それは，十二指腸の粘膜から分泌されるコレシストキニン（パンクレオザイミンともいう）というホルモンの作用です。

　胃から流れてくる内容物が十二指腸の粘膜に触れると，粘膜にある特別な細胞からコレシストキニンが分泌されます。コレシストキニンは胆嚢を収縮させ，オッディ括約筋を緩めるので，その結果，胆汁と膵液が十二指腸に流れ込みます。

　このように，胃腸の粘膜からは，胃腸の動きや消化液の分泌を活発にしたり，逆に抑えたりするホルモンが分泌されています。ほかには胃液の分泌を増やすガストリン，膵液の分泌を増やすセクレチンなどもあります。

File 27　十二指腸は変化に富んだ消化器
十二指腸は消化のシルクロード

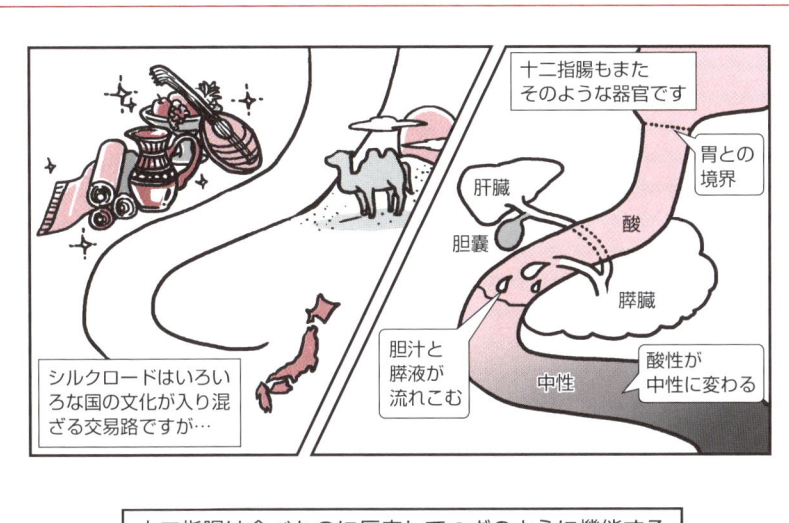

シルクロードはいろいろな国の文化が入り混ざる交易路ですが…

十二指腸もまたそのような器官です

胃との境界
肝臓
胆嚢
酸
膵臓
胆汁と膵液が流れこむ
中性
酸性が中性に変わる

十二指腸は食べものに反応してつぎのように機能する

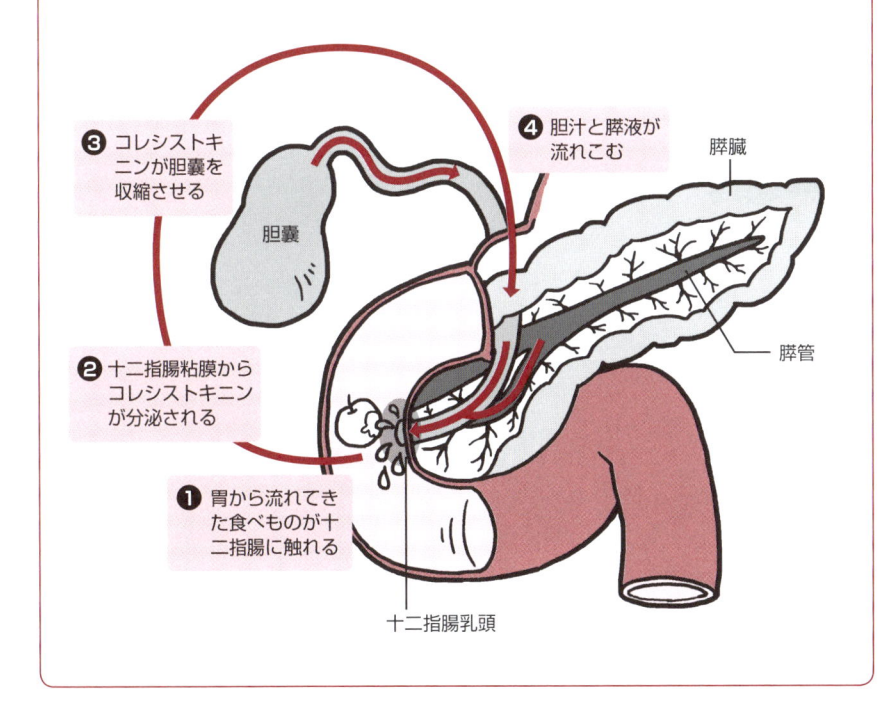

❶ 胃から流れてきた食べものが十二指腸に触れる

❷ 十二指腸粘膜からコレシストキニンが分泌される

❸ コレシストキニンが胆嚢を収縮させる

❹ 胆汁と膵液が流れこむ

膵臓
胆嚢
膵管
十二指腸乳頭

第6章 消化器と栄養

Chapter 6-05 膵臓は強力な消化液を分泌する

三大栄養素のすべてを消化できる

　膵臓は，胃の裏側に隠れるように位置している細長い臓器で，何種類もの消化酵素を含む膵液をつくって分泌しています。膵臓でつくられた膵液は，主膵管を通って十二指腸に注ぎ込まれます。胃から流れてきた酸性のドロドロになった食べものは十二指腸で中和されるとともに，栄養素もどんどん消化されます。

　ヒトがエネルギー源として利用できる栄養素の糖質，タンパク質，脂質を三大栄養素といいますが，膵液はこのすべてを消化することができます。膵液には，糖質を分解する消化酵素としてはアミラーゼなど，タンパク質を分解する消化酵素としてはトリプシンやキモトリプシンなど，脂質を分解する消化酵素としてはリパーゼなどが含まれているのです。

　このように膵液は何でも消化できる消化液ですが，糖質とタンパク質については消化のプロセスの途中までです。消化の最後の仕上げはこのあとに登場する腸液（**File32**）の仕事で，膵液は，腸液のために仕込みをしているわけです。逆をいえば，膵液がなかったら腸液は十分な仕事ができず，摂取した栄養素を無駄なく吸収することもできなくなってしまうのです。

　膵液は，膵臓全体の90％を占める**腺房**という組織でつくられます。丸く集まっている腺房細胞がつくった膵液は，腺房の中心の空間に分泌され，徐々に合流して太くなる導管を流れて，最終的に**主膵管**に集められます。強力な消化液である膵液によって導管や主膵管の壁が溶けないのはなぜでしょうか。事実，主膵管などが詰まって流れが滞ることによって，膵臓の中にとどまった膵液が膵臓自体を溶かしてしまい，激しい腹痛が起きたり，重症の場合は死亡することもある恐ろしい急性膵炎という病気があります。そこで導管や主膵管の壁をつくっている細胞は，胃の粘液と同じムチンの粘液を出して管の内側をおおい，膵液が直接触れないようにしています。さらに消化酵素は十二指腸に分泌され，腸液の酵素の作用で初めて活性化され消化を行います。

File 28 膵臓の構造
膵液がつくられるところ

膵液は膵臓全体の90%を占める腺房でつくられている

- 主膵管
- 十二指腸

膵臓の腺房の構造

- 主膵管へ
- 腺房の細胞
- 小葉内導管

第6章 消化器と栄養

Chapter 6-06 脂質の吸収を助ける胆汁

胆嚢は胆汁を濃縮する

　胆嚢は，肝臓の下面にあるナスのような形の袋です。「嚢」は袋という意味で，人体では精巣を入れている陰嚢などの名称にも使われています。胆嚢の仕事は，肝臓でできた胆汁を出番がくるまで溜めておき濃縮することと，必要なときに収縮して胆汁を十二指腸に流し込むことです。

　胆汁は肝臓で常に少しずつつくられていて，肝臓の下から総肝管を通って出てきます。このとき十二指腸乳頭のオッディ括約筋が閉じていると，胆汁は十二指腸のほうには出ていけないため，胆嚢に入って待機することになります。そして，十二指腸の粘膜に胃から流れてきた内容物が触れると，その刺激で粘膜からホルモンのコレシストキニン（パンクレオザイミン）が分泌され，これがオッディ括約筋を開いて胆嚢を収縮させ，胆汁を十二指腸に注ぎ込みます。このプロセスは**（File27）**でも説明しているので確認しておきましょう。

　胆汁は消化液の1つとされていますが，実は消化酵素を含んでいません。胆汁には胆汁酸，リン脂質，ビリルビンといった物質が含まれていて，脂質の消化を助ける働きがあります。たとえばラーメンの汁の表面に浮いている油は，数mm〜数cmくらいのしずくになりますね。そのラーメンを食べた場合，胃で麺やタマゴはドロドロになっても，油は約1/100mm以下のしずくになる程度で特に変化はしません。しかし膵液に含まれる脂質の分解酵素であるリパーゼは，この程度の大きさのしずくの油にはうまく作用しません。そこで胆汁に含まれる胆汁酸やリン脂質が，油を取り囲んで1μmの1/10以下のごく小さい粒にして，リパーゼが作用しやすい状態にするのです。この小さい粒をミセルといい，油をミセルの状態にすることを**乳化**といいます。

　ビリルビンは，古くなった赤血球を壊して中からヘモグロビンを取り出し，鉄などからだに必要なものをとりはずしてから，肝臓で最終的な処理をしてつくった物質です。黄色い色素で，便に色をつけています。ビリルビンには抗酸化作用があるのではないかといわれていますが，胆汁の成分としてどのような作用をしているのかははっきりしていません。

File 29 胆汁は脂肪の分解を助けている

胆汁は脂質の消化を助ける

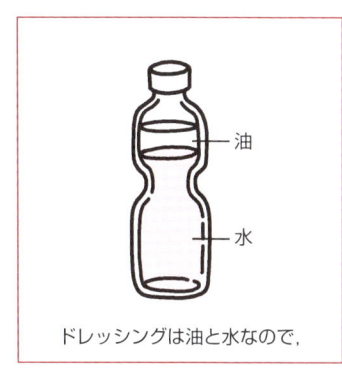

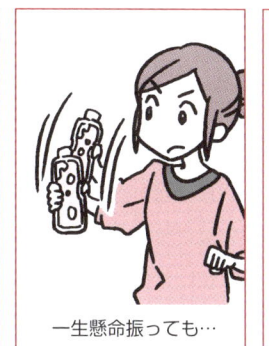

- 油
- 水

ドレッシングは油と水なので,

一生懸命振っても…

しばらく置くと分離する

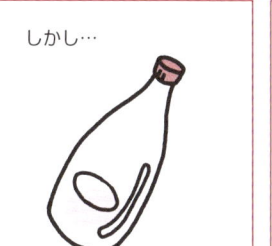

しかし…

マヨネーズは…

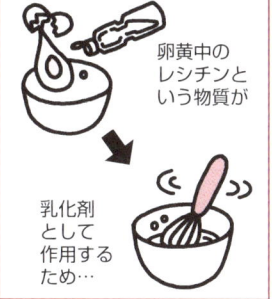

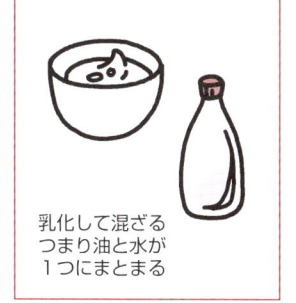

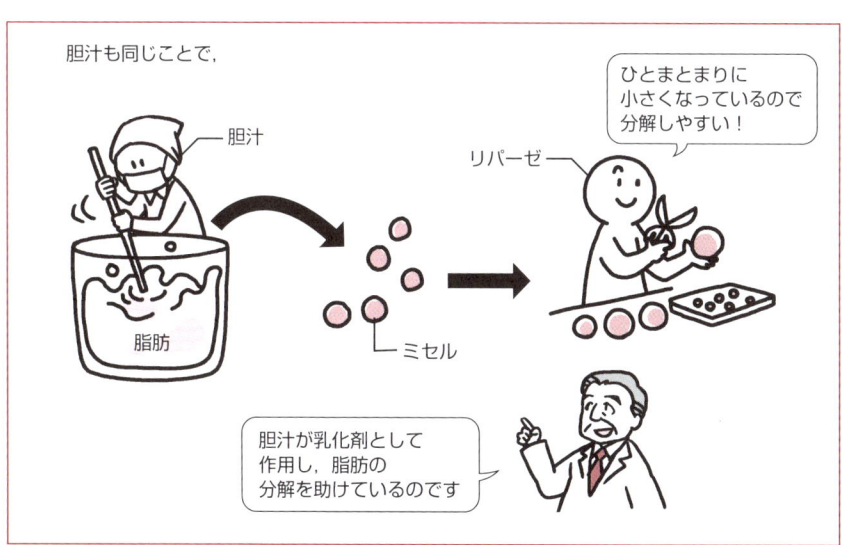

卵黄中のレシチンという物質が

乳化剤として作用するため…

乳化して混ざる つまり油と水が1つにまとまる

胆汁も同じことで,

胆汁

脂肪

ミセル

リパーゼ

ひとまとまりに小さくなっているので分解しやすい！

胆汁が乳化剤として作用し, 脂肪の分解を助けているのです

第6章 消化器と栄養

Chapter 6-07 小腸の役割

小腸の表面積は豪華マンションの平米数と同じ？

十二指腸に続く小腸のうち，前半の2/3を**空腸**，残りを**回腸**といいます。空腸と回腸の間にははっきりした境界線はありませんが，それぞれに特徴があります。空腸は，蠕動運動を起こす平滑筋が発達していてやや太く，活発に動くため内容物の進みが速いのが特徴です。死後に解剖すると空になっていることが多いため，この名前がついています。回腸の特徴は，**パイエル板**と呼ばれる組織があちこちについていることです。このパイエル板は白血球の仲間のリンパ球の塊のような組織で，胃液などの攻撃をもすり抜けて侵入したウイルスなどの外敵を監視し，攻撃する仕事をしています。

小腸は6mほどの長さですが，栄養を吸収する粘膜の表面積は$200m^2$ほどにもなるといわれています。表面積がこんなにも広大になるのは，まず粘膜の内側に**輪状ヒダ**と呼ばれるヒダが多数あり，その表面に長さ1mmほどの絨毛がびっしりと生えています。さらにその絨毛の表面に並ぶ栄養吸収細胞に，長さ$1\mu m$ほどの微絨毛が細胞1個につき1,000本以上も生えているからです。

空腸と回腸は食べものの吸収の中心地です。小腸がなかったら，どんなにたくさん食べても栄養素を吸収することができず，ひどい栄養失調になって死んでしまいます。

空腸と回腸の粘膜からは，消化液の腸液が分泌されています。腸液は，膵液や胆汁のように特定の場所から流れ込むのではなく，粘膜のあちこちからわき出しています。腸液は，十二指腸まででだいぶ分解が進んだ栄養素を，最終的に吸収できる大きさの分子にまで分解します（各栄養素の消化・吸収のプロセスは**File32〜34**を参照）。そして小さい分子になった栄養素は，小腸の粘膜にびっしりと並んでいる栄養吸収細胞の中に吸収され，細胞の中を通って血管やリンパ管に入り，肝臓などに運ばれていきます。

File 30 小腸の構造

栄養を吸収するために工夫されている小腸の粘膜

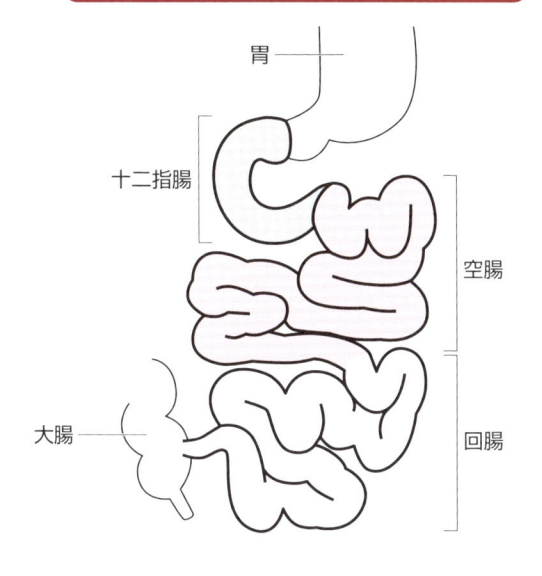

小腸は十二指腸，空腸，回腸の3部構成

胃
十二指腸
空腸
大腸
回腸

小腸の内部

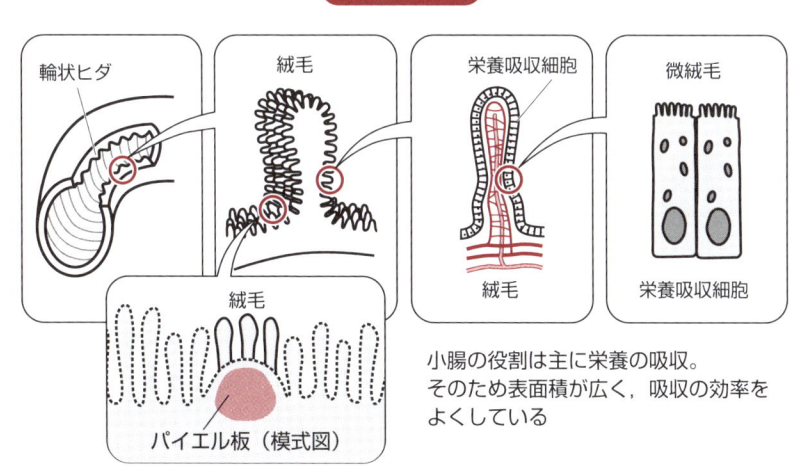

輪状ヒダ
絨毛
栄養吸収細胞
微絨毛
栄養吸収細胞
絨毛
パイエル板（模式図）

小腸の役割は主に栄養の吸収。そのため表面積が広く，吸収の効率をよくしている

第6章 消化器と栄養

Chapter 6-08 健康な便をつくる最終工程

ビタミンをつくる腸内細菌も棲んでいる

　回腸は，お腹の右下で大腸につながります。大腸は腹部を走る環状主要道路で，最後は出口の肛門につながります。大腸はいわば脱水機で，小腸で消化と吸収がすんだドロドロの内容物から水分を抜き，形のある便にするのが仕事です。小腸で栄養素の吸収が終われば，その残りには何の用もないように思いますが，人体にとって大切な水がまだたくさん含まれているので，大腸で最後の仕上げとばかりに水を回収し，リサイクルもリユースもできないものだけをかためて便にするわけです。

　ドロドロの状態でなく形のある便にして排泄することには，ほかにもメリットがあります。それは，排泄の回数が少なくなり，便がまき散らされることもないということです。たとえば，ヒトと同じほ乳類の草食動物をイメージしてみましょう。1日に何度もドロドロの便が出るようでは，あちこちに自分の臭いが残ってしまい，天敵に襲われる危険性が増してしまいます。ですから哺乳類の多くは，便を塊にしてまとめて出すしくみを身につけたのです。ちなみに敵が来たらすぐに飛んで逃げられる鳥は，排泄物のことなど気にしないかのように，1日に何度も水分の多いフンをします。

　大腸全体には約100兆個もの細菌がいるといわれています。便の1割程度は，**腸内細菌**とその死骸なのです。

　腸内細菌には，腸炎などの病気を起こすことがある大腸菌や黄色ブドウ球菌といった悪玉菌がいる一方で，便通を整えたり，ビタミンB群やKをつくるなど，ヒトにとって有益な仕事をする乳酸菌などの善玉菌もいます。またヒトに特に影響を及ぼさない中間菌と呼ばれるグループもいます。これらの細菌の勢力にバランスがとれていれば問題ありませんが，悪い生活習慣などが原因で悪玉菌が勢力を広げてしまうと，下痢や腹痛などのトラブルが起こります。

File 31　大腸は水分のみを吸収する
大腸にいるさまざまな腸内細菌

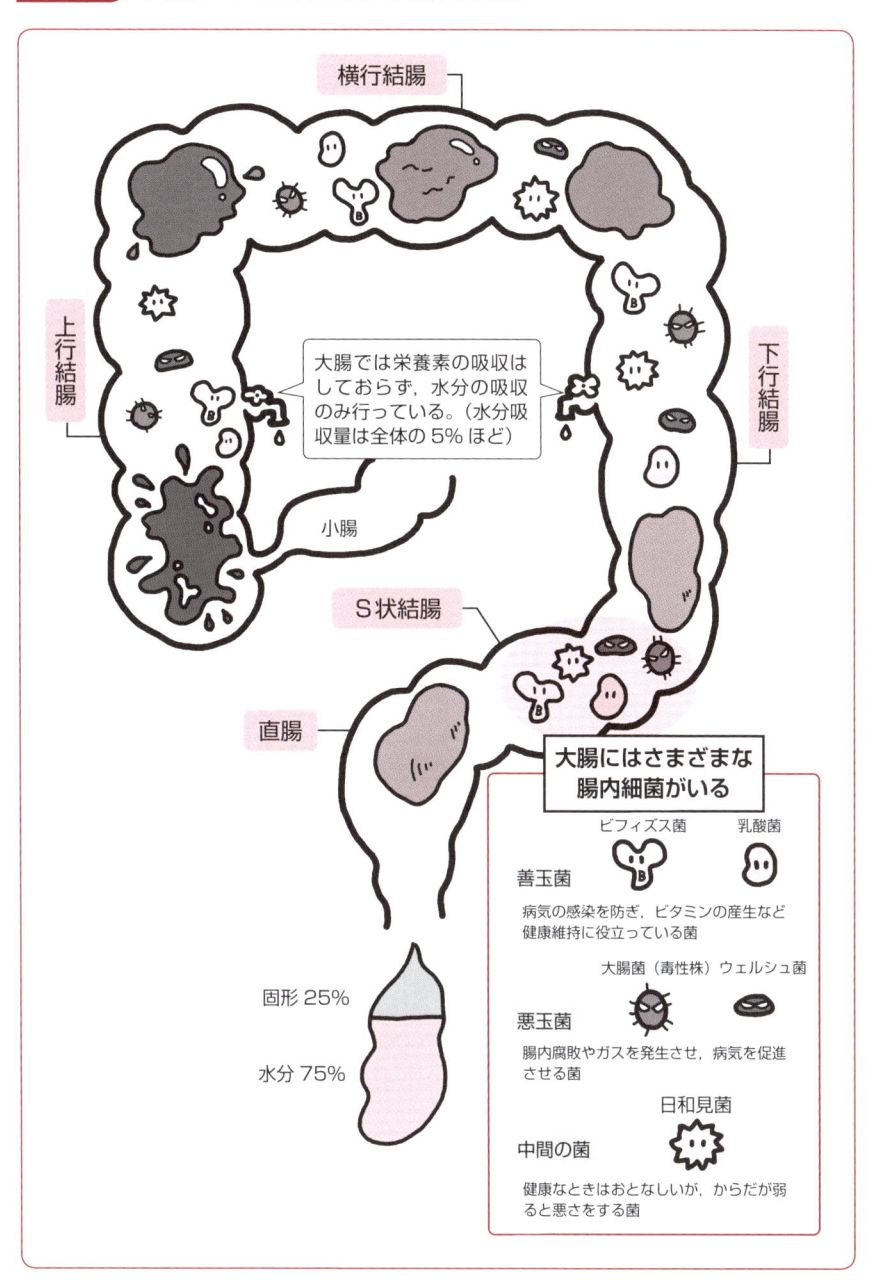

横行結腸

上行結腸

下行結腸

大腸では栄養素の吸収はしておらず，水分の吸収のみ行っている。（水分吸収量は全体の5％ほど）

小腸

S状結腸

直腸

固形 25％
水分 75％

大腸にはさまざまな腸内細菌がいる

善玉菌
ビフィズス菌　乳酸菌
病気の感染を防ぎ，ビタミンの産生など健康維持に役立っている菌

悪玉菌
大腸菌（毒性株）　ウェルシュ菌
腸内腐敗やガスを発生させ，病気を促進させる菌

中間の菌
日和見菌
健康なときはおとなしいが，からだが弱ると悪さをする菌

第6章　消化器と栄養

Chapter 6-09 糖質の消化，吸収，代謝

糖質は最も利用しやすいエネルギー源

糖質とは，その最小単位である**ブドウ糖**（グルコース），**果糖**（フルクトース），**乳糖**（ラクトース）などの**単糖類**と，それらが2つくっついた**二糖類**や，たくさんつながった**多糖類**などの総称です。二糖類には，ブドウ糖と果糖がつながった**ショ糖**（スクロース）や，ブドウ糖が2つつながった麦芽糖（マルトース）などがあります。コーヒーなどに入れる砂糖はショ糖です。じゃがいもなどに含まれるデンプンや，肝臓や筋肉の中に貯蔵されているグリコーゲンは，ブドウ糖がたくさんつながった多糖類に分けられます。

糖質は，唾液や膵液のアミラーゼ，腸液のマルターゼなどの消化酵素によって，最終的に単糖類に分解されてから吸収されます。したがって，分子が大きく消化に手間がかかるデンプンより，もともと分子が小さいショ糖（砂糖）やブドウ糖などのほうがずっと速く吸収されます。そのため，血糖値が上がりやすく，糖尿病などの因子をもつヒトはショ糖の多く含む食べものを摂りすぎると，病状を悪化させる可能性があります。

糖質の種類

単糖類：ブドウ糖，果糖，ガラクトース
最も簡単で体内に吸収されやすい

二糖類：ショ糖，麦芽糖，乳糖
単糖類が2個結合した形

多糖類：デンプン
多くの単糖類が結合した形

糖質は穀物や芋などに多く含まれていて，最も利用しやすいエネルギー源です。糖質1gからは4kcalのエネルギーを得ることができます。

File 32 糖質に働く消化酵素と消化器官
糖質の分解と吸収

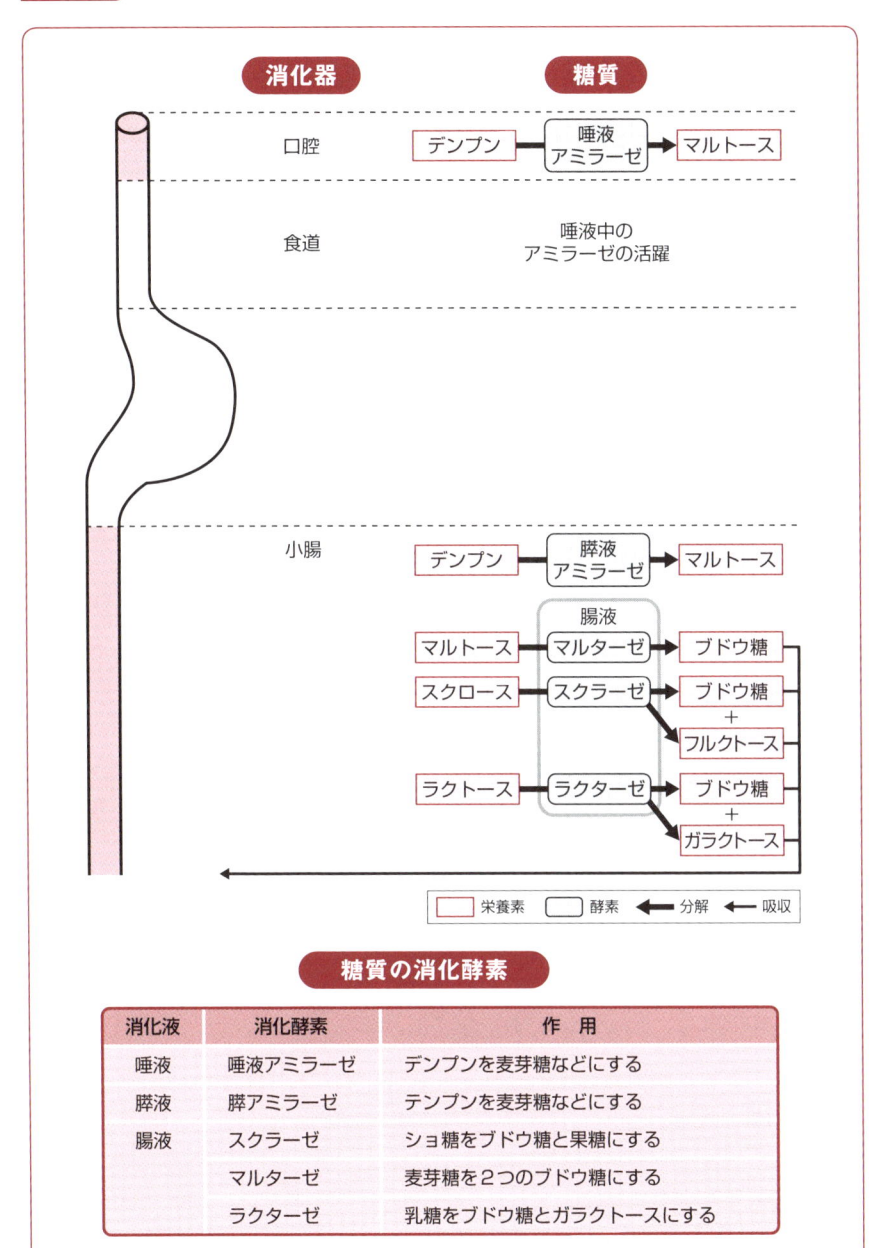

消化器 / **糖質**

- 口腔: デンプン → 唾液アミラーゼ → マルトース
- 食道: 唾液中のアミラーゼの活躍
- 小腸:
  - デンプン → 膵液アミラーゼ → マルトース
  - 腸液
    - マルトース → マルターゼ → ブドウ糖
    - スクロース → スクラーゼ → ブドウ糖＋フルクトース
    - ラクトース → ラクターゼ → ブドウ糖＋ガラクトース

□ 栄養素　□ 酵素　← 分解　← 吸収

糖質の消化酵素

消化液	消化酵素	作用
唾液	唾液アミラーゼ	デンプンを麦芽糖などにする
膵液	膵アミラーゼ	テンプンを麦芽糖などにする
腸液	スクラーゼ	ショ糖をブドウ糖と果糖にする
	マルターゼ	麦芽糖を2つのブドウ糖にする
	ラクターゼ	乳糖をブドウ糖とガラクトースにする

第6章 消化器と栄養

Chapter 6-10 タンパク質の消化, 吸収, 代謝

アミノ酸のかたちで吸収し, タンパク質の原料にする

　タンパク質は, アミノ酸が数十個から数百万個もつながった大きな分子です。アミノ酸は「カルボキシル基（－COOH）とアミノ基（－NH$_2$）をもつ有機化合物」と定義されるのですが, 難しいので, ここではアミノ基のことだけ覚えておいてください。ヒトは20種類のアミノ酸を利用しています。そのうち9種類（子どもは10種類）は体内で合成できないので, 必ず食事で取り込まなければなりません。それらを**必須アミノ酸**といいます。

　タンパク質は, 肉や魚, 乳製品, 大豆などに多く含まれています。タンパク質にはさまざまな種類があり, 構造が複雑なので, 消化にも少し手間がかかります。その証拠に, 糖質や脂質の消化は十二指腸から本格的に始まるのに対して, タンパク質はその前の胃から消化を始めるしくみになっています。

　タンパク質を食べると, まず胃液のペプシンがタンパク質の分子を大まかに切断してアミノ酸が10～50個くらいつながった物質（ポリペプチドという）にします。次の十二指腸では, 膵液のトリプシンなどの消化酵素が, ポリペプチドをアミノ酸が3つつながったオリゴペプチドくらいの大きさに切り分けます。そして次の小腸で, 腸液に含まれるアミノペプチダーゼなどの消化酵素が, アミノ酸が2つつながったジペプチドか単体のアミノ酸にまで分解します。そしてジペプチドかアミノ酸になって初めて小腸の栄養吸収細胞に吸収され, さらにジペプチドは細胞の中でアミノ酸に分解されて, アミノ酸のかたちで吸収されたものとあわせて門脈に入り, 肝臓へと送られます。

　吸収したアミノ酸は, 皮膚のコラーゲンや酸素を運ぶヘモグロビンなど, からだを構成するタンパク質をつくる材料として利用されます。またアミノ酸は加工するとクエン酸回路に入れられるので, エネルギー源として利用することもできます。摂取したタンパク質1gからは4kcalのエネルギーが得られます。ただしタンパク質を燃焼させると, アミノ酸のアミノ基（－NH$_2$）から人体に有害なアンモニア（NH$_3$）ができるので, このアンモニアを肝臓で無害な尿素に変換し, 腎臓で尿にして捨てるという仕事が必要になります。

File 33 タンパク質に働く消化酵素と消化器官
タンパク質の分解と吸収

消化器 / タンパク質

胃
- タンパク質 → ペプシン → ポリペプチド

小腸
- ポリペプチド → (トリプシン) → ジペプチド → (腸液) → アミノ酸

凡例: □栄養素 □酵素 ← 分解 ← 吸収

タンパク質の消化酵素

消化液	消化酵素	作用
胃液	ペプシン	タンパク質をポリペプチドにする
膵液	トリプシン, キモトリプシン	タンパク質やポリペプチドをジペプチドやアミノ酸にする
腸液	アミノペプチダーゼ, ジペプチダーゼ	ペプチドをジペプチドかアミノ酸にする

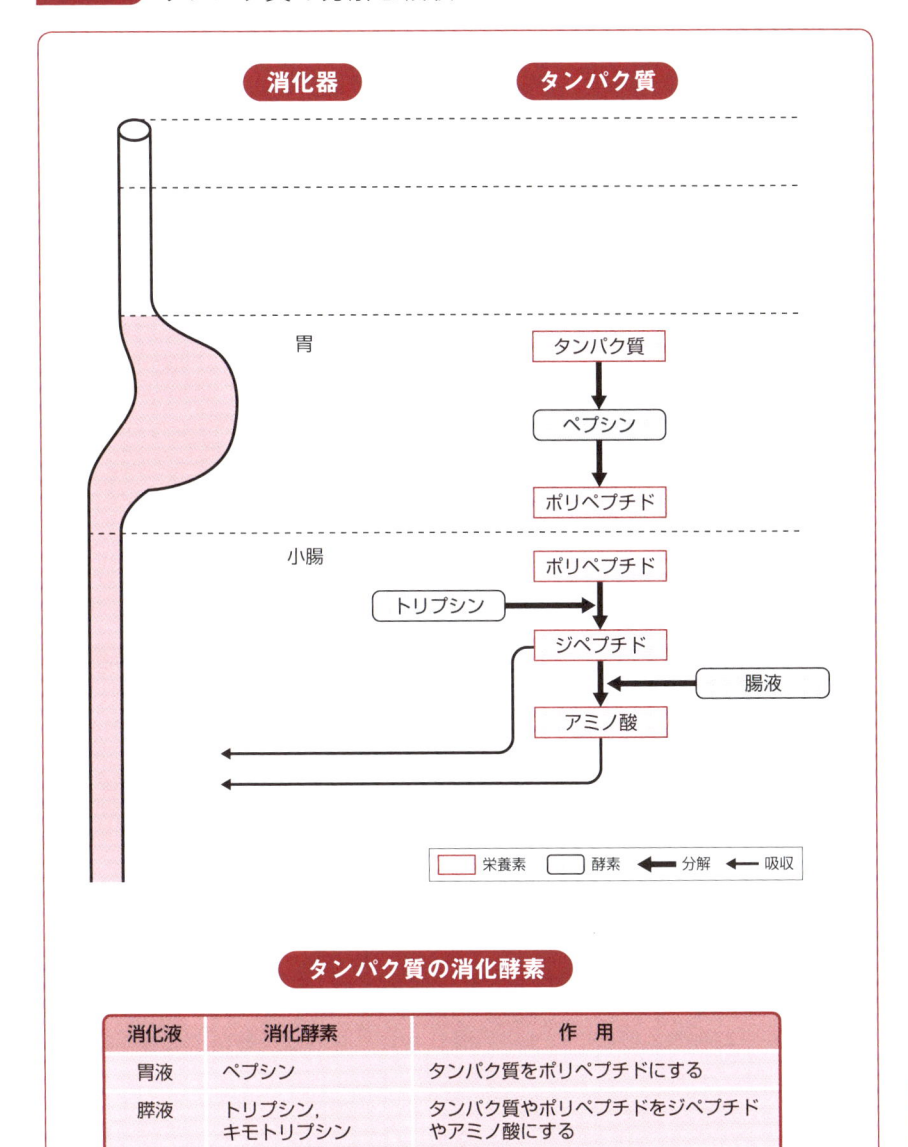

第6章 消化器と栄養

Chapter 6-11 脂質の消化，吸収，代謝

脂質も人体に欠かせない物質

脂質とはいわゆる脂肪や油と呼ばれるもののことで，肉の脂身，ごま油やオリーブ油などの植物油，バターなどの乳脂肪などに多く含まれています。食べものに含まれる脂質の多くは，**グリセロール**（グリセリン）に3つの脂肪酸が結合した**中性脂肪**と呼ばれる物質で，**トリグリセリド**ともいいます。また脂質の仲間には，**コレステロール**や**リン脂質**などの物質があります。

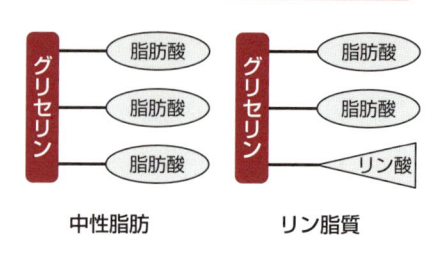

脂質1gには9kcalのエネルギーがあり，糖質やタンパク質よりも高カロリーです。したがって脂質はエネルギーの貯蔵庫として優秀な物質といえます。糖質やタンパク質も，利用しきれず余った場合は脂質に変換されて，体脂肪として貯蔵されます。食べものが手に入らないときのためにエネルギーを体脂肪として蓄えておく機能は生き物としては大切なことなのですが，現代人にとってはむしろ肥満やいわゆるメタボに直結する問題として捉えられています。

嫌われがちな脂質ですが，人体には脂質が必要です。たとえば細胞膜やある種のホルモンの材料はコレステロールなどの脂質です。ビタミンAやDなどは脂溶性ビタミンと呼ばれ，脂質といっしょでないと十分に吸収できません。ですからダイエットといって脂質を一切摂らないでいると健康を害します。

食べものに含まれる脂質は，十二指腸で胆汁によって乳化され（**File29**），そこに膵液のリパーゼが作用して，グリセロールと脂肪酸などに分解されて，小腸の栄養吸収細胞に吸収されます。吸収されたものは，種類によってあるものは門脈に入って肝臓に送られ，あるものはリンパ管に入ります。

脂質は血液によって全身に運ばれますが，水に溶けないため，そのままの状態では血液に入れられません。そこで血液の中では，水になじむ部分（親水性）と油になじむ部分（疎水性）をもつタンパク質とリン脂質でできたカプセルに，中性脂肪やコレステロールなどの脂質を入れた粒子の形になっています。この粒子は**リポタンパク**と呼ばれます。

File 34　脂質に働く消化酵素と消化器官
脂質の分解と吸収

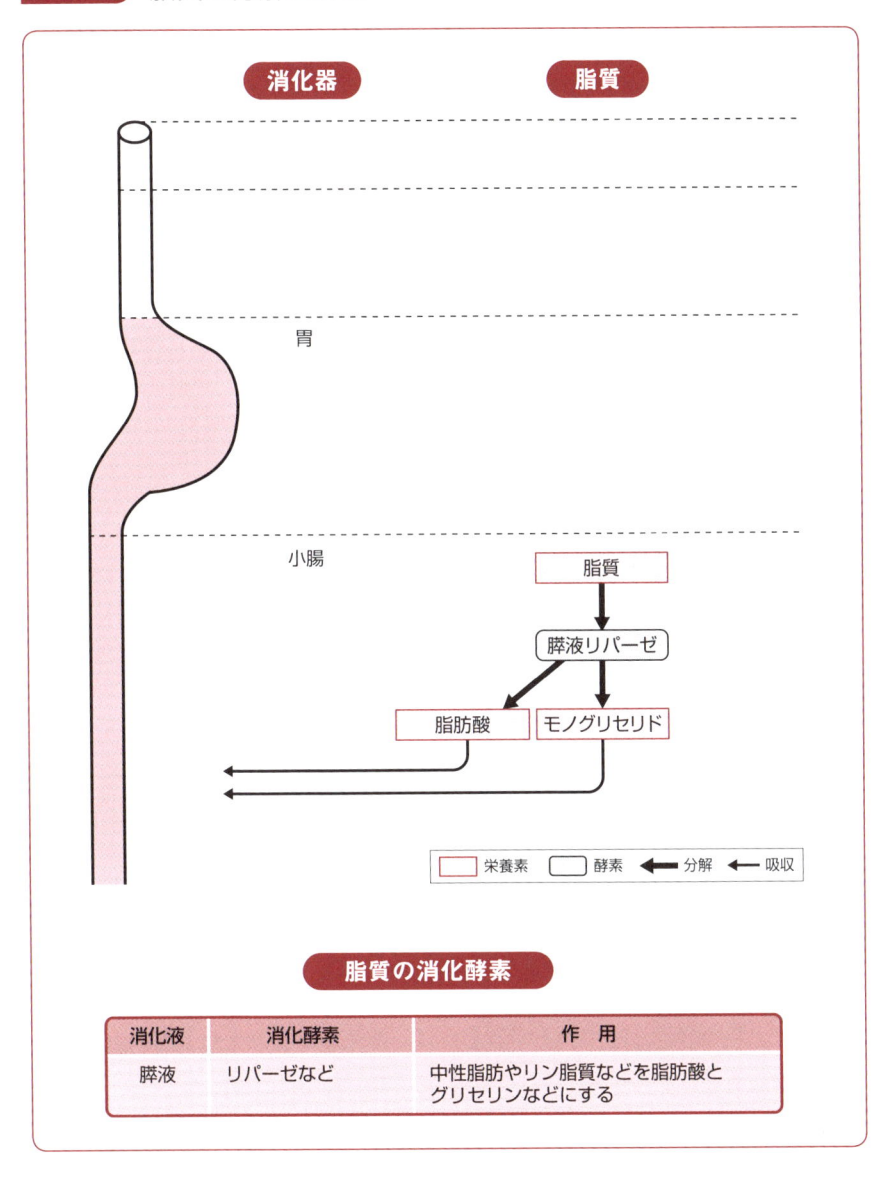

消化器　　**脂質**

胃

小腸

脂質 → 膵液リパーゼ → 脂肪酸／モノグリセリド

□ 栄養素　□ 酵素　← 分解　← 吸収

脂質の消化酵素

消化液	消化酵素	作用
膵液	リパーゼなど	中性脂肪やリン脂質などを脂肪酸とグリセリンなどにする

> たとえばリポタンパクの HDL は，全身からコレステロールを回収するので，動脈硬化の予防につながり，善玉コレステロールとも呼ばれています。

第6章 消化器と栄養

Chapter 6-12 肝臓は人体の化学工場

薬物やアルコールの解毒も大事な仕事

　肝臓は，人体では最大の臓器で，成人では1〜1.5kgほどの重さがあります。肝臓は肝細胞の塊で，約2,500〜3,000億個の肝細胞があるといわれています。

　肝臓はまるで化学工場のような器官で，2,000種類以上の酵素をもち，数えきれないほどの化学反応を行っています。小腸で吸収した栄養素を一手に集め，貯蔵したり，加工して全身に送り出します。たとえば，ブドウ糖をたくさんつなげて**グリコーゲン**というかたちにして貯蔵しておき，空腹になったときにブドウ糖を全身に放出します。またビタミンA，D，B_{12}や鉄も肝臓に貯蔵されています。ホルモンや脂質などを全身に運ぶタンパク質や，出血を止めるために必要なタンパク質，細胞膜や一部のホルモンの材料になるコレステロールを合成したり，そのコレステロールを全身に運ぶためのリポタンパクというカプセル（p.98）をつくるのも肝臓の仕事です。

　薬やアルコール，タンパク質を代謝する過程でできるアンモニアなど，からだにとって有害な物質を分解，解毒するのも肝臓の仕事です。適量のアルコールは，食欲を増し，楽しい気分にさせてくれますが，過ぎれば肝臓に負担をかけます。ちなみに，お酒を飲んでも酔わないという人は，アルコールを分解する酵素を十分にもっているというだけで，肝臓に負担を強いていることに変わりありません。酔わないから肝臓も大丈夫と思うのは間違いです。

　また肝臓は脂質の消化を助ける胆汁をつくる際，赤血球の中から酸素を運ぶヘモグロビンを取り出し，**ビリルビン**という物質に加工し胆汁に混ぜて排出しています。

　肝臓は沈黙の臓器と呼ばれます。それは，病気がかなり進行しないと症状が出ない傾向があるからです。

　　肝臓は，1/4まで切除しても元の大きさに戻ることができるほど強い再生力をもっています。

File 35 肝臓の主な働き
肝臓が化学工場といわれる理由

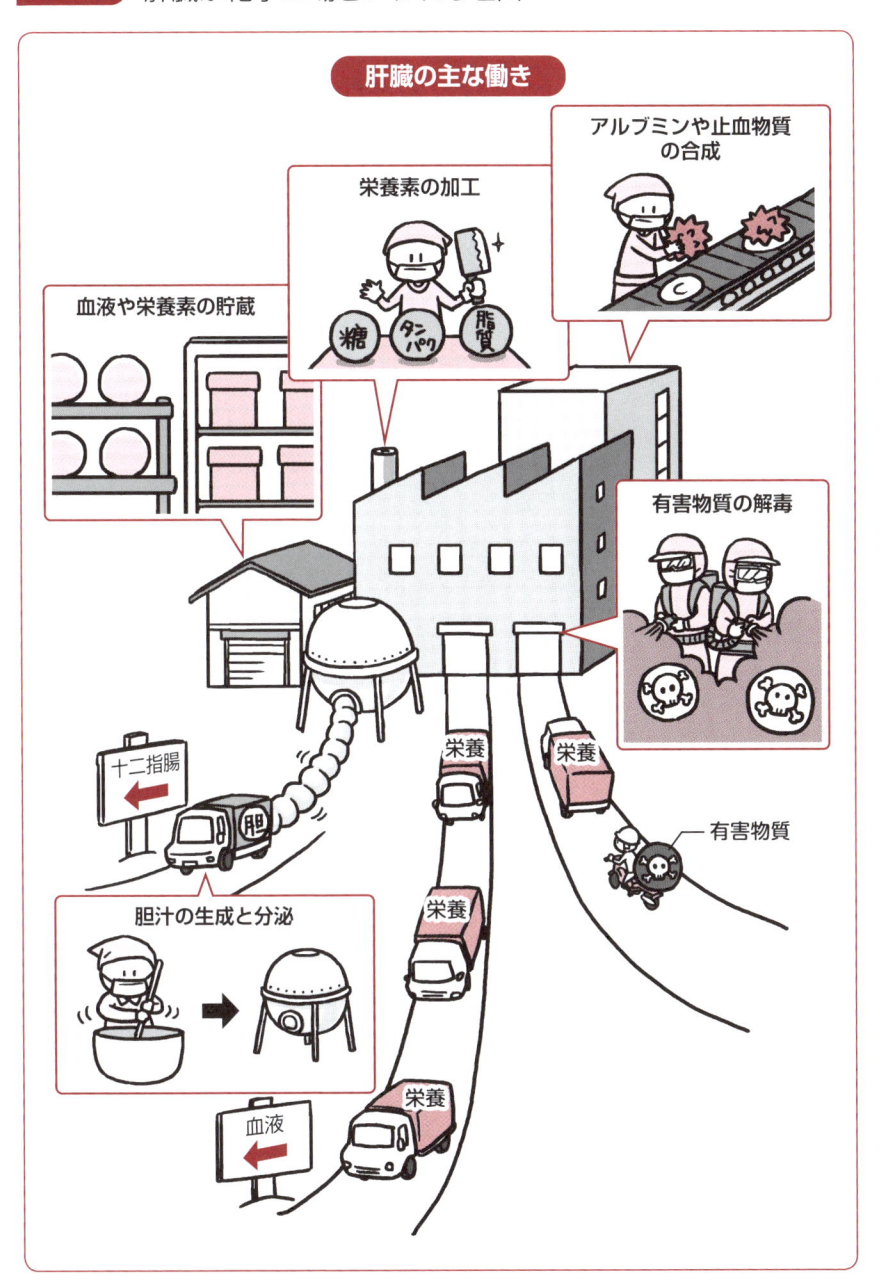

肝臓の主な働き

- 血液や栄養素の貯蔵
- 栄養素の加工（糖・タンパク・脂質）
- アルブミンや止血物質の合成
- 有害物質の解毒
- 胆汁の生成と分泌

十二指腸

栄養

有害物質

血液

第6章 消化器と栄養

Column

消化器と栄養

　栄養を与える各要素を栄養素といいます。栄養素には1日あたり大量に摂取する必要があるものとそうでないものがあり，少なくてすむものを微量栄養素と呼びます。ビタミンがその代表です。一方，1日に何十グラムと摂取する必要のある栄養素は3種類に分類され，三大栄養素と呼ばれます。炭水化物（糖質），タンパク質，脂質です。

　炭水化物とタンパク質は，小腸で吸収されるまでの間に大きくかたちを変えます。炭水化物は，ブドウ糖などの最小単位の糖質に消化されて，小腸の細胞の中に吸収されます。そして，ブドウ糖のかたちで門脈を経由して，肝臓へ運ばれます。タンパク質の場合も，アミノ酸という最小単位に消化されたうえで，小腸の細胞に吸収され，アミノ酸のかたちのままで門脈を通って肝臓へ運ばれます。肝臓ではそのアミノ酸を原料として，ヒトに必要なタンパク質を合成します。したがって，どんなに沢山の牛肉を食べても，からだの中に牛のタンパク質が溜まったりすることはあり得ないのです。

　ところが，脂質の場合には事情が異なります。脂質の中でも量的に多いものは中性脂肪と呼ばれる脂(あぶら)ですが，中性脂肪は一度は膵臓から分泌される酵素リパーゼによって消化されて，小腸の細胞に取り込まれやすい形に変化します。しかし，小腸の細胞の中に入ると，再び中性脂肪の形に戻ってしまいます。そして，中性脂肪は門脈には入らず，リンパ管に入っていきます。リンパ管は肝臓には行かず，真っ直ぐ頭のほうへ向かって上行し，横隔膜を抜けて心臓の裏を通り，最後は，鎖骨下静脈という太い静脈に注ぎ込みます。鎖骨下静脈の先にはすぐに心臓があり，その先は動脈です。つまり，食事から入ってきた中性脂肪は全身の動脈に入り込み，皮下にある脂肪組織までたどりついて，そこに溜まります。中性脂肪の役割は燃えてエネルギーを放出することにありますので，いざ必要とされるときまでは，脂肪組織の中でじっとしているのです。

第7章

腎・泌尿器

　腎・泌尿器はいわばゴミの分別・処理場です。成人の場合，1日に約6回排尿することで，からだの中に溜まったゴミを捨てています。

　腎臓では，尿がつくられると同時にゴミと再利用可能な物質の最終的な分別もなされています。どのようにしていらないものだけを尿にするのでしょうか？　また，尿の色や量がそのときどきで変わるのはどうしてでしょうか？

　腎・泌尿器のしくみと働きをみていきましょう。

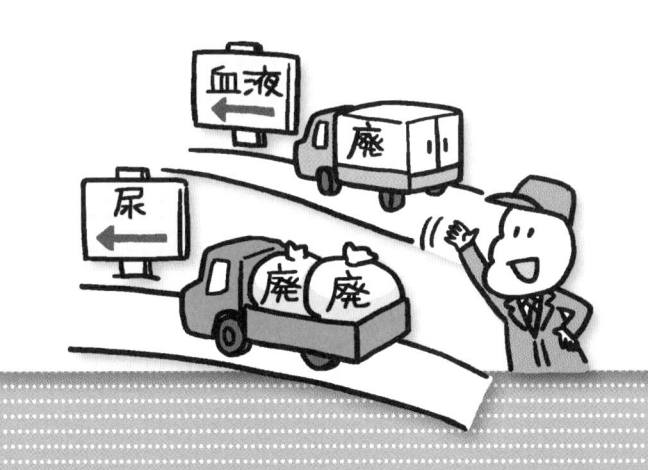

腎・泌尿器とは

1 腎・泌尿器の全体像

尿をつくる臓器と排出する器官

　血液を漉して尿をつくる臓器が**腎臓**で，できた尿が通るところを泌尿器といいます。泌尿器には，尿を腎臓から膀胱に送る**尿管**，尿を一時溜めておく**膀胱**，膀胱から尿を排尿するための**尿道**があります。

　腎臓の形はよく空豆にたとえられます。2つの腎臓は，豆の形の凹んだ部分を内側にして，腹腔のうしろの背中に近いところ（後腹膜）の左右にあります。ただし右の腎臓は肝臓の下にあるため，左より少し低い位置にあります。

　尿管は，腎臓から出るところと，太い動脈と交叉するところ，膀胱に入るところの3箇所で少し細くなっています。これを生理的狭窄部といいます。

　また尿道の長さや走行は男女で大きく異なっています（**File38**）。

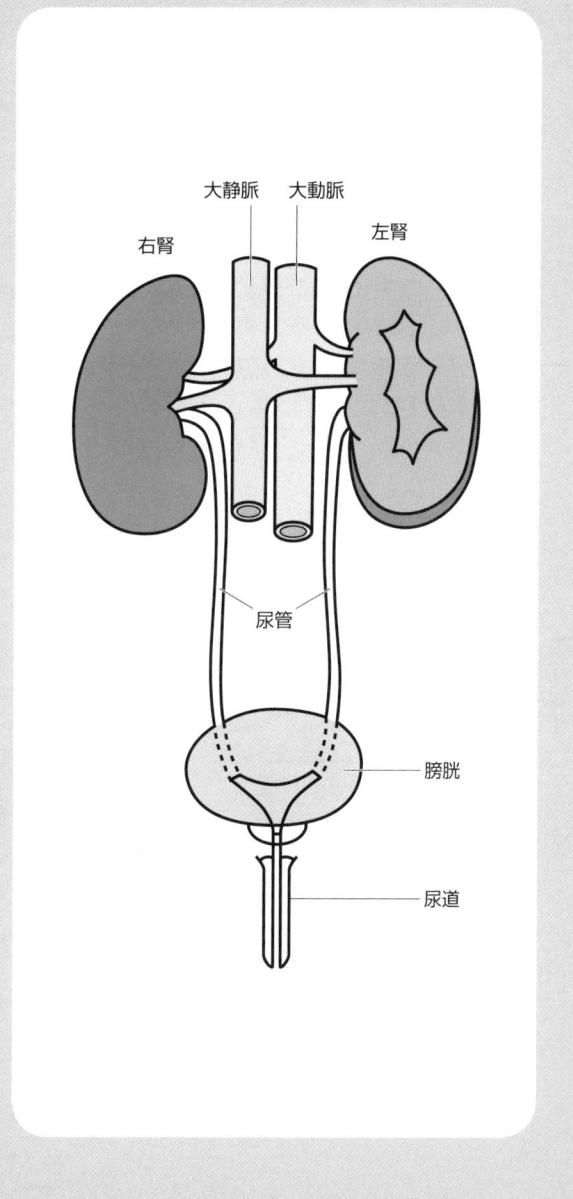

2 腎臓の内部構造

血液を濾して尿をつくる精密な臓器

下図は腎臓を縦方向に切った断面です。表面から1/3くらいのところを皮質といいます。その内側にいくつか見える扇のような形の色の濃い部分を**腎錐体**といいます。腎錐体は片方の腎臓に10〜15個あります。腎錐体の扇形の先端を**腎乳頭**といい、ここに腎杯と呼ばれるカップがはまっています。また腎臓の内側の血管や尿管が出入りするところを**腎門**といいます。

腎錐体とその外側の皮質の部分を拡大したのが右側の図です。血液を濾す腎小体というユニットは皮質の部分にあり、腎錐体のところには尿細管や毛細血管がたくさん走っています。できた尿は**集合管**に集められ、腎乳頭に開いている孔から**腎杯**に出ていきます。

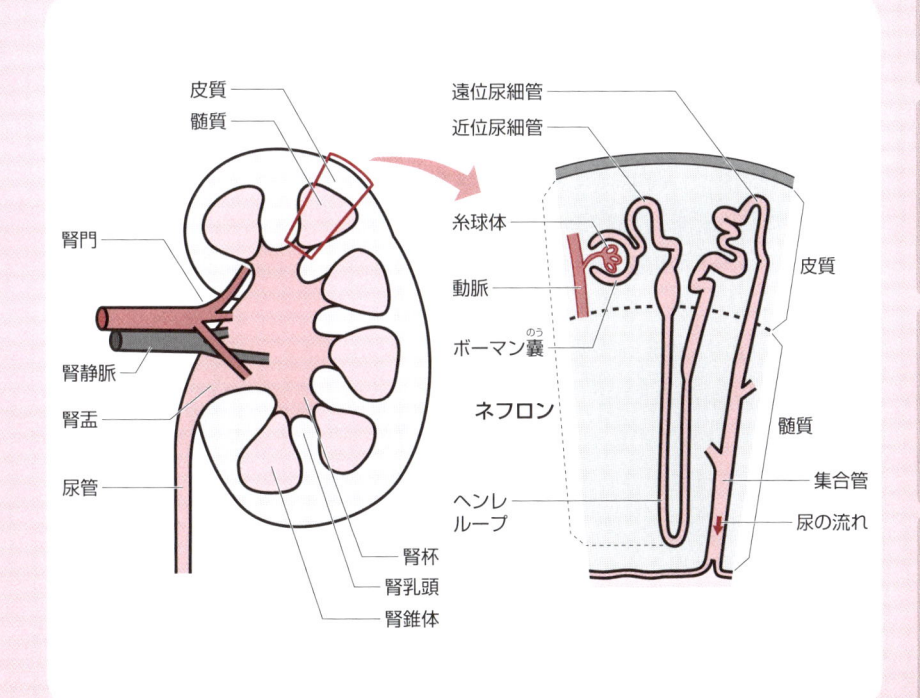

Chapter 7-01 腎臓は絶えず尿をつくっている

先に濾してから必要なものを回収する

尿は**ネフロン**という装置で血液をろ過してつくります。ネフロンは，**糸球体**と**ボーマン嚢**からなる**腎小体**と，ボーマン嚢から続く**尿細管**でできています。尿は，まず腎小体で血液を目の粗いザルでおおざっぱに濾してから，次の尿細管で必要なものを回収するなどして完成させます。

腎小体の糸球体は，毛細血管が毛糸玉のようにグルグル巻きになったものです。糸球体の毛細血管は血管の壁に小さな孔が開いている有窓型毛細血管（**File21**）で，これが目の粗いザルの働きをします。糸球体から，血液に含まれる水やナトリウムなどのミネラル，ブドウ糖，その他のイオンなどが濾し出され，ボーマン嚢に出てきます。この液体を**原尿**といいます。糸球体では物質の種類によって排泄物を分別するのではなく，物質の大きさでざっくりとより分けるので，赤血球やタンパク質などの大きいものは濾し出されず，これとたまたま残った水やミネラルなどは糸球体の中に残ります。

ボーマン嚢に濾し出された原尿は，尿細管を流れる間に，まわりを取り巻く毛細血管の血液との間で物質を交換します。原尿には水やブドウ糖など，からだに必要なものがまだたくさん含まれているので，それらを血管のほうに回収します。この作用を**再吸収**といいます。また，血管のほうからも，不要な物質が尿細管のほうに捨てられます。これを分泌といいます。

原尿は1日に150Lもつくられていますが，尿細管でその99％は再吸収され，残りの1％が尿になります。

大人の場合，1分間に約1mLの尿がつくられていて，尿細管が集まる集合管からポタポタと出てきています。この尿は**腎杯**によって受け止められ，**腎盂**に集められて，尿管から膀胱に送られます。立っているときや座っているときは，尿は重力も借りて簡単に膀胱に降りていきます。しかし尿は睡眠中でも腎盂や尿管で滞ることなく，膀胱に溜まっていきます。それは，尿管が蠕動運動を繰り返して尿を膀胱へ送る仕事をしているからです。

File 36 尿の産生と再吸収
尿細管で原尿の99%は再吸収される

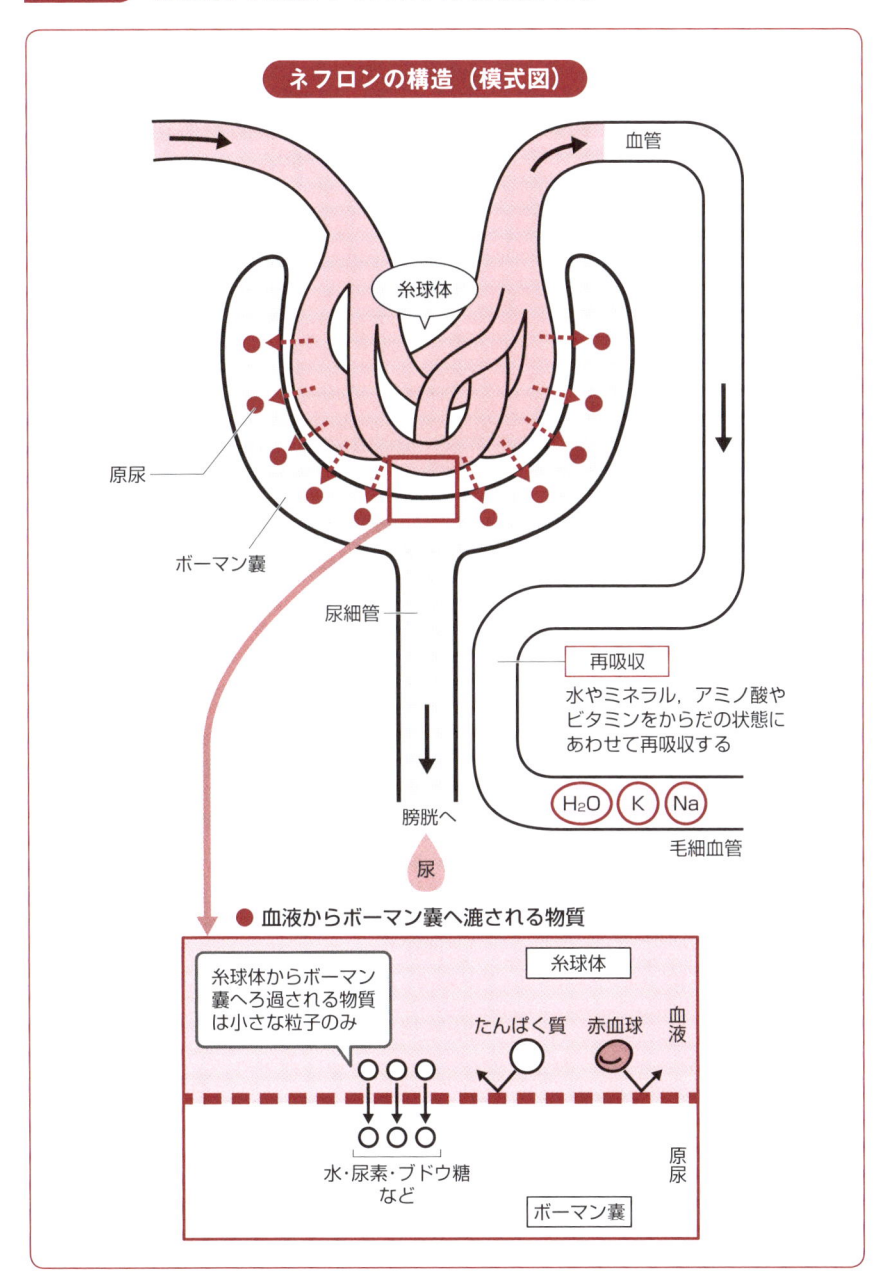

ネフロンの構造（模式図）

- 血管
- 糸球体
- 原尿
- ボーマン嚢
- 尿細管
- 膀胱へ
- 尿

再吸収
水やミネラル，アミノ酸やビタミンをからだの状態にあわせて再吸収する

H_2O　K　Na

毛細血管

● 血液からボーマン嚢へ濾される物質

糸球体からボーマン嚢へろ過される物質は小さな粒子のみ

糸球体

たんぱく質　赤血球

血液

↓

水・尿素・ブドウ糖など

原尿

ボーマン嚢

第7章　腎・泌尿器

Chapter 7-02 尿の排泄は体内のろ過装置

尿は体内のゴミを捨ててくれる

　尿は，体液の量や含まれる成分などを一定に保つために，不要になったものを捨てるためのものです。腎臓で尿がつくれなくなると，**尿毒症**という状態になります。尿毒症とは「尿が毒になる」という意味ではなく，尿にして捨てるべき"ゴミ"が血液や細胞内に増えてしまい，それがからだにとって毒になるという意味です。尿毒症になると，頭痛や吐き気などの不快な症状が起きたり，高血圧，心臓の異常，骨や免疫の異常などさまざまな機能障害が起きて，重症の場合は意識がおかしくなったり，死んでしまうこともあります。一般に，体内で発生する"ゴミ"は，最低でも1日に400mL以上の尿を出さないと捨てきれないといわれています。

　成人の場合，1日の尿量は平均1.5Lほどになります。1日の排尿回数は5〜7回，1回の尿量は200〜400mL程度です。尿の色は薄い黄色で，濁っていないのが普通です。成分は95％以上が水で，ナトリウム，カリウム，尿素，尿酸などの物質を含んでいます。しかし尿量や排尿の回数，尿の色は一定ではありません。皆さんも，薄い尿がたくさん出るときがあったり，色の濃い尿が少量出ただけといった経験があるのではないでしょうか。このような変化をするのは，そのときどきでからだが捨てたいものが違うからです。水分を多く摂取したときは，余分な水をたくさん捨てるために薄い尿が大量に出ます。夏の暑い日にたくさん汗をかいたのに水分の摂り方が少ないと，体内の水はできるだけ捨てたくないので，尿は濃縮されて濃い尿が少しだけ出るのです。

　　尿の様子をみれば，体内で何が起きているか推測できますね。

　　そのとおり。だから健康診断などでは必ず尿検査をするよね。尿検査は腎臓だけじゃなく，肝臓や血液などの病気の手がかりにもなるんだ。

File 37 腎臓の主な働き

腎臓は尿をつくる以外にもさまざまな仕事をしている

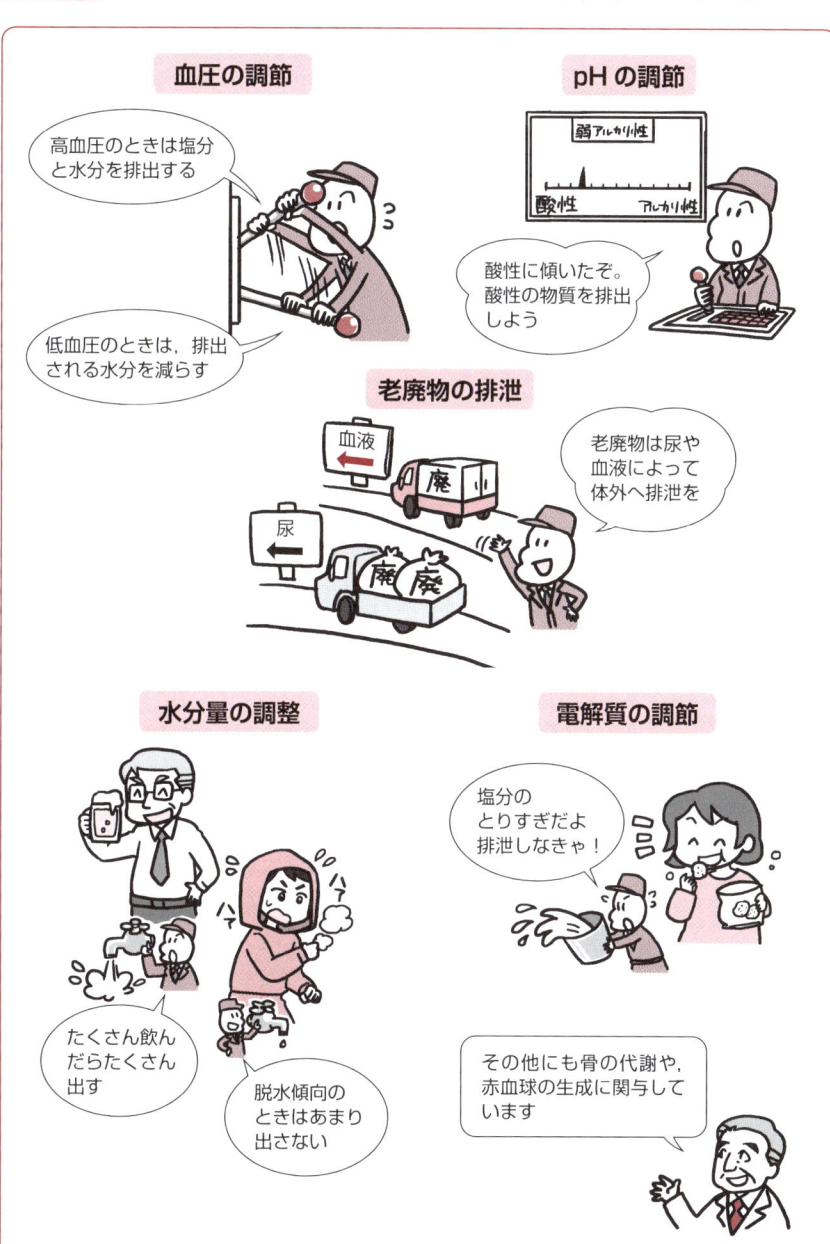

血圧の調節

- 高血圧のときは塩分と水分を排出する
- 低血圧のときは、排出される水分を減らす

pHの調節

酸性に傾いたぞ。酸性の物質を排出しよう

老廃物の排泄

老廃物は尿や血液によって体外へ排泄を

水分量の調整

- たくさん飲んだらたくさん出す
- 脱水傾向のときはあまり出さない

電解質の調節

塩分のとりすぎだよ排泄しなきゃ！

その他にも骨の代謝や、赤血球の生成に関与しています

Chapter 7-03 膀胱と尿道

膀胱は尿を溜めておくタンク

p.106で学んだように，尿は常に少しずつつくられています。その尿をできた端からチョロチョロと垂れ流すわけにはいきませんから，尿を一時溜めておくタンクが必要です。それが膀胱です。

膀胱は非常に伸縮性に富んだ袋です。排尿後の空になった膀胱は，壁にシワが寄り全体的にやや縮み，天井の部分が落ち込むようにペタンコになります。尿が少しずつ溜まってくると，壁のシワが伸びて膨らんでいき，がまんすれば500mLから最大では800mLくらいの尿を溜められるほど大きくなります。一般的には，200mLくらいの尿が溜まるとトイレに行きたくなります。

膀胱がそれほどまでに伸び縮みできるのは，膀胱の粘膜が**移行上皮**と呼ばれる特殊な組織でできているからです。ここでいう移行とは，粘膜をつくっている細胞が，丸い形から平べったい形に「移行」できるという意味です。移行上皮は膀胱だけでなく，尿管や尿道などにもあります。

膀胱から尿を排泄する管が尿道です。尿道は男女で大きく違います。男性の尿道は長く，一部は生殖器も兼ねていて，複雑な走り方をしています。膀胱の下にある前立腺の中を貫いているため，加齢などで前立腺が肥大して尿道を圧迫すると，尿の出が悪くなることがあります。一方，女性の尿道は短く，膀胱からほぼまっすぐに尿道口に向かっています。そのため，外から尿道や膀胱に細菌などが入り込んで尿道炎や膀胱炎を起こしやすい傾向があります。また尿道周囲の筋肉も弱いので，高齢者などではひどい咳やくしゃみなどで腹圧がかかったときに尿漏れが起こる人も少なくありません。

尿管は膀胱のてっぺんにつながっているんですか？

尿管は膀胱のうしろの下のほうに斜めに突き刺さるように入っています。左右の尿管が膀胱に入る孔と尿道に出る孔でできた三角形は膀胱三角と呼ばれ，この部分はあまり伸び縮みしません。

File 38 膀胱と尿道のかたち
男女の膀胱と尿道の違い

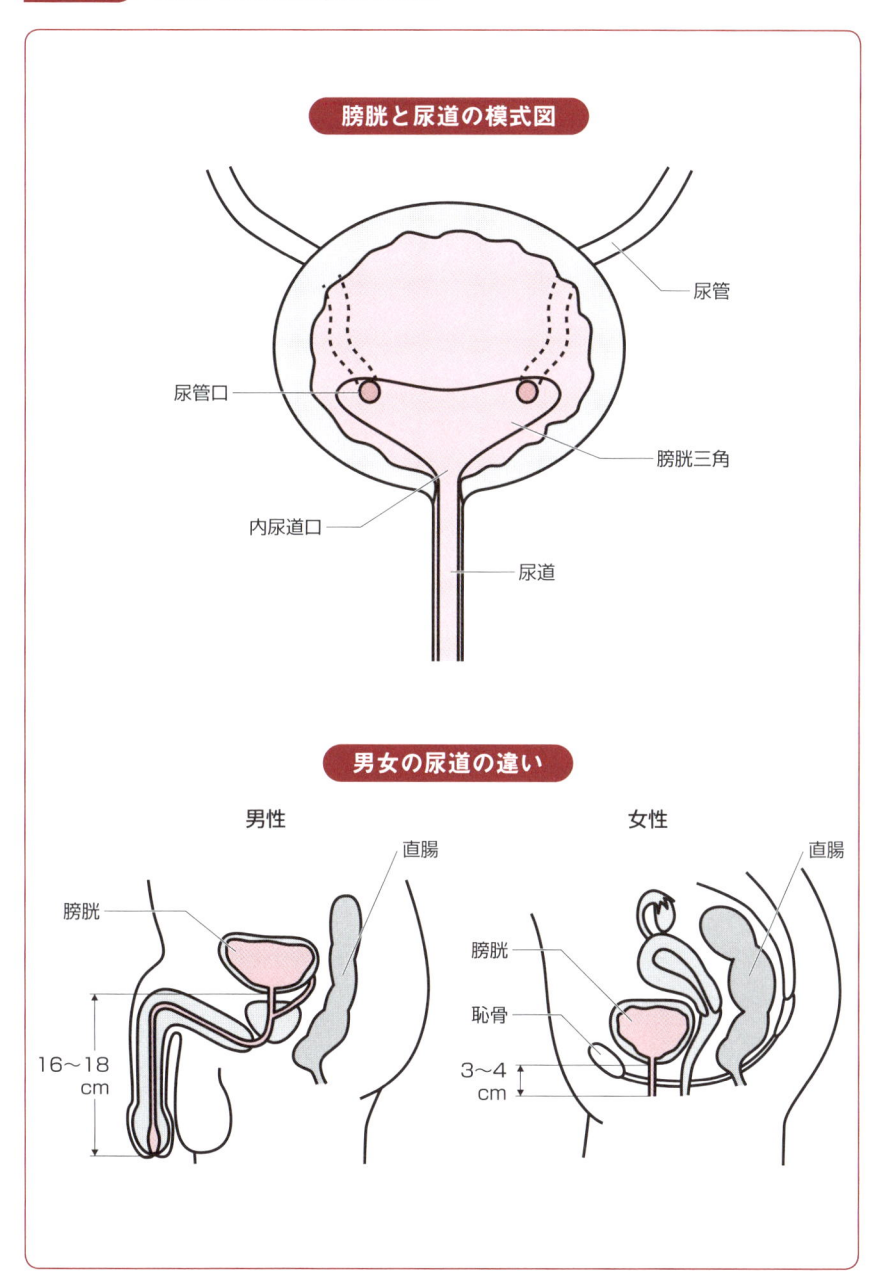

第7章 腎・泌尿器

膀胱と尿道の模式図

- 尿管
- 尿管口
- 膀胱三角
- 内尿道口
- 尿道

男女の尿道の違い

男性
- 膀胱
- 直腸
- 16～18 cm

女性
- 膀胱
- 恥骨
- 直腸
- 3～4 cm

Chapter 7-04 排尿のしくみ

尿意のスイッチ

　尿が膀胱に溜まっていく様子を，自動車の燃料計のように目で確認するようなしくみになっていたらどうなるでしょう。どのタイミングでトイレに行けばいいのか迷ってしまうかもしれません。そこで排尿のプロセスは，ある程度の尿が溜まると初めて自動的に尿意のスイッチが入るようになっています。

　膀胱に200mLくらいの尿が溜まると，膀胱の壁が引き伸ばされたという情報が神経によって仙髄にある排尿の中枢に伝わります。すると**排尿反射**が起こり，膀胱が収縮するとともに，膀胱の尿道への出口のところにある**内尿道括約筋**が緩みます。内尿道括約筋は自分の意志ではコントロールできない平滑筋なので，排尿したいかどうかには関係なく，勝手に緩むのです。ここまでの出来事については，私たちが自覚することはありません。

　その一方で，膀胱に尿が溜まったという情報は大脳にも届きます。するとここで初めて尿意が起こります。その瞬間に排尿できる状況でなければ，自分の意志で調節できる骨格筋でできた**外尿道括約筋**を締め，尿意をがまんすることになります。そしてトイレに行き，排尿する準備ができたら，自分の意志で外尿道括約筋を緩めて排尿するのです。

　排尿のしくみは，自律神経のうちリラックスしているときに優位に働く副交感神経が担当しています。しかし皆さんは，緊張したときや不安になったときに尿意を催したことはありませんか？　緊張や不安は，自律神経のうちからだを臨戦態勢にする交感神経を優位にさせるので，排尿も抑制されるはずなのですが，緊張や不安の度合いがあまりに強いと，自律神経が混乱して交感神経も副交感神経も大興奮してしまい，排尿のプロセスにもスイッチが入ってしまうと考えられています。

File 39 排尿反射
膀胱に一定量の尿が溜まると尿意のスイッチが入る

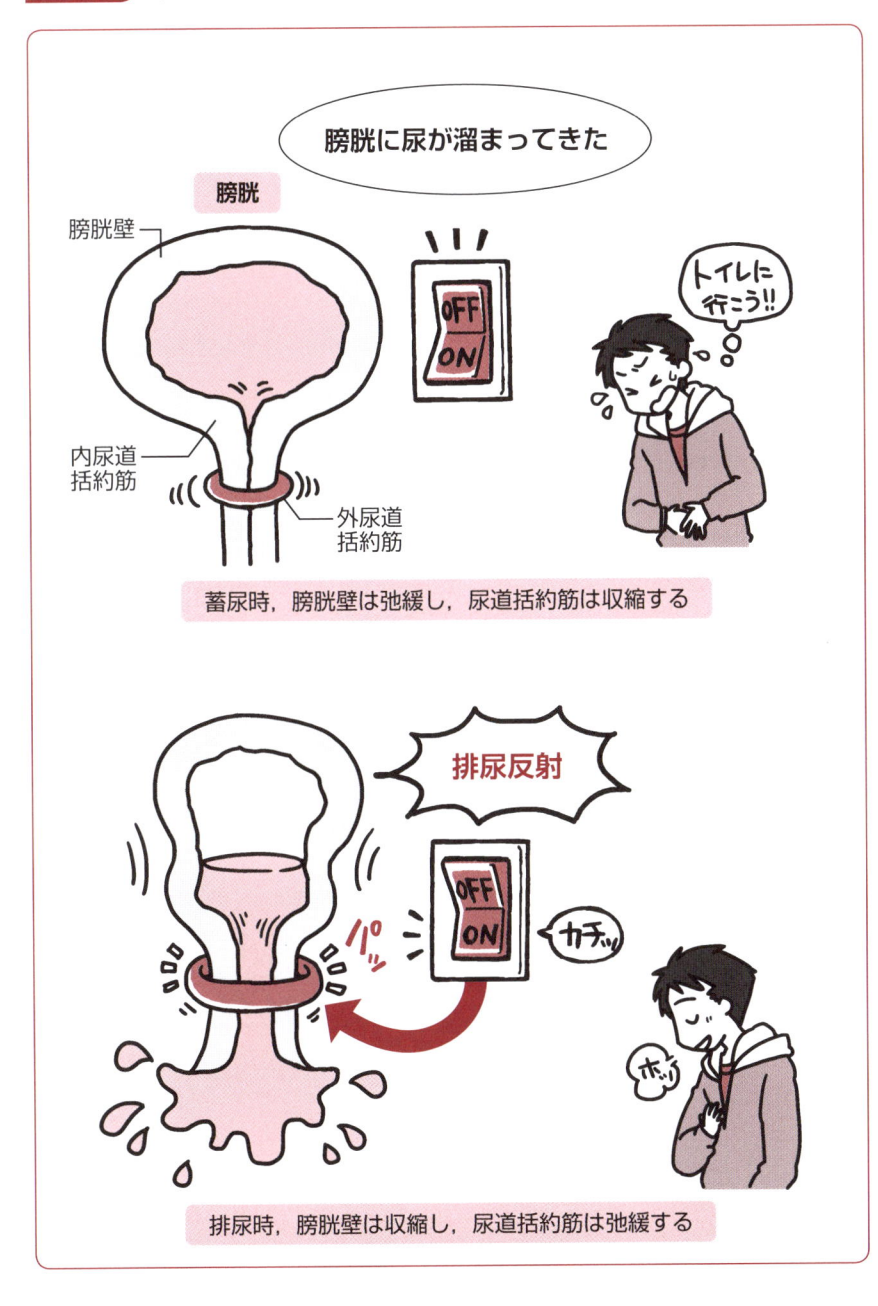

第7章 腎・泌尿器

膀胱に尿が溜まってきた

膀胱
膀胱壁
内尿道括約筋
外尿道括約筋

トイレに行こう!!

蓄尿時，膀胱壁は弛緩し，尿道括約筋は収縮する

排尿反射

カチッ
パッ
ホッ

排尿時，膀胱壁は収縮し，尿道括約筋は弛緩する

Column

尿から出されるサイン

　腎・泌尿器の病気では，尿を調べることが大切です。まず，尿が出ないとき，腎臓に原因がある場合には，無尿ないしは乏尿（ぼうにょう）と呼び，膀胱には尿が溜まっているけれども排尿できない場合には，尿閉と呼びます。一方，尿がたくさん出てくる場合も，量が増えた場合には多尿，排尿の回数が増えた場合には頻尿と呼び，それぞれ原因が異なる場合があります。

　次に尿自体を調べます。正常では尿は透明でやや黄色ですが，尿が濁っている場合には異常成分が含まれていることを意味します。尿の色が濃くなって褐色になったりすると，腎臓ではなくて肝臓の異常の可能性があります。また，明らかに赤い尿の場合には血液を含む可能性が高く，血尿と呼びます。これらの異常を，検査で確認します。試験紙を尿に浸したあと取り出し，試験紙上の各区画の色調の変化を表と見比べることによって，異常物質がどの程度含まれているかを簡単に測定することができます。この方法で判定できる物質は，ブドウ糖，タンパク質，血色素（ヘモグロビン），ビリルビン，ウロビリノーゲン（ビリルビンが腸内細菌によって変化した物），ケトン体（脂肪酸が燃えたときの中間代謝産物）などです。

　尿を採取してガラス試験管に入れ，しばらく放置すると，試験管の底に白い沈殿物がうっすらと溜まります。これは尿の中の固形成分で，尿沈渣（にょうちんさ）と呼びます。尿沈渣を調べるためには，実際には（時間がかかるので），ガラス試験管を遠心分離機で回し，遠心力で強制的に沈渣をつくります。そして，沈渣の上の水溶成分を取り除いて，スライドグラスの上に沈渣を一滴たらし，カバーグラスを載せて，顕微鏡を使って観察します。普通は400倍で見ます。すると，尿の中で結晶化した物質や剥奪した尿路の上皮細胞が見えますが，もし，ここに多数の赤血球や白血球が見えたら異常ですし，がん細胞や細菌がいれば，もちろん病気です。

第 **8** 章

神経系

　脳を司令塔とする神経系は，私たちの行動や思考，感情や欲求などのすべてをコントロールしています。熱いものに手が触れたとき，私たちは反射的に手を引っ込めます。これも神経系の働きです。コンマ何秒という一瞬の間に，はたして神経系はどのような働きをし，命令を下しているのでしょうか。

　スーパーコンピューターも未だに敵わないといわれている，ヒトの情報処理システムについてみていきましょう。

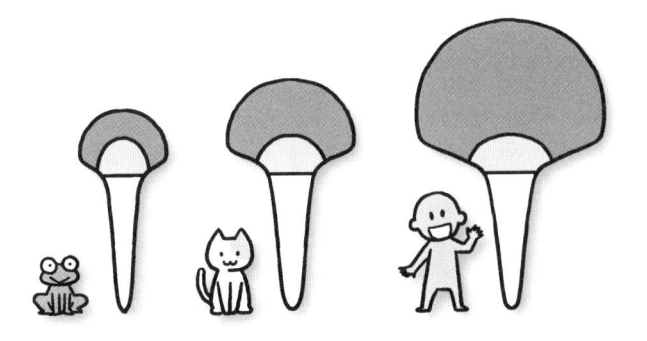

神経系とは

1 脳・神経系の全体像

情報を集約，判断，伝達する重要な機能

神経系は，人体のすべての機能のコントロールセンターです。神経系は，全身から集めた情報を集約し，判断し，指令を出す**中枢神経系**と，全身から情報を中枢に伝達し，または中枢からの指令を全身に伝える**末梢神経系**に分けられます。中枢神経系には脳と脊髄があります。そして脳は**大脳，小脳，間脳，中脳，橋，延髄**の各部分に分けられます。また末梢神経系には，脳に出入りする脳神経と，脊髄に出入りする**脊髄神経**があります。

人体の中でも最重要の組織である中枢神経は，脳は頭蓋骨によって，脊髄は脊椎によってしっかりと守られています。そして末梢神経は，中枢神経から出て枝分かれして全身にくまなく分布しています。

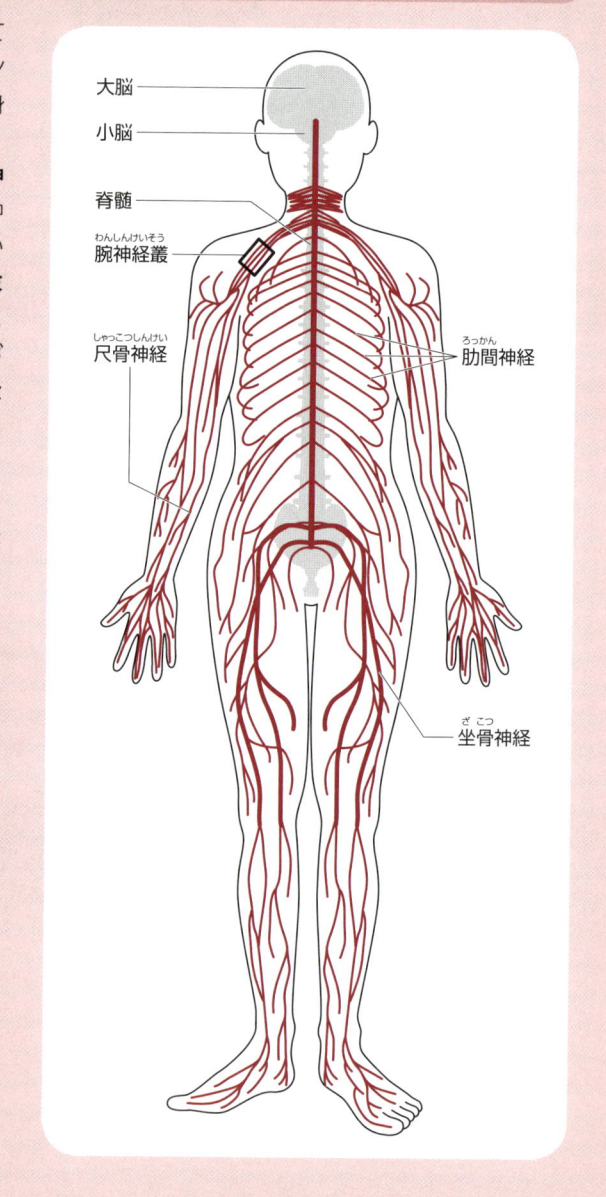

- 大脳
- 小脳
- 脊髄
- 腕神経叢（わんしんけいそう）
- 尺骨神経（しゃっこつしんけい）
- 肋間神経（ろっかん）
- 坐骨神経（ざこつ）

2 大脳の断面

大脳の形状と名称

　大脳は左右の大脳半球に分かれていて，表面には大きなシワが寄っています。断面を見ると表面に色の濃い層があり，その内側は白くなっています。色の濃い部分は灰白質と呼ばれ，ここには**ニューロン**（神経細胞）**(p.120)** の核がある細胞体の部分が集まっています。大脳表面のシワは，表面積を広くしてニューロンが集まるスペースを増やしているのです。白い部分は白質と呼ばれ，ここにはニューロンから伸びる神経線維が走っています。

　大脳は，内側から順に，軟膜，**クモ膜**，硬膜の3層の髄膜でおおわれていて，クモ膜の下にある空間は**髄液**で満たされています。この髄膜は，大脳だけでなく脊髄のまわりにもあり，中枢神経の全体を守っています。

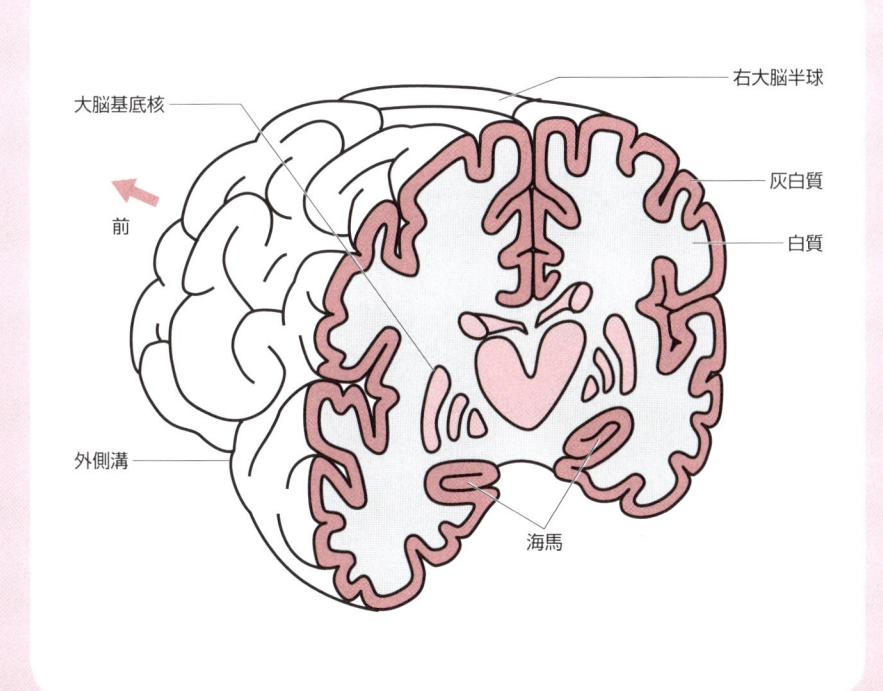

（図：大脳の断面　大脳基底核／前／外側溝／右大脳半球／灰白質／白質／海馬）

神経系とは

3 小脳, 脳幹

小脳と脳幹の形状と名称

脳幹とは文字どおり脳の幹になっている部分です。脳の中心にあり，大脳や小脳と脊髄とをつなぐ存在で，呼吸や循環などの生命活動や，姿勢の調整，覚醒と睡眠の調節などを担当する中枢が集まっているほか，末梢神経の脳神経のほとんどが出入りしています。

脳幹は，上から**中脳**，**橋**，**延髄**に分けられます。見た目にも形が違うのがわかりますが，役割もそれぞれ違います (**p.128**)。中脳は，**視床**と呼ばれる丸い部分を含む間脳の下に続く細いところで，その下の急に太くなっているところが橋です。橋は小脳と大脳との橋渡しをするのでこの名前があります。その下でまた急に細くなったところが延髄です。

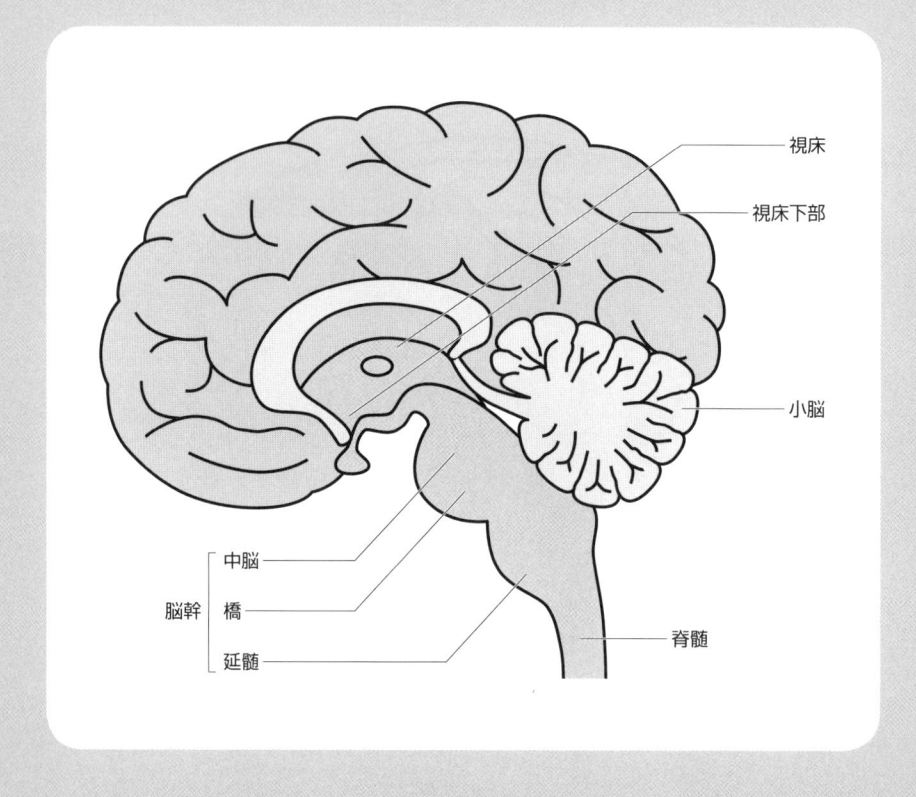

4 脳の血管

脳の血液供給

脳は酸欠にとても弱い組織で，酸素を運ぶ血液の供給が止まると細胞のダメージが急速に進み，数分で命が危険にさらされてしまいます。そんな脳に血液を供給する主な動脈は，首の総頸動脈から分かれて頭蓋骨の中に向かう**内頸動脈**と，鎖骨の下を腕に向かって走る**鎖骨下動脈**から分かれる**椎骨動脈**です。これらの動脈は，脳の底で左右をつなぐ動脈によって，**ウィリス動脈輪**と呼ばれる輪の構造をつくっています。

ウィリス動脈輪のおかげで，これらの動脈のどこかが詰まっても血液は迂回路を通して供給されます。ただし内頸動脈などの太い動脈が完全に詰まってしまった場合は，これらの迂回路だけでは十分な血液供給はできません。

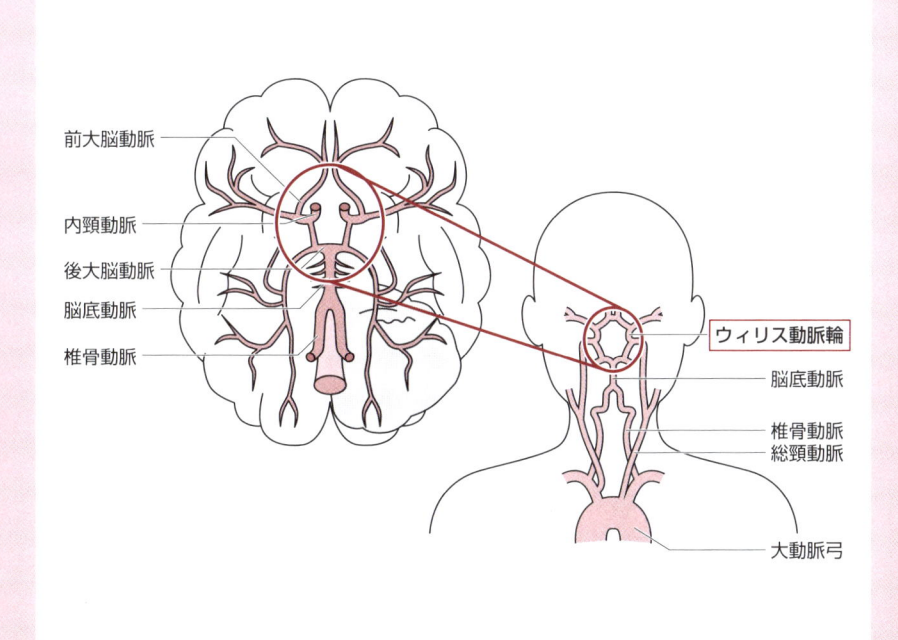

前大脳動脈
内頸動脈
後大脳動脈
脳底動脈
椎骨動脈

ウィリス動脈輪
脳底動脈
椎骨動脈
総頸動脈
大動脈弓

Chapter 8-01 ニューロン（神経細胞）の興奮と伝達

神経細胞の中を流れる情報

　神経系を構成し，さまざまな情報を伝達する細胞を**ニューロン**（神経細胞）といいます。ニューロンは人体で最も長命で，生まれたときに備わっているものがそのまま死ぬまで生き続けます。ニューロンには増殖する力はなく，死んだ分だけ数が減っていきます。

　ニューロンは，核などがある細胞体の部分から，いくつもの**樹状突起**が伸びた形をしています。樹状突起のうち特に長いものを**軸索**といい，長いものでは1mを超えるものもあります。一般に神経線維と呼ばれているのはこの軸索で，手術などで肉眼で見える太さの"神経"は，神経線維の束です。

　神経系の働きはすべて，ニューロン同士が情報をやりとりすることによって営まれています。樹状突起がいくつものニューロンの樹状突起と手をつなぎ，複雑で高度な情報網を形成して情報をやり取りしています。ただし「ニューロン同士が手をつなぎ」といいましたが，実は手をつなぐどころかお互いに触れてもいません。ニューロンとニューロンが連絡する場所の**シナプス**では，情報を伝える側の樹状突起の先端と，情報を受け取る側のニューロンとの間に，シナプス間隙（かんげき）と呼ばれる隙間があるのです。

　ニューロンの中を流れる"情報"は電気的な信号です。ところがシナプスでは間隙があるため電気的信号は伝わりません。プラグがつながっていなければ電気は通らないのです。では"情報"はどのように次のニューロンへ伝わるのでしょう。情報を伝える側の神経の先端では，電気的信号が化学物質（神経伝達物質）に変換され，それがシナプス間隙に放出されます。そしてその化学物質によって情報を受け取る側のニューロンが刺激されると，そこに電気的信号が発生し，それがまた次のニューロンへと伝えられていくのです。

　軸索には，髄鞘と呼ばれるサヤがついている**有髄神経**と，髄鞘がない**無髄神経**があります。有髄神経では，電気的信号が髄鞘と髄鞘の間を飛ぶように伝わるため，伝達速度が速くなります。ヒトの場合は多くが有髄神経ですが，脳のやや原始的な部分や自律神経などには無髄神経がみられます。

File 40 ニューロンと神経の伝達

シナプスはニューロン同士の接続部分

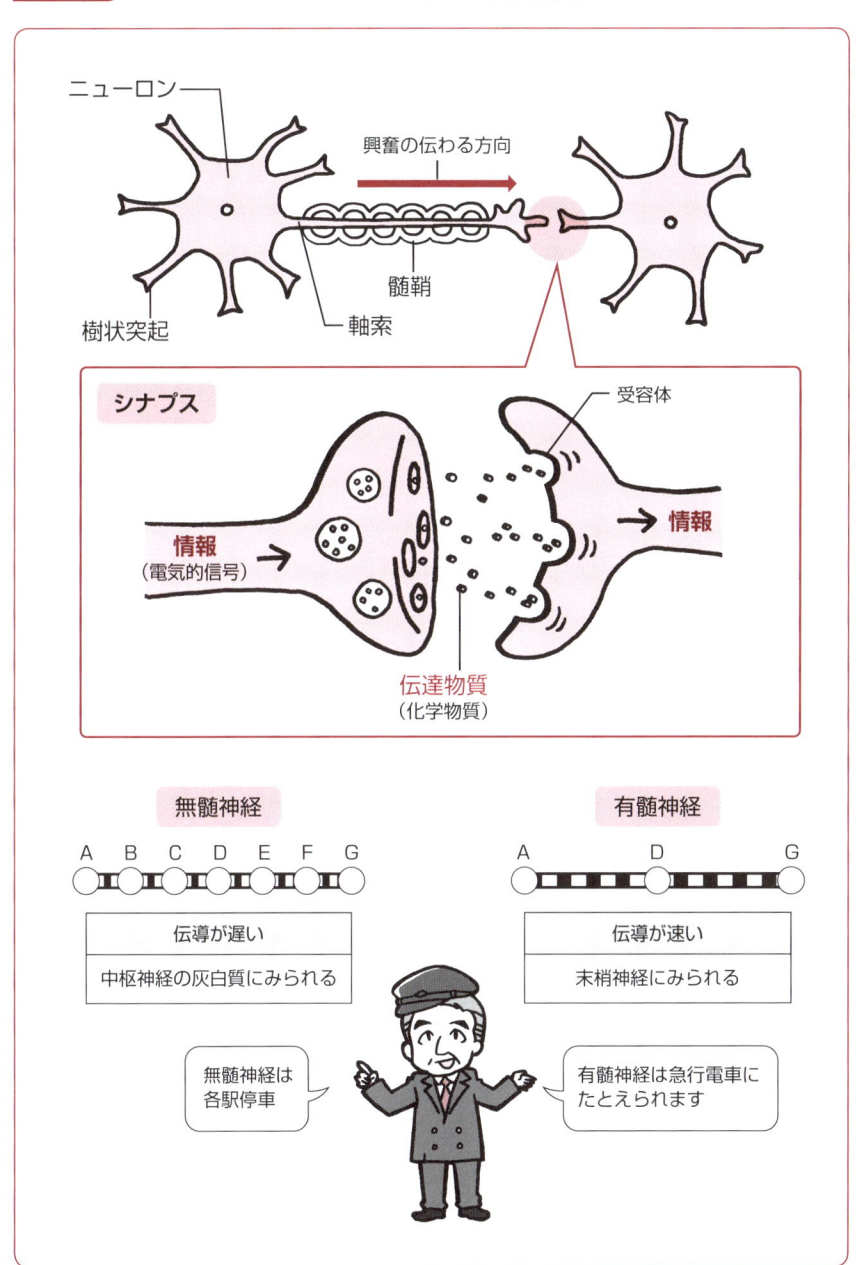

ニューロン

- 樹状突起
- 軸索
- 髄鞘
- 興奮の伝わる方向

シナプス

- 受容体
- 情報（電気的信号）
- 情報
- 伝達物質（化学物質）

無髄神経

A B C D E F G

伝導が遅い

中枢神経の灰白質にみられる

無髄神経は各駅停車

有髄神経

A D G

伝導が速い

末梢神経にみられる

有髄神経は急行電車にたとえられます

第8章 神経系

Chapter 8-02 大脳皮質の働き

ヒトは大脳皮質がよく発達している

　大脳の断面を見ると（p.117），表面や中心部分などにニューロンの細胞体が集まって濃い色に見える**灰白質**と呼ばれる部分があります。この灰白質のうち，大脳の表面の部分を**大脳皮質**といいます。大脳皮質はヒトで特に発達している部分で，触覚や視覚，聴覚などのさまざまな感覚の情報を集め，それらを総合的に判断したり，運動の指令を出したり，思考や意志決定などの高度な活動をしています。

　大脳はヒトがヒトらしく行動するための，あらゆる活動を統率しています。その仕事は本を読む，映画やテレビを見て感動する，好きな歌を歌う，健康のために運動をする，今日の夕飯に何を食べるかを考えるなど，実に多岐にわたり，かつ複雑です。これらのさまざまな仕事は，すべてを大脳全体で処理しているのではなく，きちんと担当が分かれています。たとえば視覚の情報は大脳のうしろのほうにある視覚野に入って処理されます。運動の指令は，大脳を前後に分けるように走る中心溝の前の一帯が担当しています。このように，仕事の種類によって担当する大脳皮質の場所が違うことを「**大脳皮質の機能局在**」といいます（**File41**）。したがって，病気やケガで大脳皮質が傷ついた場合，傷ついた場所が担当する機能だけに問題が起きます。たとえば言葉を話すという仕事をする場所が傷つけば，うまく話すことはできなくなりますが，歩くことには支障は出ません。また大脳皮質はこのように仕事の担当を分けていますが，それぞれが勝手に仕事をしているのではなく，お互いに連絡をとりながら，連携して仕事をしています。

　また，からだの左側の運動は右の大脳半球が，右側の運動は左の大脳半球が担当しています。これも左右が勝手に仕事をしているのではなく，左右の大脳半球をつなぐ**脳梁**という場所を通してお互いに連携しています。

File 41 大脳皮質の機能局在
大脳皮質は仕事を分担している

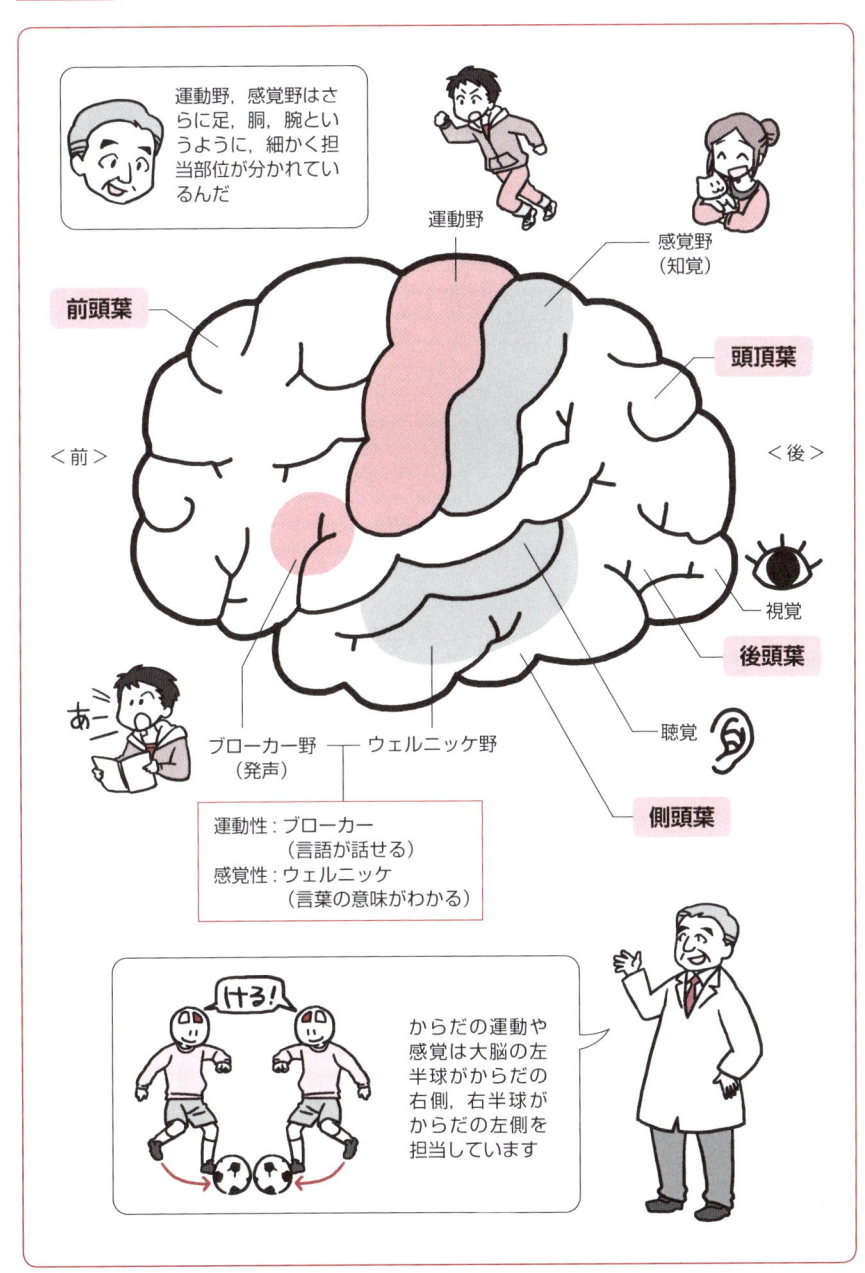

運動野，感覚野はさらに足，胴，腕というように，細かく担当部位が分かれているんだ

運動野
感覚野（知覚）
前頭葉
頭頂葉
＜前＞
＜後＞
視覚
後頭葉
ブローカー野（発声）
ウェルニッケ野
聴覚
側頭葉

運動性：ブローカー（言語が話せる）
感覚性：ウェルニッケ（言葉の意味がわかる）

からだの運動や感覚は大脳の左半球がからだの右側，右半球がからだの左側を担当しています

第8章 神経系

Chapter 8-03 大脳辺縁系は記憶と関係が深い

本能をつかさどる脳

　ヒトが「悲しみ」や「喜び」「心地よさ」などの感情を感じることができるのは，脳の働きによるものです。では，ヒトは感情を，脳のどこの部分で感じているのでしょうか。それは，**大脳辺縁系**が役割を担っています。

　大脳辺縁系とは，大脳皮質より内側の特定のエリアにある脳のことです。左右の大脳半球を中央でつないでいる部分を**脳梁**といい，ここをぐるりと取り囲んでいる一帯の帯状回，海馬，嗅脳（嗅神経），扁桃体を指します。

　大脳辺縁系については，動物の脳の進化を理解するとよくわかります。動物の脳は，進化するにしたがってニューロンの数が増え，より大きく，より高度な機能をもつようになっていきました。しかし，ただ膨張したのではなく，もともとあった脳の外側に，高度な部分を追加するようにして大きくなりました。この部分を，**大脳新皮質**といいます。

　大脳辺縁系は（大脳）新皮質に対して，**古皮質**と呼ばれ，進化の過程で比較的古くからもっていた脳です。大脳新皮質の発達により，もともとあった大脳辺縁系は大脳の奥深くに押しやられていきました。

　機能の面からも大脳辺縁系が古くから備わっていた脳であることがわかります。大脳辺縁系は生殖やエサを採るなどの本能的な行動，快・不快，恐怖，怒りなどの情動の機能に深くかかわっています。また，匂いと記憶に関係している点も大きな特徴です**（File48）**。動物は自分の身を守り，エサを効率よく獲得しなければなりません。そこで大脳辺縁系をフル稼働させて，天敵やエサの匂いをかぎ分け，匂いの情報を記憶しました。そのため，大脳辺縁系は嗅覚とのかかわりが深くなりました。これらのことからみても，大脳辺縁系は動物の脳と共通の働きを果たしているといえます。大脳辺縁系に含まれる部位のうち，嗅脳は匂いを感知してそれを伝え，海馬は記憶の定着にかかわり，扁桃体は好き嫌いや快・不快などの判定にかかわっています。

> 古皮質は本能，つまり動物が最低限生きていくための機能を果たしているんだ。逆に，ヒトが人らしく生きていられるのは新皮質のおかげということだね。

File 42　本能と感情の脳，「大脳辺縁系」

もともとあった脳と進化して大きくなった脳

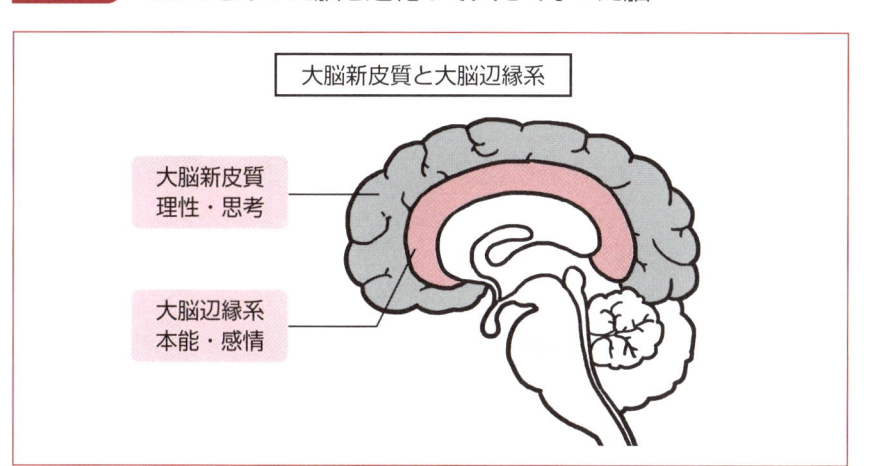

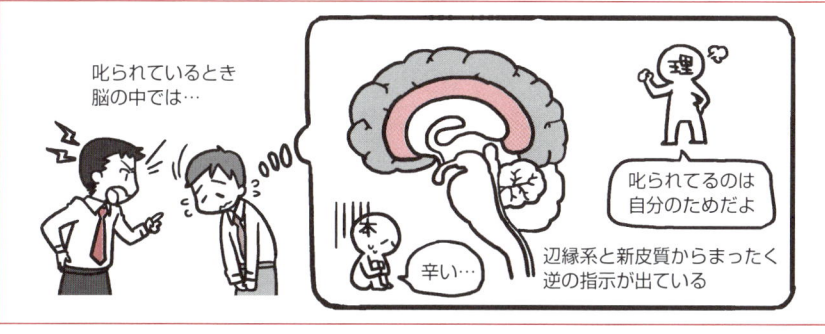

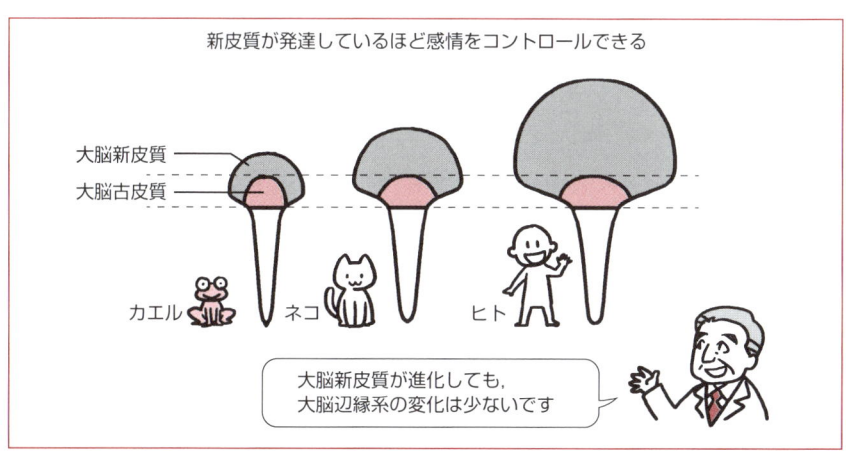

大脳新皮質と大脳辺縁系

- 大脳新皮質　理性・思考
- 大脳辺縁系　本能・感情

叱られているとき脳の中では…

辺縁系と新皮質からまったく逆の指示が出ている

- 理：叱られてるのは自分のためだよ
- 本：辛い…

新皮質が発達しているほど感情をコントロールできる

- 大脳新皮質
- 大脳古皮質

カエル　ネコ　ヒト

大脳新皮質が進化しても，大脳辺縁系の変化は少ないです

小脳は運動の調整を行う

練習するとうまくなるのは小脳のおかげ

小脳は脳のうしろ側に位置し，その構造は大脳と似ていて，小脳皮質と白質からなっています。小脳はその名のとおり「小さな脳」ですが，からだを動かすうえで重要な機能をもっています。

小脳の重要な機能は，運動の調整です。そのしくみは，大脳と連携することで発揮されます。小脳の構造は大脳の1/10ほどの大きさですが，ニューロンの数は圧倒的に多く，大脳の数倍に達します。小脳表面のシワが大脳のシワよりも細かいのは，膨大な数のニューロンを格納するためです。また小脳は，密に連絡を取る必要があるのに，大脳とは直接つながっていません。小脳は，小脳脚という神経線維の束で脳幹とつながり，脳幹を介して大脳と連携をとっています。

大脳から運動の指令が発せられると，指令を受けた骨格筋は収縮し，からだを動かします。その様子は骨格筋や腱，関節などにあるセンサーがモニターしていて，実際にはどんな運動が行われたのかという情報を中枢に報告します。すると小脳は，大脳から発せられた指令と，その結果，起きた運動の様子を照らし合わせて，運動にズレがあれば骨格筋の緊張の度合いを微調整し，望ましい姿勢や動きになるようにします。さらに，小脳には調整した運動のズレを次回に反映するために，同じ運動をする際に，行われた運動を記憶しておく機能があります。自転車やスキーなどのバランスをとるのが難しいスポーツは，初めこそうまくいかずに転んでしまったり，操作がうまくできなかったりします。しかし，小脳のこうした働きのおかげで，からだで覚えた記憶は時が経っていても忘れないしくみになっています。また，内耳にある平衡覚を感知する器官からの情報を受け，頭の向きや位置などを微調整し，からだのバランスをとるのも小脳の働きです。

このように，小脳はヒトのからだの運動機能を調節し，支える働きを担っています。

File 43 小脳の機能と小脳失調
小脳がからだのバランスをとっている

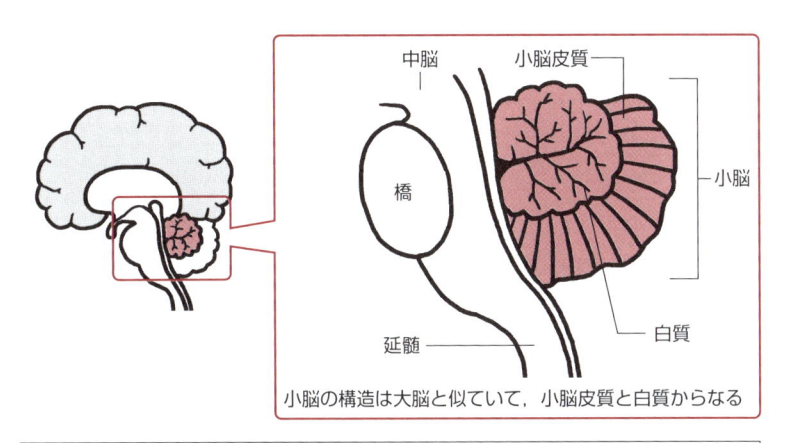

中脳　小脳皮質　小脳　白質　橋　延髄

小脳の構造は大脳と似ていて，小脳皮質と白質からなる

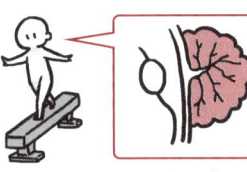

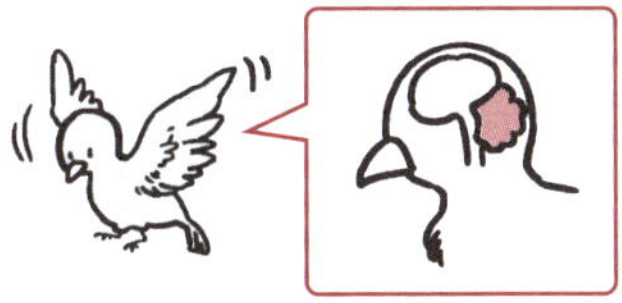

ヒトは小脳でからだの平衡や運動に関する調整を行っている

鳥類は空を飛ぶためかよく小脳が発達している

もし，ヒトの小脳の機能が低下すると…

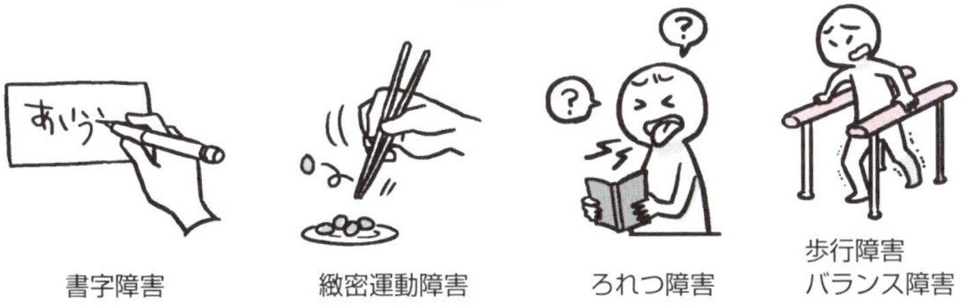

書字障害　緻密運動障害　ろれつ障害　歩行障害・バランス障害

小脳に障害があると，歩くときによろめいたり，何かをするとき手が震えたり，うまく話せなくなる「小脳失調」という症状が起こります

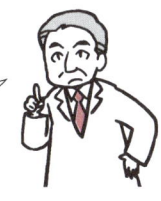

Chapter 8-05 間脳・脳幹は生命活動の中枢

脳幹の機能が失われると死んでしまう

　間脳と**脳幹**は脳の中心部分にあり，間脳は大脳とつながり，脳幹は脊髄へつながっています。脳幹には，中脳，橋，延髄があります（p.118）。

　間脳と呼ばれる器官のうち，**視床下部**は，たくさんの神経核があって，からだの機能を自動的に調整してくれる自律神経系や内分泌系の中枢として働いています。視床下部のコントロールのもと，自律神経系（**File47**）は神経で，内分泌系（p.152）はホルモンで，からだの機能を調整します。たとえば，視床下部には血糖値や体内の水分量を調節する中枢があり，血糖値が下がったという報告が届くと，視床下部が空腹感を引き起こし，「何か食べよう」と考えさせて行動させます。また体内の水分量が足りないという情報が届くと，視床下部が「のどが乾いた」という感覚を起こして，水を飲むという行動を引き出します。

　脳幹には，呼吸や血液循環，体温調節，ものを飲み込む嚥下などの生命活動の中枢があります。したがって外傷や病気で脳幹の機能が失われてしまうと，生きていることはできません。皆さんは，意識がない状態におかれている植物状態（植物症）と脳死の違いを説明できますか？　植物状態の場合，脳幹は生きています。つまり，呼吸や血液循環などの機能はある程度保たれていて，生命維持装置がなくても生きていられる可能性があります。脳死の場合は，大脳や小脳，脳幹も含めて，脳全体の機能が完全に失われており，人工呼吸器などの生命維持装置がなければ死んでしまいます。現在，脳死と判定された場合は息を吹き返すことはないとされています。

　また脳幹は脳神経の拠点になっています。脳神経とは，脳に直接出入りする末梢神経のことで，頭や顔の皮膚の感覚や運動，唾液腺などの機能と，胸部と腹部の大半の内臓を担当する副交感神経のグループです。

File 44 間脳と脳幹は生命活動を維持している
間脳・脳幹部は生命維持に欠かせない中枢

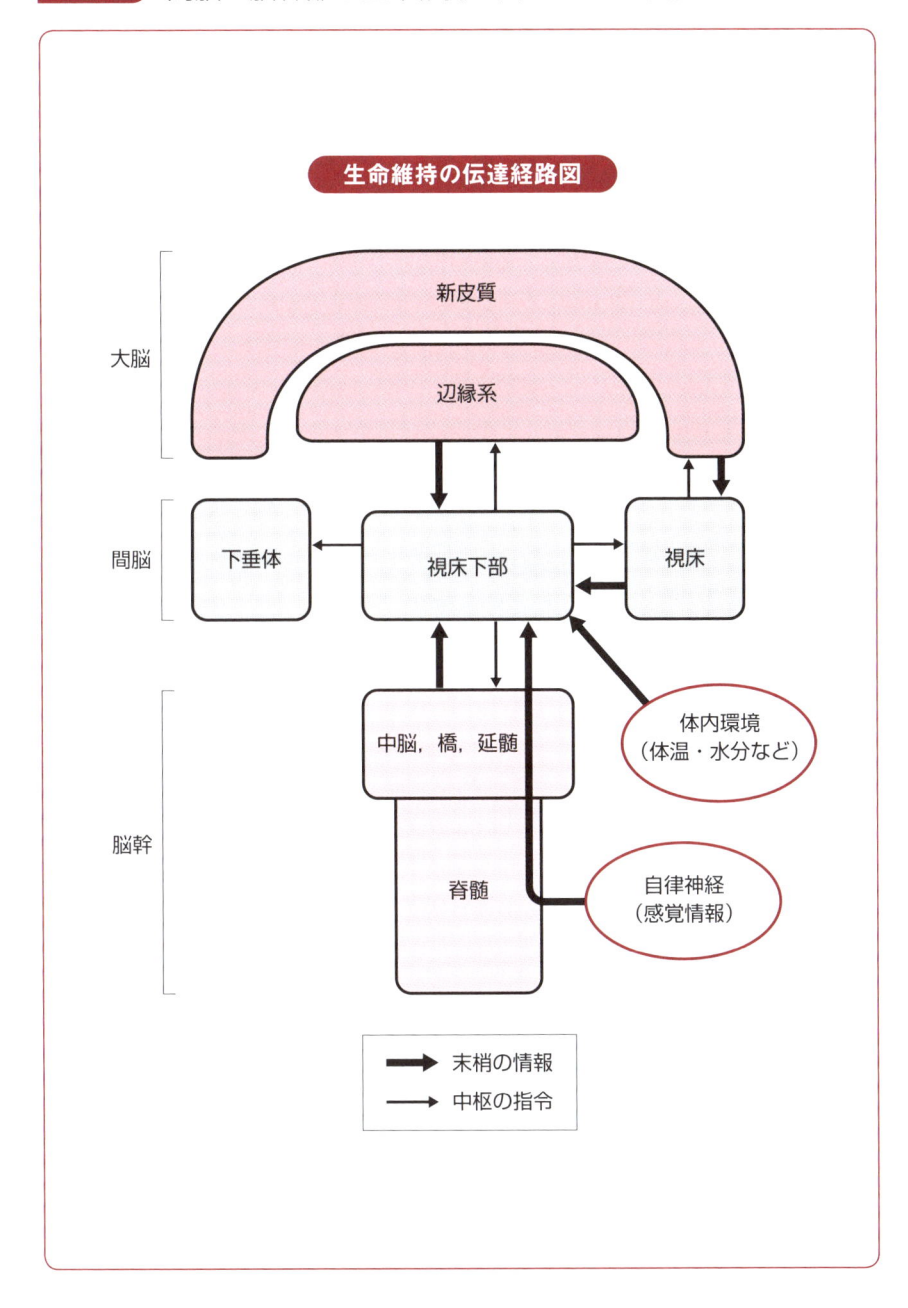

生命維持の伝達経路図

大脳
- 新皮質
- 辺縁系

間脳
- 下垂体
- 視床下部
- 視床

脳幹
- 中脳, 橋, 延髄
- 脊髄

体内環境（体温・水分など）

自律神経（感覚情報）

➡ 末梢の情報
→ 中枢の指令

Chapter 8-06 脊髄は情報の中継拠点

脊髄はただの伝達係ではない

　「脳」と「脊髄」は一見，別の器官のように思いがちですが，もともと同じもので，内腔をもった1本の管からできています。それぞれ働き方に違いはありますが，同じ中枢神経系です。脊髄の働きをみてみましょう。脳幹の延髄の下に続き，背骨の中を貫いている棒状のものが脊髄です。脊髄は，脳とともに中枢神経系に含まれますが，脳のようにものを考え，判断したり，ものごとを記憶したりはしていません。一言でいうと，脊髄の仕事は，脳と末梢との間でやりとりされる情報を中継することです。たとえば脳が大企業の本社だとしたら，末梢の神経は地方の各営業所で，その間をつなぐ脊髄は，都道府県ごとに置かれた支社というイメージです。

　情報の中継というと単なる伝達係のようにも受け取られますが，そんなことはありません。たとえば，熱いものに触れたときにとっさに手を引っ込めるといった危険回避の行動は，脊髄だけを介して行われます。脳で考えてから指示を出すより，「熱い」という情報を受けた脊髄が，そのまま「手を引っ込めろ」という指令を出したほうが速いためです。このようなしくみを**脊髄反射**といいます（p.132）。

　脊髄の断面を見ると，中心管という孔のまわりにチョウチョのような形の灰白質があり，そのまわりを白質が囲んでいます。大脳と同様，灰白質はニューロンの細胞体の集まりで，白質には神経線維が走っています。末梢の皮膚感覚などの情報は，脊髄のうしろ側の後角に入り，脊髄でニューロンを乗り換えて，あとは脊髄が情報を脳に届けます。脳から発せられて脊髄を降りてきた運動の指令は，脊髄の前側の前角でニューロンを乗り換えてから末梢に出て行きます。そのため，脊髄の中で感覚神経と運動神経が混線することがないつくりになっているのです。

File 45 脊髄の伝導路

脳からの命令は脊髄の前角から出て行き脳へは後角から入る

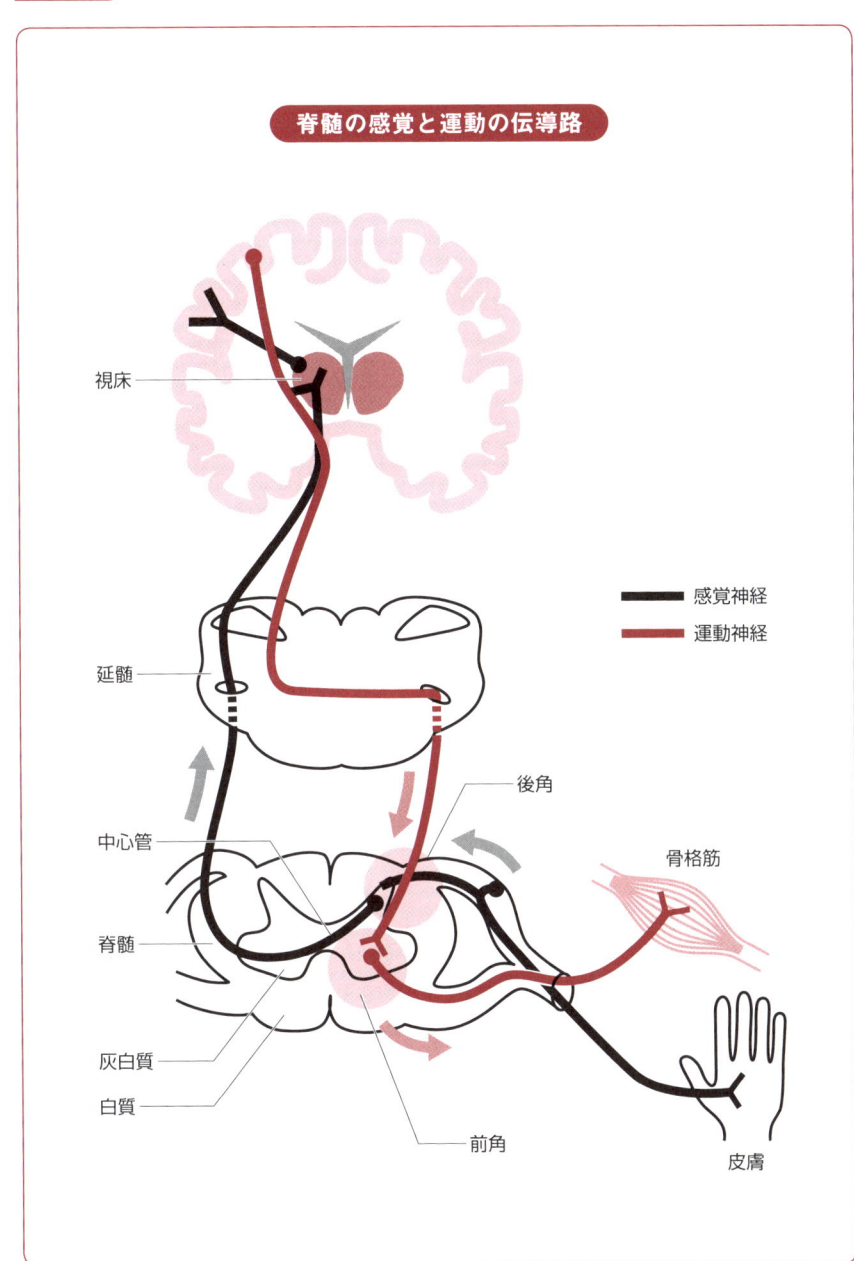

脊髄の感覚と運動の伝導路

- 視床
- 延髄
- 中心管
- 脊髄
- 灰白質
- 白質
- 後角
- 前角
- 骨格筋
- 皮膚

― 感覚神経
― 運動神経

Chapter 8-07 運動神経，感覚神経，反射

神経系を機能で分類すると，**運動神経系**と**感覚神経系**，自律神経系に分けることができます。自律神経系については次頁で解説しますので，ここでは運動神経系と感覚神経系，そして，反射についてみていきましょう。

運動神経は下り，感覚神経は上り

運動神経系では，情報は常に大脳から骨格筋へという"下り"の方向に伝わります。脊髄の解説（p.130）でも触れましたが，運動神経系の末梢神経の線維は，脊髄の前角でニューロンを乗り換えてから目的の骨格筋に向かうのが特徴です。運動神経系は，顔の骨格筋は脳神経の顔面神経などが，肩や腕の骨格筋は頸のあたりから出る脊髄神経が，尻や脚の骨格筋は腰のあたりから出る脊髄神経が支配するといったように，担当するエリアが分かれています。

感覚神経系は，皮膚や骨格筋などからのさまざまな感覚を大脳の体性感覚野に伝える神経なので，情報が伝わる方向は常に"上り"です。感覚神経系の末梢神経の線維は脊髄の後角に入っていって，感覚の情報はそこで脊髄のニューロンに中継され，大脳皮質へと送られていきます。

反射

うっかり熱いものを触ったときに，自動的に手を引っ込めます。これが反射です。

熱いものに触れた瞬間，まず皮膚の感覚神経のセンサーが熱いものに触れたことを感知して，その情報を脊髄に伝えます。反射では，脊髄の灰白質にある介在ニューロンと呼ばれるニューロンが，後角に入った情報を受け取り，そのまま前角の運動神経のニューロンに対して，「手を引っ込めろ！」という指令を出すのです。これが反射です。つまり反射は介在ニューロンによる情報のショートカットによって起こるのです。その後，感覚の情報が大脳皮質に届き，そこで初めて「熱い！」と感じる，というわけです。

File 46 末梢神経の伝達と脊髄反射のしくみ
脊髄反射は情報のショートカット

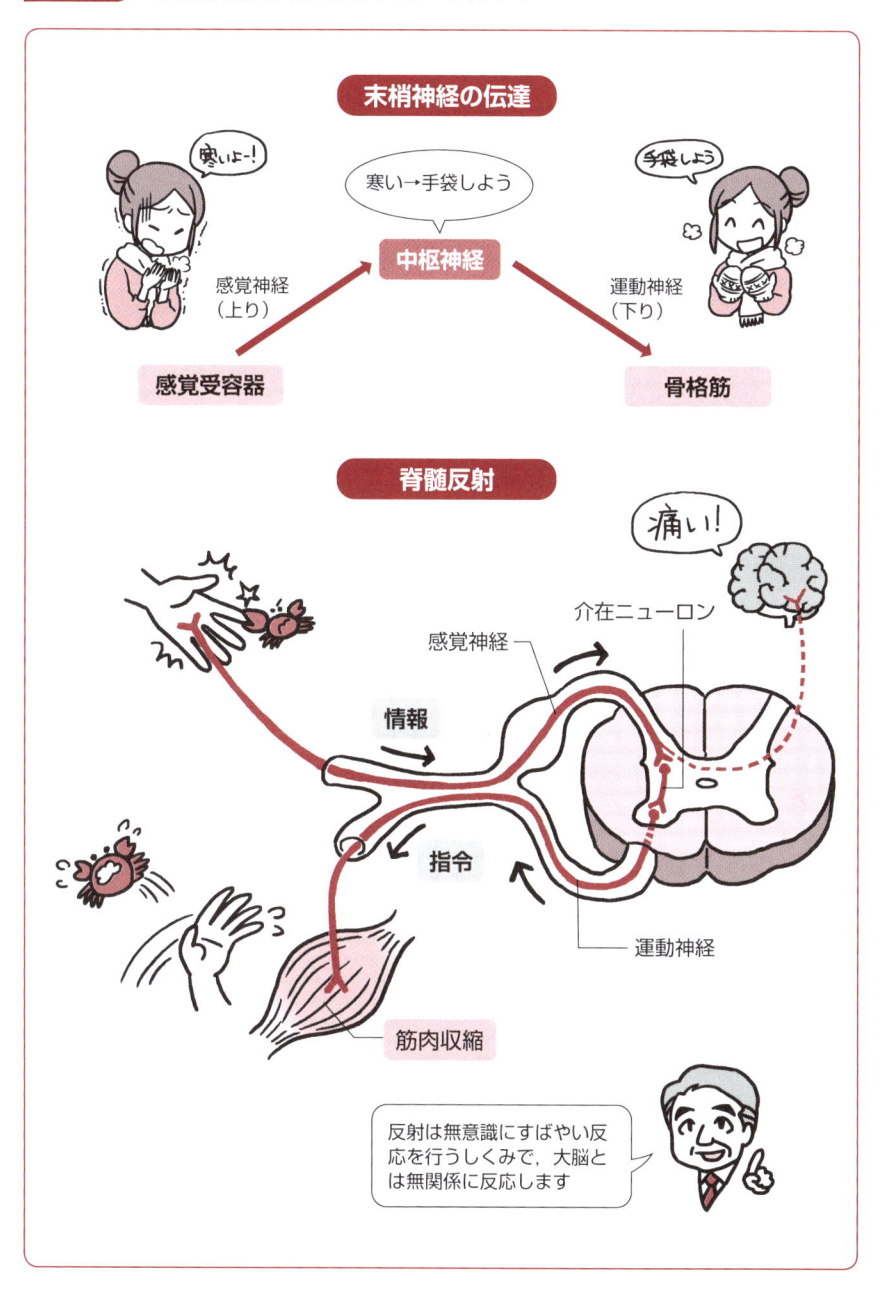

末梢神経の伝達

寒いよ〜!　寒い→手袋しよう　手袋しよう

中枢神経

感覚神経（上り）　運動神経（下り）

感覚受容器　骨格筋

脊髄反射

痛い!

介在ニューロン

感覚神経

情報

指令

運動神経

筋肉収縮

反射は無意識にすばやい反応を行うしくみで、大脳とは無関係に反応します

第8章 神経系

Chapter 8-08 自律神経系

「緊張」と「癒し」の神経

　中枢神経から内臓などに命令を送っている神経を**自律神経**といいます。具体的には心筋や平滑筋（消化器の筋肉や血管），内分泌腺や外分泌腺に命令を送り，からだの機能を調節しています。自律神経の命令は意識的なものではありません。私たちは腕や足の骨格筋を意識的に動かすことができますが，心臓や内臓の筋肉を意識的に動かしたり，胃液を意識的に分泌させたりすることはできません。つまり，自律神経がその名で呼ばれるゆえんは，随意的に制御することができないためです。

　自律神経には**交感神経**と**副交感神経**の2種類があります。その働きは正反対です。

　交感神経の働きはからだを活発化させます。何かに驚いたりすると，瞳孔が開き，心拍と血圧が上がります。呼吸も速くなり，その場から素早く逃げるために骨格筋には血流がめぐり，消化管や皮膚などの血流は減ります。同時に肝臓で糖を分解し，脂肪組織でも脂肪を分解することで，エネルギーを発生させます。交感神経はからだを緊張状態にするのです。

　反対に，副交感神経はからだを休ませるために使われます。食事のとき，消化管運動が増して，胃腸に血流がめぐり，唾液などの消化液が分泌されます。血流も低下し，血中の糖も膵臓でつくられるインスリンによって体内に蓄積されるようになります。つまり，リラックスした状態になるのです。

　この2種類の神経が環境や状態によってバランスよく働くことで，私たちのからだの機能を正常に発揮し，保持することができるのです。

> 不規則な生活を続けると自律神経のバランスが乱れて，からだに不調をきたす自律神経失調症になることもあります。

File 47 交感神経と副交感神経
自律神経は交感神経と副交感神経がある

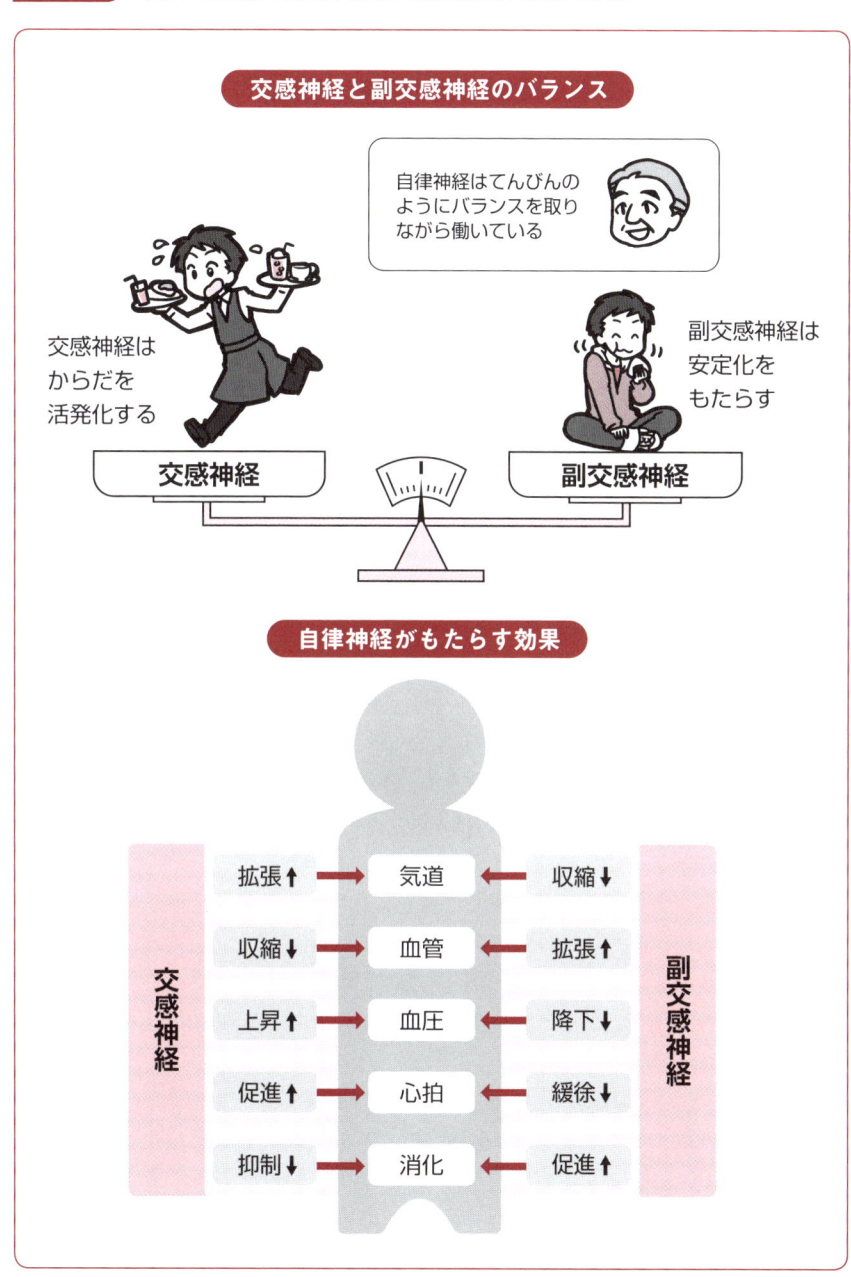

交感神経と副交感神経のバランス

自律神経はてんびんのようにバランスを取りながら働いている

交感神経はからだを活発化する

副交感神経は安定化をもたらす

交感神経　　副交感神経

自律神経がもたらす効果

交感神経

- 拡張↑ → 気道 ← 収縮↓
- 収縮↓ → 血管 ← 拡張↑
- 上昇↑ → 血圧 ← 降下↓
- 促進↑ → 心拍 ← 緩徐↓
- 抑制↓ → 消化 ← 促進↑

副交感神経

第8章 神経系

Column

神経系の診察道具

　患者さんを診察する方法は4つに分けられます。視診，触診，打診，聴診です。視診は目で見て観察する診察方法です。触診はからだに直接触れる診察方法です。打診は診察者の手指を患者さんのからだにあて，それを診察者の別の手の手指で叩く診察方法です。聴診は聴診器を使ってからだの中で発生する音を聞く診察方法です。つまり普通の診察では，聴診器以外には特別な道具は一切必要としません。ところが神経系の診察を行うときにはたくさんの道具を必要とします。

　まず感覚の検査では，感覚にはたくさんの種類があるため，感覚ごとにそれぞれ道具を必要とします。触覚は軽く触れたことを感じる感覚のため，毛筆で患者さんのからだに触れ，感じるかどうかを答えてもらいます。痛覚は痛みの感覚ですので，安全ピンのような針を用意して，患者さんの皮膚をチクリチクリとし，痛いかどうかを聞きます。温度覚（温冷覚）は熱い冷たいを感じる感覚ですので，ガラス容器に40～45℃の温水，もしくは5～10℃の冷水を入れ，患者さんの皮膚にあて，熱いか冷たいかを尋ねます。振動覚は震えているかどうかがわかる感覚で，1秒間に128回振動する音叉を患者さんのからだにあて，振動しているかどうかを尋ねます。感覚の検査は，患者さんに目を閉じてもらって行うことが原則です。

　運動の検査でもさまざまな道具が必要です。筋力の代表として握力を測定しますが，それには握力計が必要です。筋肉に麻痺が起こると，筋肉はやせ衰えていきます。これを筋萎縮と呼びます。筋萎縮の程度を評価するために，筋肉の重さを直接測定することは不可能ですので，筋肉の太さで表現します。すなわち，巻尺で筋肉の周径を測定します。

　感覚系と運動系の神経がともに関係するのが神経反射です。深部腱反射の検査では，筋肉の腱に急激に強い力を加えて，筋肉の収縮が起こるかどうかをみます。このときに使う道具は打診槌と呼ばれますが，打診槌の別名はハンマーです。

第9章

感覚器

　五感とは「視覚」「聴覚」「触覚」「味覚」「嗅覚」のことをいい，古代ギリシャのアリストテレスが分類したといわれています。

　「視覚」は目，「聴覚」は耳，というようにそれぞれの感覚を受信する器官のことを感覚器といいます。それらとは別にふだん私たちが自覚しない感覚もヒトのからだに備わっています。ここではヒトの感覚の巧妙なしくみに触れます。

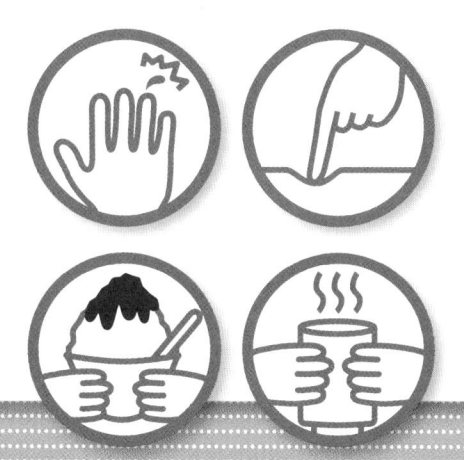

感覚器とは

1 感覚の種類

体性感覚，内臓感覚，特殊感覚とは

　感覚というと，痛いとか熱いとか，指先や皮膚で感じることをまっ先に想像する人が多いのではないでしょうか。しかしそれだけではなくヒトの感覚は下図のようにさまざまなものがあります。それらの感覚を3つに分類し，1つひとつ説明していきましょう。

　1つ目は**体性感覚**といって，物に触れたときの感覚やからだの動きや位置（姿勢）を認識する感覚。2つ目は**内臓感覚**といって，空腹感や便意など主に内臓組織で受ける感覚で血糖値や血圧など自覚できない感覚も含まれます。3つ目は，眼，耳，鼻，舌などの特定の器官で受け取る感覚と**平衡覚**のことで感覚器がすべて頭部に集まっているのが特徴です。

　また体性感覚は**表在感覚**（全身の皮膚感覚）と，**深部感覚**（体内の深いところでの感覚）に分けられます。深部感覚とは，たとえば目をつぶっても，自分の腕の上げ下げなどの状態がわかります。からだの位置を目で確認しなくてもわかるのは深部感覚があるからです。

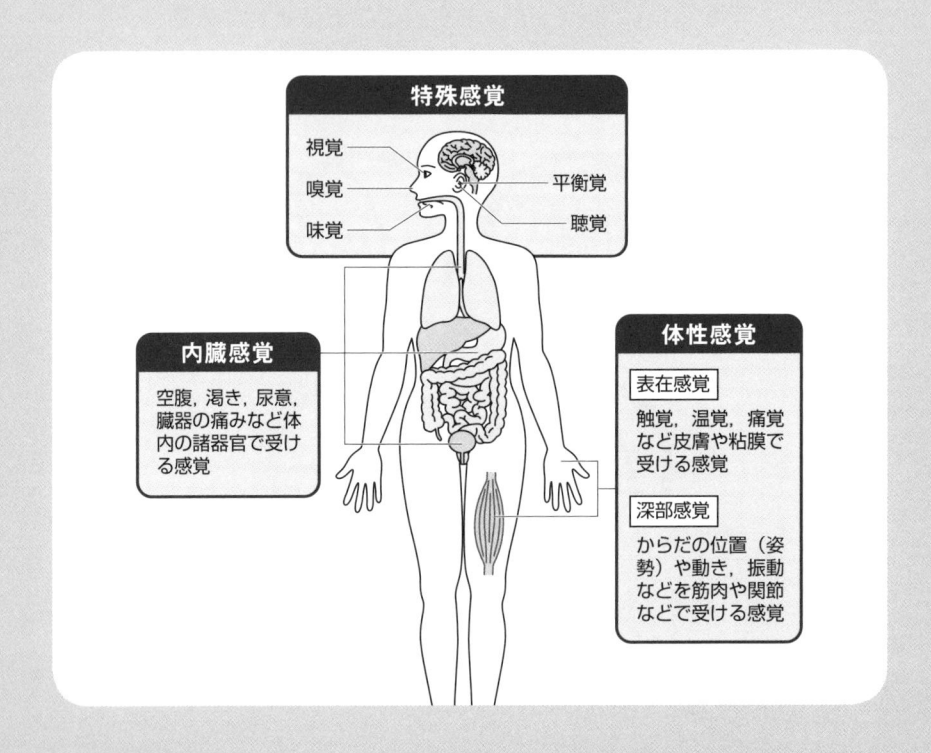

特殊感覚
- 視覚
- 嗅覚
- 味覚
- 平衡覚
- 聴覚

内臓感覚
空腹，渇き，尿意，臓器の痛みなど体内の諸器官で受ける感覚

体性感覚

表在感覚
触覚，温覚，痛覚など皮膚や粘膜で受ける感覚

深部感覚
からだの位置（姿勢）や動き，振動などを筋肉や関節などで受ける感覚

2 痛点と閾値（いきち）

表在感覚の種類と感度

皮膚上には，触圧刺激・温刺激・冷刺激・痛み刺激を受け取る箇所（感覚点といいます）が全身に分布しています。これらの数は多いほうから**痛点**，**圧点**，**冷点**，**温点**の順で分布しています。感覚点で最も多いのは痛点ですが，ヒトのからだが危険を察知することを最優先につくられているのは興味深いことですね。補足ですが表在感覚の感度の違いはからだの場所によっても異なります。指先や舌の先などは感覚受容器が密で敏感，逆に背中や太ももなどは鈍感になっています（下図）。

ちなみに痛い，冷たいなどを感知する最小の刺激を**閾値**といいます。また閾値に達する刺激がそのまま続くと，やがて刺激に対して反応しなくなります。これを**順応**といいます。

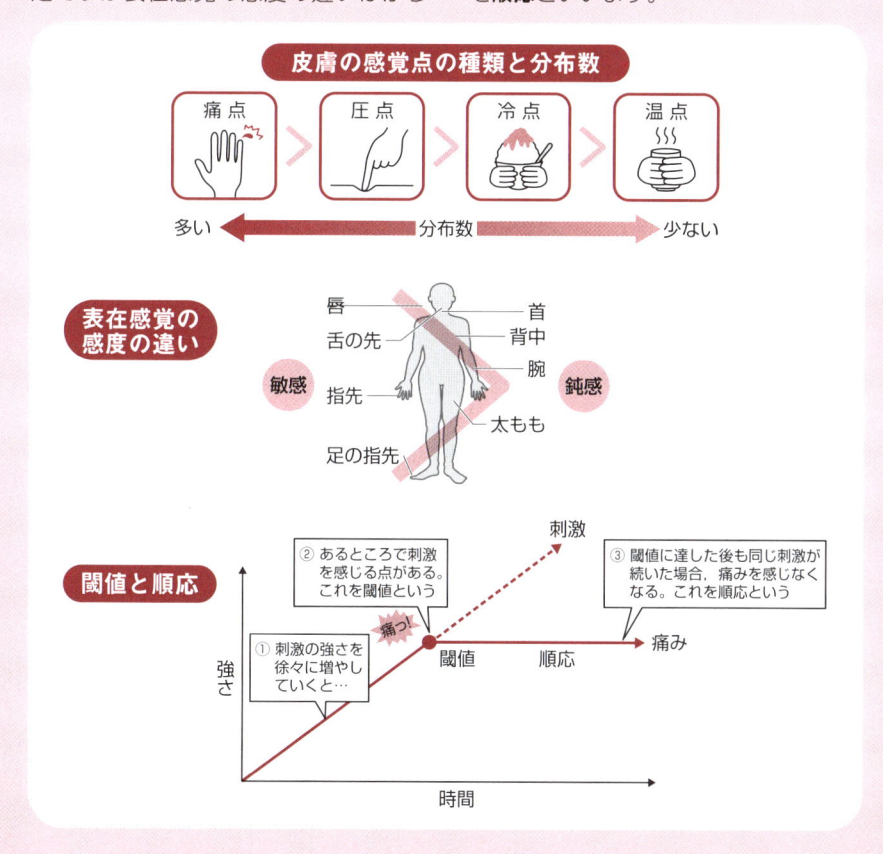

皮膚の感覚点の種類と分布数

痛点 ＞ 圧点 ＞ 冷点 ＞ 温点

多い ← 分布数 → 少ない

表在感覚の感度の違い

敏感：唇，舌の先，指先，足の指先
鈍感：首，背中，腕，太もも

閾値と順応

① 刺激の強さを徐々に増やしていくと…
② あるところで刺激を感じる点がある。これを閾値という
③ 閾値に達した後も同じ刺激が続いた場合，痛みを感じなくなる。これを順応という

Chapter 9-01 嗅覚は鼻腔上部で感知する

本能と直接結びつく感覚器

嗅覚とは匂いの感覚で最も原始的な感覚といわれています。

嗅覚は鼻腔全体で感じるのではなく、鼻腔の天井にある指先くらいの嗅上皮というところで感知します。嗅上皮には、匂いの情報を感知する嗅細胞と、それを支える支持細胞があり、ところどころに粘液を出す腺がついています。嗅細胞には**嗅線毛**（嗅毛）がついていて、粘膜を潤している粘液の中にその先を伸ばしています。

息を吸ったときに、空気といっしょに何かの匂いの成分が鼻腔に入ってきて、匂いの成分が粘液に溶けると、それを嗅線毛がキャッチします。風邪などで鼻が詰まると匂いがわからなくなるのは、嗅上皮のところまで匂いの成分が漂ってこないからです。嗅線毛がキャッチした情報は、嗅細胞から嗅神経を通じて大脳へと送り届けられます。

嗅神経は、大脳辺縁系でも登場しました。右図の**嗅球**は嗅脳とも呼ばれ、大脳辺縁系の一部です。大脳辺縁系は快・不快などの情動や記憶などと関係が深いところでしたね。

視覚や聴覚などは大脳新皮質の視床を介して大脳辺縁系に伝達されます。しかし、嗅覚は嗅神経から大脳辺縁系に直接届きます。つまり、匂いを嗅いだとき、嗅いだことのある匂いなのか瞬時に記憶をたどり、いい匂い・嫌な匂い（快・不快）に結びつけることができるのです。嗅覚が原始的な感覚と呼ばれるゆえんはここにあります。

また、ヒトの嗅覚は鈍感だといわれますが、それでも１万種類くらいの匂いを嗅ぎ分けられるといわれています。そんな嗅覚は、ヒトが感じる"味"に重要な役割を果たしています。鼻をつまんでものを食べると味がわからなくなる経験をしたことはないでしょうか。つまり、私たちが"味"だと思っている感覚の多くは"香り"であり、料理を味わうためには嗅覚の役割が重要だともいわれています。

File 48　嗅覚は原始的な感覚器
匂いは大脳辺縁系で受け取って直通で大脳へ届く

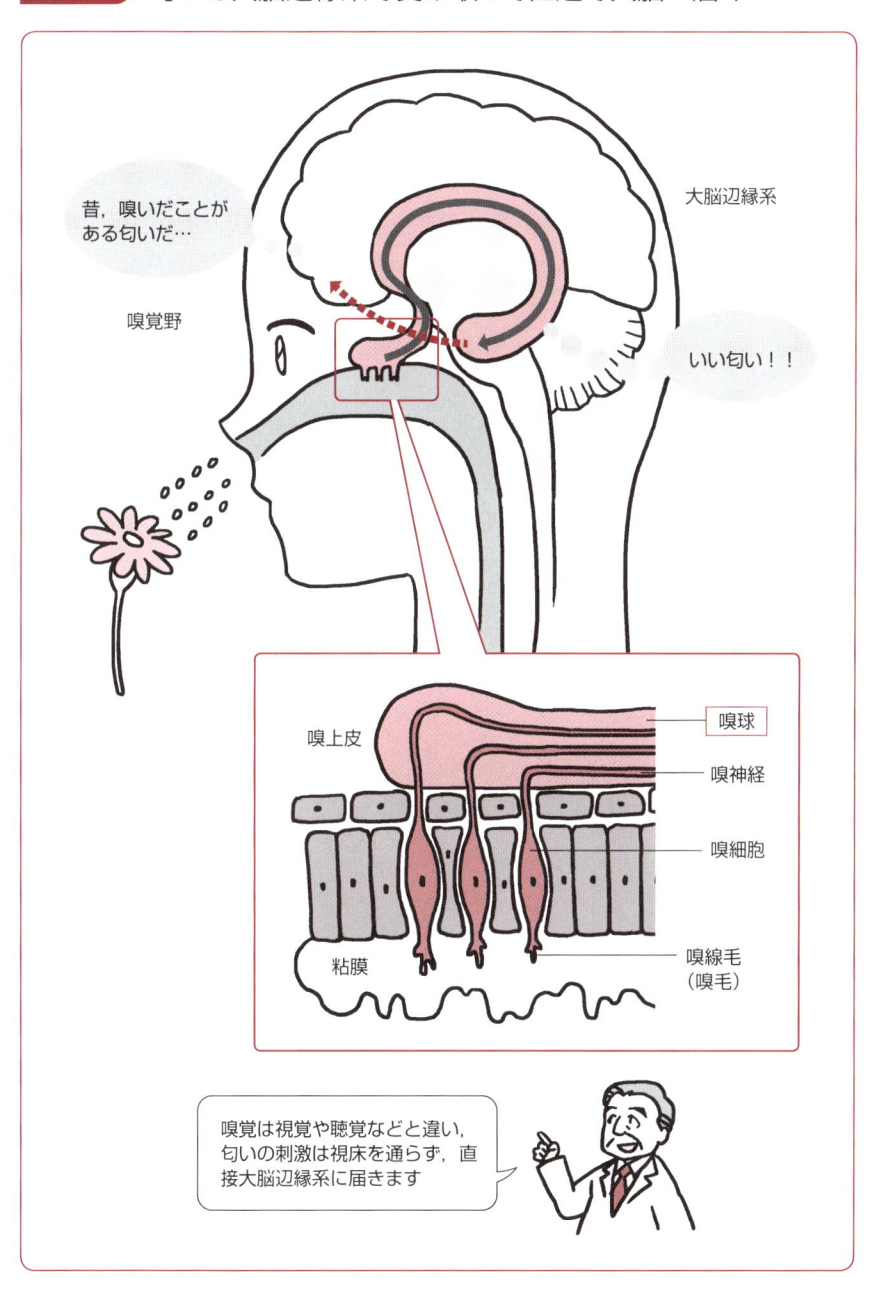

昔，嗅いだことがある匂いだ…

嗅覚野

大脳辺縁系

いい匂い！！

嗅上皮
嗅球
嗅神経
嗅細胞
嗅線毛（嗅毛）
粘膜

嗅覚は視覚や聴覚などと違い，匂いの刺激は視床を通らず，直接大脳辺縁系に届きます

第9章　感覚器

Chapter 9-02 視覚は目の網膜で感知する

目の構造はカメラに似ている

　視覚の情報を感知するのは目（眼球）です。眼球の黒目の部分の表面には，目に入ってくる光を屈折させる**角膜**があります。角膜の中には**虹彩**があります。虹彩はカメラでいうところのしぼりで，虹彩の真ん中の孔を瞳孔といいます。瞳孔の大きさは自律神経によって調節されていて，明るいところでは光が目に入り過ぎないように縮小し，暗いところではより多くの光を入れるために拡大します。

　虹彩の奥には，レンズの働きをする**水晶体**があります。形もカメラのレンズにそっくりですが，違うのは厚さを変えられることです。カメラの場合，ピントを合わせるときはレンズの位置を変えますが，目の場合は眼球の奥行きを変えることはできないので，水晶体の厚さを変えてピントを合わせるのです。水晶体の厚さは，水晶体の縁につく毛様体小帯という糸と，それにつながる毛様体の中の平滑筋で調節します。

　角膜と水晶体で屈折した光は，眼球の奥の網膜に像を結びます。網膜は見たものを認識するためのスクリーンといえます。網膜には光を感知する視細胞がぎっしり並んでいますが，視細胞には形の違う2種類の細胞があります。1つは色を感知する**錐体細胞**（すいたいさいぼう），もう1つは明るさを感知する**桿体細胞**（かんたいさいぼう）です。さらに錐体細胞には，赤を感知する細胞，緑を感知する細胞，青を感知する細胞の3種類があります。

　暗いところでは，明るいところほど色の違いがよくわかりません。それは，色を感知する錐体細胞が，十分な光がないと反応しないからです。それに対して明るさを感知する桿体細胞は，比較的少ない光でも反応することができます。

　　視細胞で感知した光は，視神経乳頭から出る視神経によって大脳の視覚野に送られます。視神経は脳の底の部分でクロスしていて，この部分を視神経交叉といいます。

File 49 視細胞が光の明暗と色を感知する
「色」を見分けるしくみ

網膜には光を感知する視細胞が並んでいます

目の構造

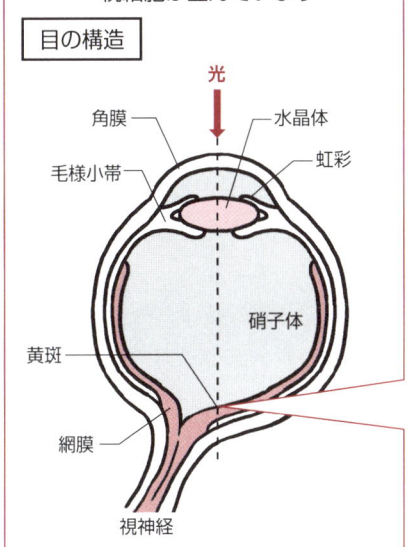

光 / 角膜 / 水晶体 / 毛様小帯 / 虹彩 / 硝子体 / 黄斑 / 網膜 / 視神経

視細胞は色を感知する錐体細胞，明るさを感知する桿体細胞があります

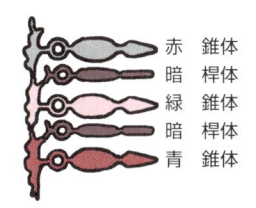

赤　錐体
暗　桿体
緑　錐体
暗　桿体
青　錐体

錐体細胞はさらに赤・青・緑の色を受容する3種類の細胞に分かれる

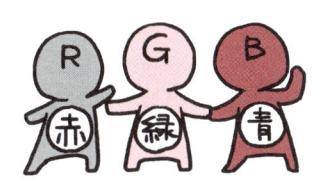

R 赤 / G 緑 / B 青

それぞれの錐体細胞が働くことで色を見分けることができるのだ

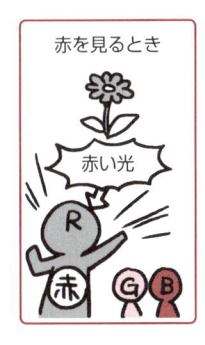

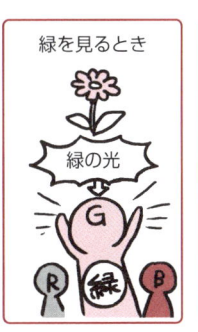

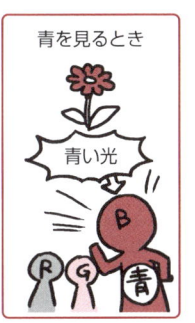

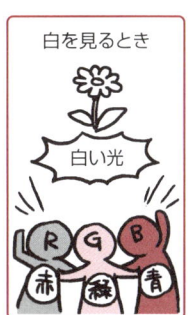

- 赤を見るとき：赤い光 → R（赤）
- 緑を見るとき：緑の光 → G（緑）
- 青を見るとき：青い光 → B（青）
- 白を見るとき：白い光 → R・G・B（赤・緑・青）

白色光は様々な色（青・赤・緑）の光が混ざったもの。そのため，"白"を見るためには3種類すべての錐体細胞が反応しなければならないのです

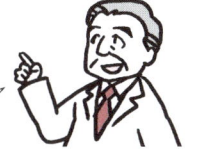

第9章 感覚器

Chapter 9-03 聴覚は内耳の蝸牛で感知する

音を伝えるプロセスと感知するプロセス

　音を聞くことやそのしくみを**聴覚**といいます。聴覚のしくみは，音を伝えるプロセスと，音を感知するプロセスの2段階で行われています。

　聴覚はもちろん，耳が担当していますが，ここでいう耳は，顔の両側に張り出している耳（耳介）だけではなく，耳の孔（外耳道）やその奥も含みます。耳は**外耳**，**中耳**，**内耳**に分けることができ，外耳と中耳は音を伝える仕事を，内耳は音を感知する仕事をしています。

　耳介は，音を集める集音器の役割があります。集められた音は外耳道を通り，その奥の鼓膜を振動させます。この鼓膜までが外耳です。鼓膜の振動は，その奥の中耳にある**耳小骨**に伝わります。耳小骨はいずれも数ミリ程度の人体最小の骨で，鼓膜の裏につく**ツチ骨**，それにつく**キヌタ骨**，それにつき内耳につながる**アブミ骨**の3種類があります。耳小骨の仕事は，鼓膜の振動を増幅して内耳に伝えることです。

　アブミ骨は，内耳の前庭という部分にくっついています。内耳は頭蓋骨の側頭骨の中に埋まっている複雑な形をした装置で，上にはループ状の半規管，中央には風船のように膨らんだ前庭，下にはカタツムリのようにぐるぐる巻きになった**蝸牛**（かぎゅう）があります。そして音を感知するのはこの蝸牛です。

　蝸牛には，アブミ骨が前庭に伝えた振動が伝わっていきます。蝸牛の中には音を感知する有毛細胞という細胞がずらりと並んでいて，細胞の先についている毛が音の振動をキャッチします。蝸牛では，ぐるぐる巻きの外側ほど高い振動数の音を，中心に向かうほど低い振動数の音を感知するようになっています。そして蝸牛でキャッチした音の情報は，内耳の奥につながる内耳神経によって大脳に伝わります。

　外耳と中耳に問題があっても，音を感知する内耳に問題がなければ音を聞くことができます。音の振動で頭蓋骨を震わせて，内耳に直接振動を伝えるのです。このしくみを骨伝導といいます。骨伝導を利用したヘッドホンもすでに実用化されていて，非常によく聞こえることに驚くと思います。

File 50 聴覚のしくみ
「音」はどのようにして聞こえるか

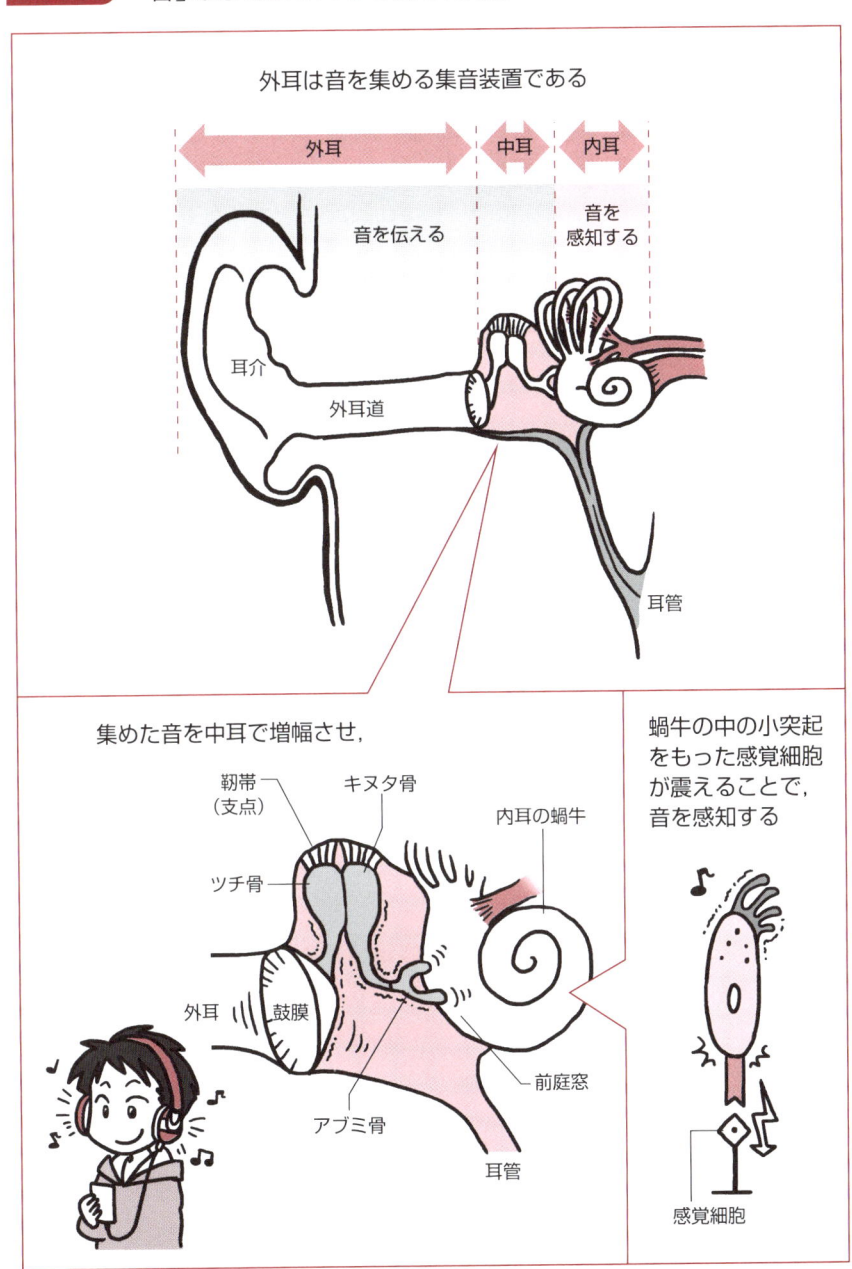

外耳は音を集める集音装置である

外耳 — 中耳 — 内耳

音を伝える　音を感知する

耳介
外耳道
耳管

集めた音を中耳で増幅させ，

靭帯（支点）
キヌタ骨
ツチ骨
外耳
鼓膜
アブミ骨
内耳の蝸牛
前庭窓
耳管

蝸牛の中の小突起をもった感覚細胞が震えることで，音を感知する

感覚細胞

Chapter 9-04 回転や傾きを感知する平衡覚

耳の中にある2種類のセンサー

　聴覚や視覚などの五感だけでなく，回転や傾きなどを「感じる」こともまた，感覚の1つです。この，回転や傾きを感知しているところは耳の奥にある小さな器官が役割を担っています。からだの傾きやからだにかかる加速度，回転運動などのことを**平衡覚**といい，内耳が感知しています。

　平衡感覚器の本体は，耳の奥にある内耳（ないじ）の上のほうにある**半規管**（はんきかん），内耳の前庭にある**耳石器**（じせきき）という2種類の装置です。

　内耳の内部は空洞で，内リンパ液という非常に粘性の高い液体で満たされています。その中の半規管にあるのがクプラ，前庭にあるのが耳石器という，からだの動きや重力の方向を感じ取る2種類の小さなセンサー部分です。

　半規管は3個あり，からだの回転運動※を感知します。たとえば，頭を水平に振ると，主に水平のアーチの中に内リンパ液の流れが生じ，あおられたクプラが微妙にたわみます。そのたわみをクプラが回転運動の信号として感知するのです。この信号は，眼球を動かす筋肉へ伝わり，頭の動きを打ち消す方向へ，眼球を自動的に回転させます。結果，頭がどちらに動いても眼球の向きが一定に保たれるのです。

　3個の半規管はお互いに別々の方向を向いているので，どの半規管により速い流れが生じたかで，頭がどの方向に回転したかがわかるしくみになっています。

　一方で耳石器は，主にからだの傾きを感知します。頭部が傾くと，表面にくっついた細かい石（耳石）の重みで耳石器の上部がずれ，ずれを感知した耳石器は，脚の筋肉に信号を送ります。傾いたからだを立て直す方向へ微妙に調節することで，人間は立っていられるのです。

※軸，横，前後のそれぞれの回転運動

File 51 回転と傾きを感知する器官
耳の中にあるゼリーや石の役割

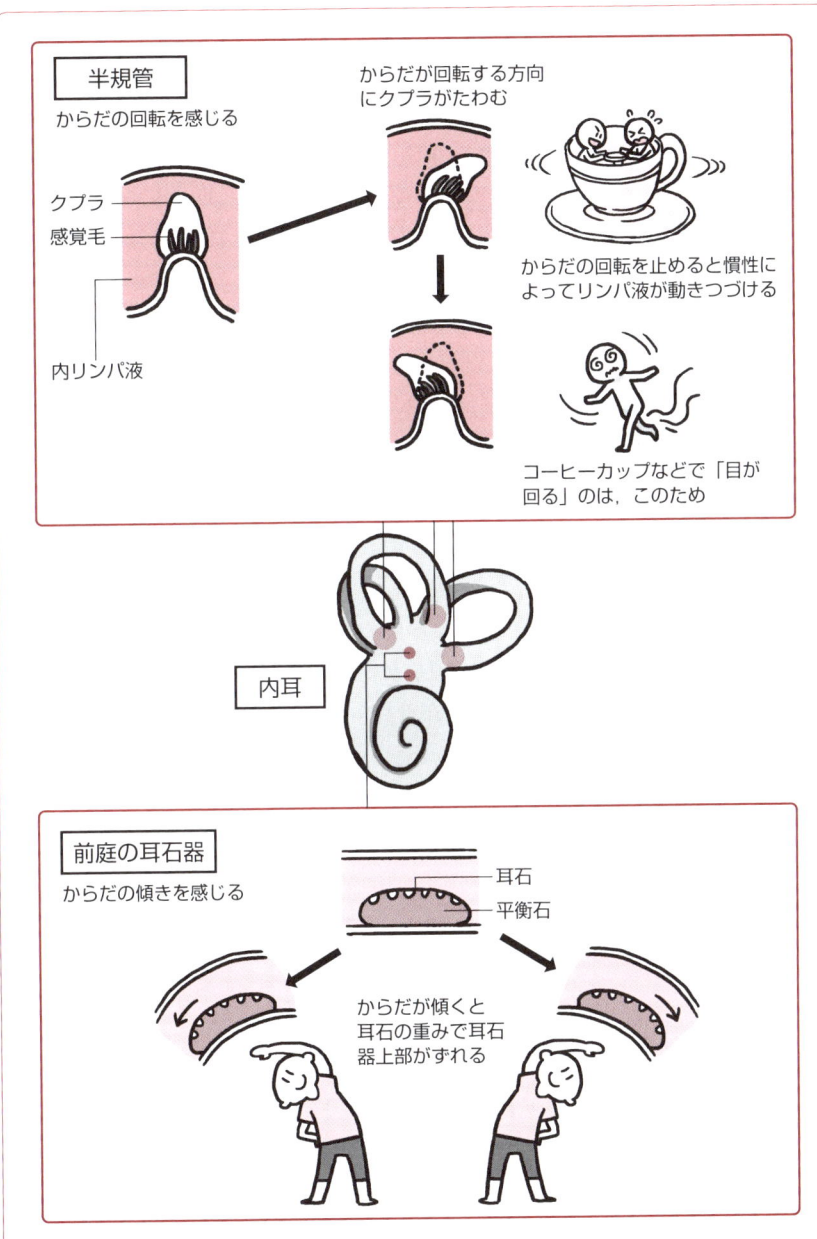

半規管
からだの回転を感じる

- クプラ
- 感覚毛
- 内リンパ液

からだが回転する方向にクプラがたわむ

からだの回転を止めると慣性によってリンパ液が動きつづける

コーヒーカップなどで「目が回る」のは，このため

内耳

前庭の耳石器
からだの傾きを感じる

- 耳石
- 平衡石

からだが傾くと耳石の重みで耳石器上部がずれる

第9章 感覚器

Chapter 9-05 味覚は舌の味蕾で感知する

味には甘味, 塩味, 苦味, 酸味, 旨味がある

　ヒトが感じられる味には, 甘味, 塩味, 苦味, 酸味, 旨味があるといわれています。これらの味を感知するのが舌などにある**味蕾**という装置です。味蕾は, 穴の中に味を感知する細胞が詰まった構造をしていて, 舌だけでなく, 咽頭などの粘膜にも散在しています。

　舌の表面には細かい突起がぎっしりと並んでいて, 表面がビロードのようになっているのがわかります。まず全体に広がる小さい突起を**糸状乳頭**といい, そこには味蕾はありません。よく見ると糸状乳頭に混じって少し大きく赤みが強いポツポツがあります。これを**茸状乳頭**といいます。また舌の奥には, 二十丸を書いたような形の大きい**有郭乳頭**がV字型に並んでいたり, 舌の両脇には魚のエラのような**葉状乳頭**があります。これらの茸状乳頭, 有郭乳頭, 葉状乳頭のところに味蕾があります。

　食べものを食べると, 砂糖や塩などの味の成分が唾液と混ざり, 味蕾の穴に入り込みます。すると味蕾の中の味細胞がそれを感知し, その情報が神経によって大脳に送られます。味細胞の寿命は約10日で, 速いサイクルで入れ替わっています。新しい味細胞ができるためには亜鉛が必要なため, 亜鉛の摂取が足りないと味覚障害が起こってきてしまいます。

　以前は, 甘味は舌の前のほうで, 苦味は舌の奥のほうで感じるなど, 場所によって感じる味が違うといわれていましたが, 現在その説は否定されています。1つの味細胞が感知できる味は1種類ですが, 1つの味蕾の中には50〜100個もの味細胞があり, どの味蕾も構造的には違いはないので, 舌のどこでも5種類の味を感じることができます。

　渋いとか辛いは味覚ではないのですか。

　渋味やえぐ味は苦味のことを指すんだ。また, 辛みは味蕾で感じる味ではなく, 痛みだといわれているんだよ。

File 52　舌の構造と味蕾
舌の表面に埋め込まれた無数の味覚装置

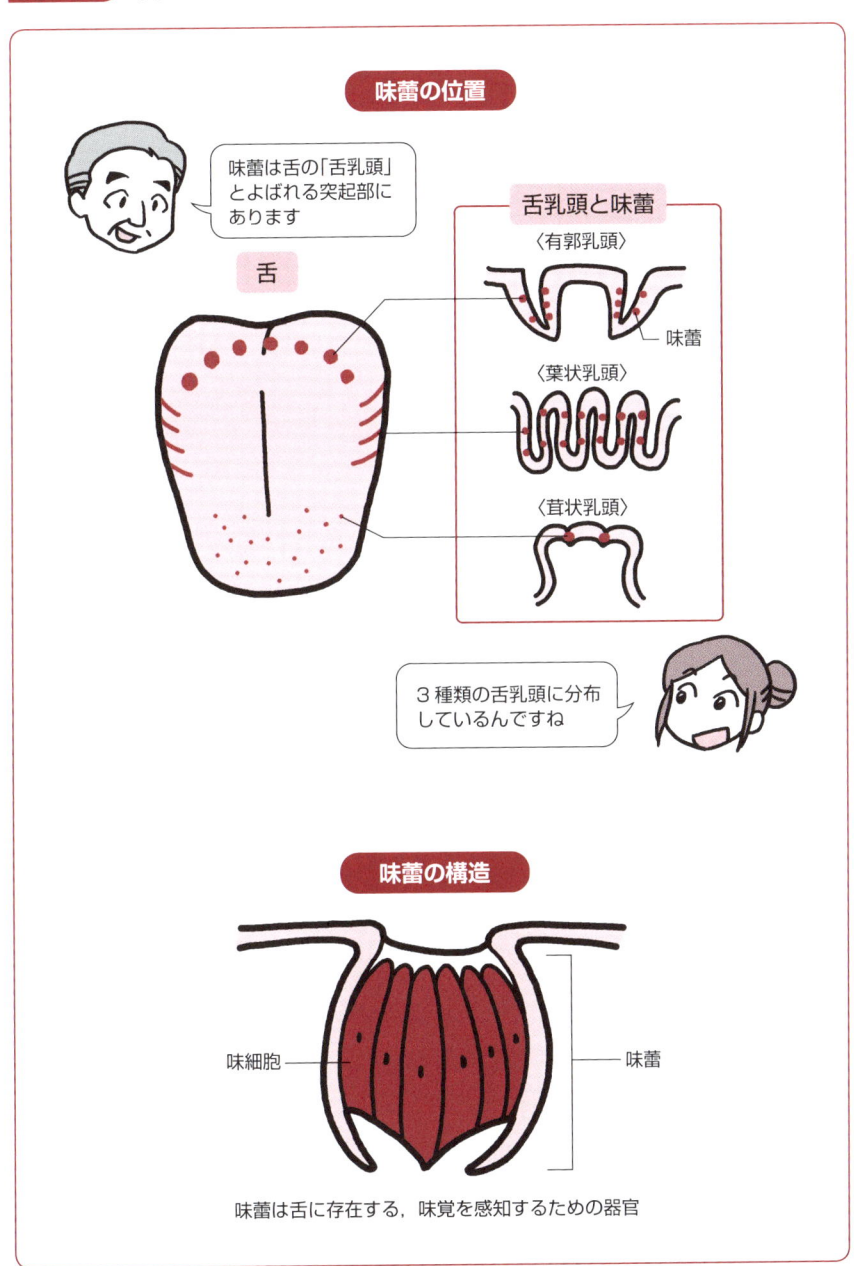

味蕾の位置

味蕾は舌の「舌乳頭」とよばれる突起部にあります

舌

舌乳頭と味蕾

〈有郭乳頭〉　—味蕾

〈葉状乳頭〉

〈茸状乳頭〉

3種類の舌乳頭に分布しているんですね

味蕾の構造

味細胞　　　味蕾

味蕾は舌に存在する，味覚を感知するための器官

第9章　感覚器

Column

UMAMI は 5 番目の味？

　特殊感覚と呼ばれる嗅覚, 視覚, 聴覚, 平衡覚, 味覚は, すべて頭部に存在します。頭部は動物の最も先頭に位置しますので, 特殊感覚の役割は獲物を探すとともに, 敵を感知して身を守ることです。そのためには, 視覚が最も重要なようにも思われますが, 神経支配をみると, 嗅神経のほうが視神経より, より上位の神経になっています。また, 中枢も, 視覚が後頭葉であるのに対して嗅覚は前頭葉です。人間の先祖は魚ですが, 最初は深海に生息しており, 光はほとんど届きませんでした。したがって, 原始の魚では視覚は役に立たず, 生きていくためには嗅覚が最も大事な感覚だったと思われます。匂いが記憶と関係しているのも生物の古い歴史を反映しています。

　味覚には, 甘味, 酸味, 塩味, 苦味, 旨味の5種類があります。舌に存在する味蕾と呼ばれるところに, 味覚を感じる細胞が存在し, それぞれの味をもたらす物質が細胞に結合すると, その刺激が神経を介して大脳に伝わり, 味として感じます。ちょっと舐めただけでもすぐ味がわかる, すなわち感度が鋭敏な味は苦味です。そして, 塩味, 酸味, 甘味と続きます。

　だし昆布や鰹節からとった出し汁の味は旨味といいますが, これは日本人にはおなじみの味で, 今からおよそ100年前に日本の研究者がほかの4種類の味とは異なる味であると提唱しました。旨味を感じさせる物質は, いくつかのアミノ酸です。一方, 西洋では, 肉の煮汁やトマト, チーズにもともと旨味成分が多く含まれるため, 欧米の研究者は, 旨味が独立した味であることを認めようとしませんでした。しかし, 2000年に, アミノ酸の1つであるグルタミン酸を感じる仕掛けが味蕾にある感覚細胞で発見され, 旨味は5番目の味として広く認知されるようになりました。このような経緯があるため, 旨味を表現する適切な言葉が外国語にはなく, 旨味は英語では umami と表現されます。

第10章

内分泌

　ヒトのからだの機能はホルモンと神経によって各器官に命令が伝達され，調節されています。働きかける得意分野の違いから，ホルモンと神経は体内でうまく使い分けられ，命令を伝えているのです。そのうちホルモンは血糖値の調整や代謝など，からだの日常的な機能の調整を担っているため，命令がゆっくり伝達されます。内分泌系のしくみや特徴から，どのようにからだの器官へと働きかけているか，みてみましょう。

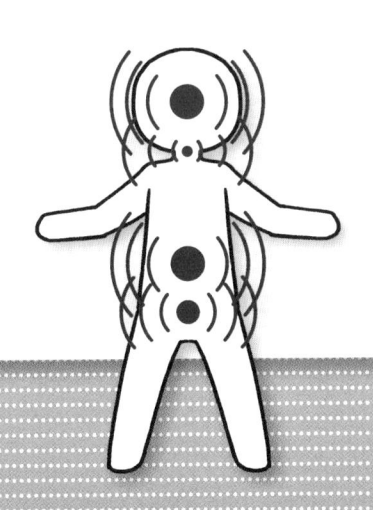

内分泌とは

1 全身の内分泌器官

からだの機能を調節する内分泌系

内分泌系とは，からだの機能を調節するホルモンと，それを分泌する**内分泌腺**のことです。全身の内分泌腺には右図のようなものがあります。

ホルモンとは，ほかの内分泌腺を刺激したり，臓器や器官の機能を促進したり抑制したりする血液中の物質のことで，ごく少量で力を発揮するのが特徴です。ホルモンによって違いますが，1mLの血液に含まれるホルモンの量は，ng（ナノグラム＝10億分の1g）以下の単位です。

内分泌系の司令部は間脳にある視床下部です。内分泌系は，同じ視床下部の指令のもとで働く自律神経系とも連携しています。自律神経系は神経によって，内分泌系はホルモンによってからだの機能を調節しているのです。

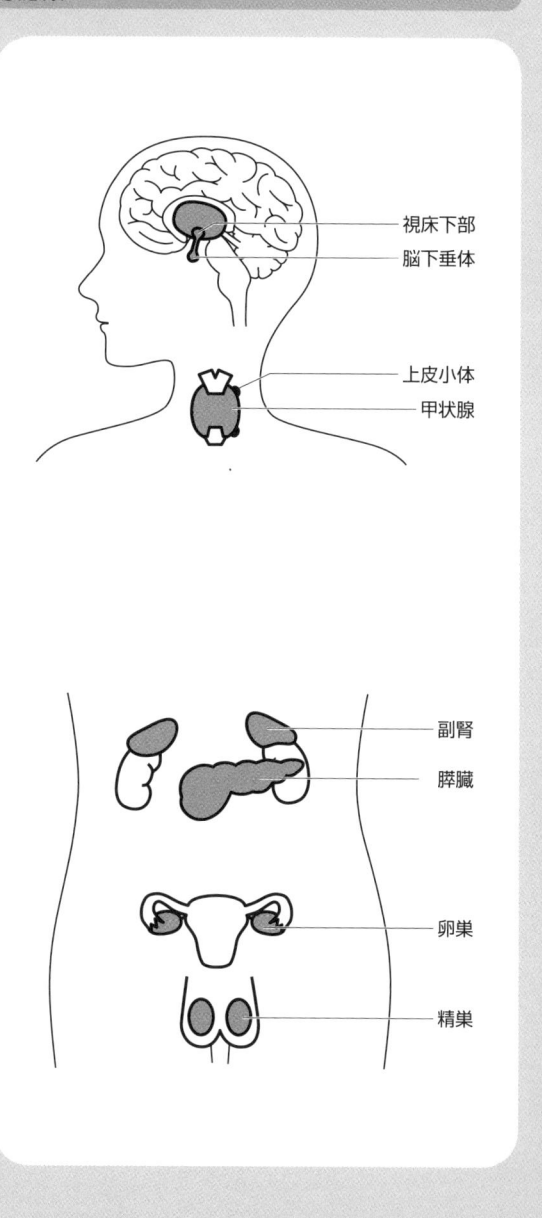

- 視床下部
- 脳下垂体
- 上皮小体
- 甲状腺
- 副腎
- 膵臓
- 卵巣
- 精巣

2 内分泌の主な働き

ホルモン情報は細胞がもつ受容体が受け取る

　ホルモンは血液の流れによってすべての細胞に届きます。しかし，特定の臓器や器官にしか働きかけることができず，その作用は各臓器・器官で決まっています。このような臓器や器官を**標的臓器**，**標的器官**といいます。たとえば膵臓から分泌されるインスリンは標的臓器である肝臓と筋肉・脂肪細胞にしか作用しません。つまり，ホルモンの情報はあるホルモンに対する受容体をもつ細胞に対してのみ，命令を伝達するしくみになっています。また，すでに記したとおり，ホルモンの分泌量は微量でその臓器に働きかけることができます。そのため，逆にホルモンが少しでも減ってしまったり，多くなったりするとホルモンバランスが崩れ，からだがうまく機能できなくなってしまいます。

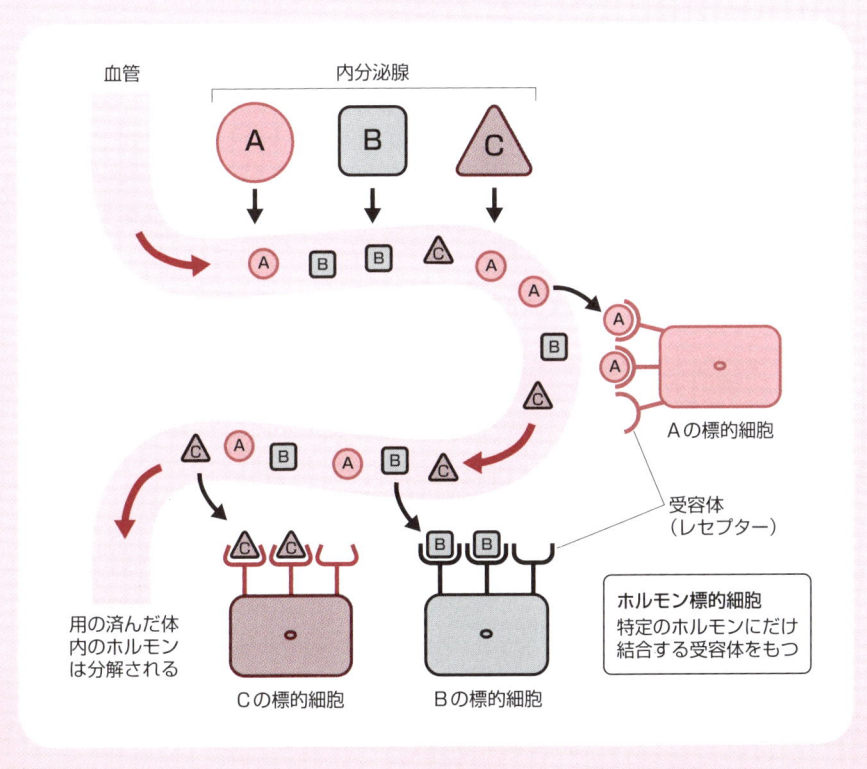

血管　　　内分泌腺

Aの標的細胞

受容体（レセプター）

ホルモン標的細胞
特定のホルモンにだけ結合する受容体をもつ

用の済んだ体内のホルモンは分解される

Cの標的細胞　　Bの標的細胞

Chapter 10-01 視床下部と下垂体

視床下部は下位の内分泌腺を刺激する

　視床下部は間脳（**File44**）の一部です。脳の前方の底にあり，下には下垂体がぶら下がっています。視床下部には，神経核と呼ばれるニューロンの塊がいくつもあり，あるものはホルモンを分泌し，あるものは自律神経の働きに関係しています。視床下部は，まわりの環境や体内の状態の変化などに対応して，内分泌系と自律神経系を使い分け，からだの機能の調節をする仕事をしています。視床下部が分泌するのは，下垂体を刺激するホルモンで，下垂体からホルモンを放出させるものと，下垂体のホルモンを抑制するものとがあります。視床下部は，全身から集まる情報をもとに，内分泌系や自律神経をどう使い分けるかを決めてホルモン分泌の調節を行っています。個々の臓器に直接指示を出すのではなく，下垂体を中継して指示することで，全体をコントロールしているのです。

> ホルモン分泌の多くは，上位ホルモンから下位ホルモンへと作用します。ここでは，視床下部から分泌されるホルモンによって，下垂体ホルモンの分泌が調節され，さらに下垂体前葉ホルモンによって，下位（甲状腺や副腎など）の多くの内分泌腺からホルモンが分泌されるということです。また，下位ホルモンは上位ホルモンへ分泌量を抑制（フィードバック）する働きももっています。

下垂体のホルモンもさらに下位の内分泌腺を刺激する

　下垂体は前葉と後葉に分けられます。1つの内分泌腺に見えますが，前葉と後葉は別々の起源をもっているため，機能がまったく違うのです。
　下垂体前葉からは，成長を促す成長ホルモンと乳汁の分泌にかかわるプロラクチンの以外にも，ほかの内分泌腺を刺激するホルモンが分泌されています。これらのホルモンは，上の視床下部に刺激されて分泌されているわけです。
　下垂体後葉ホルモンとされているバソプレシンとオキシトシンは，実は視床下部がつくるホルモンです。下垂体後葉は，視床下部がつくったホルモンを溜めておき，指示があったときに放出する仕事だけをしています。

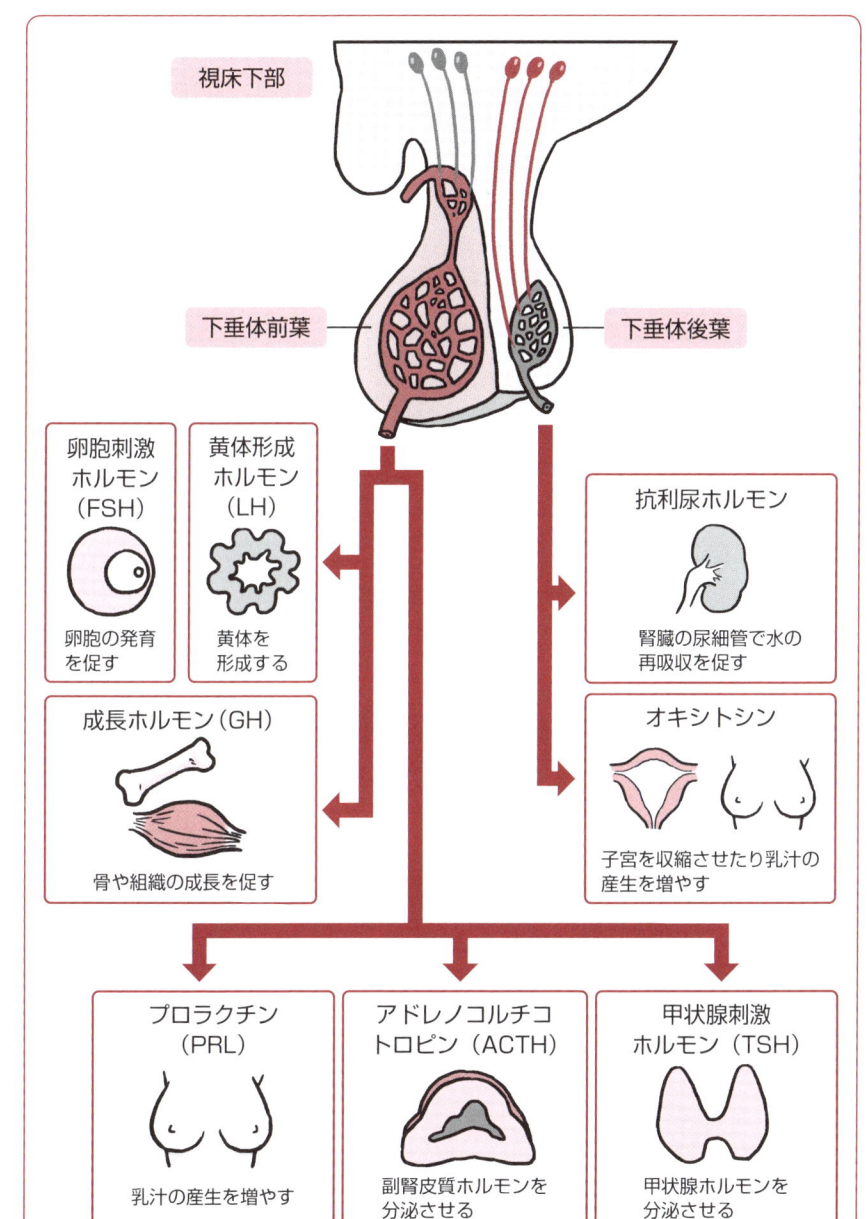

File 53 視床下部と下垂体の働き
視床下部は下垂体との連携でホルモンを制御している

視床下部

下垂体前葉 ── **下垂体後葉**

卵胞刺激ホルモン（FSH）
卵胞の発育を促す

黄体形成ホルモン（LH）
黄体を形成する

成長ホルモン（GH）
骨や組織の成長を促す

抗利尿ホルモン
腎臓の尿細管で水の再吸収を促す

オキシトシン
子宮を収縮させたり乳汁の産生を増やす

プロラクチン（PRL）
乳汁の産生を増やす

アドレノコルチコトロピン（ACTH）
副腎皮質ホルモンを分泌させる

甲状腺刺激ホルモン（TSH）
甲状腺ホルモンを分泌させる

第10章 内分泌

Chapter 10-02 甲状腺と上皮小体

甲状腺のホルモン

甲状腺は，のどぼとけの下あたりに貼り付いている内分泌腺で，甲状腺ホルモンとカルシトニンを分泌しています。

甲状腺ホルモンは，からだの代謝を活発にするホルモンです。全身の骨格筋や内臓に，エネルギー源を燃焼させて熱を出すように働きかけます。その結果，体温は上がり，代謝に必要な酸素を取り込んで全身に送るため，呼吸や心臓の拍動が速くなります。甲状腺ホルモンが出過ぎる病気の甲状腺機能亢進症は，代謝が活発になりすぎて，安静に寝ていても全速力で走っているかのような状態になってしまいます。逆に甲状腺ホルモンが不足した場合の甲状腺機能低下症では，代謝が落ちて体温が下がり，むくんだり便秘になったりします。また元気がなくなって動作が緩慢になるので，高齢者では認知症と間違えられることもあります。

カルシトニンは，血液中のカルシウム濃度を下げるホルモンです。血液中のカルシウム濃度は一定にしておかなければならないので，カルシウム濃度が上がるとカルシトニンが分泌され，骨形成 **(p.28)** を盛んにして血液中にあふれたカルシウムを骨にくっつけ，さらに腎臓からカルシウムをたくさん排泄させて，血液中のカルシウム濃度を下げるのです

上皮小体のホルモン

上皮小体は，甲状腺のうしろに4つ，ボタンのようにくっついている数mmの内分泌腺です。**副甲状腺**とも呼ばれますが，甲状腺とは別の臓器です。

上皮小体からは，パラソルモンというホルモンが分泌されます。これは，甲状腺のカルシトニンの逆で，血液中のカルシウム濃度を上げる働きをするホルモンです。血液中のカルシウム濃度が下がりすぎると分泌され，骨吸収 **(File07)** を盛んにして骨からカルシウムを溶かし，腎臓での再吸収 **(File36)** を促して，カルシウムを血液中にキープします。

File 54 甲状腺ホルモンと副甲状腺ホルモン

甲状腺ホルモンは全身の代謝を活発にする

甲状腺

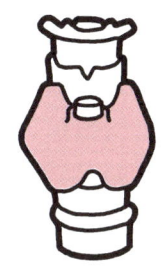

（甲状腺の図）

甲状腺ホルモン
・トリヨードサイロニン（T_3）
・サイロキシン（T_4）

↓ 分泌

▶ 代謝を促進

↓

分泌量が多すぎると…

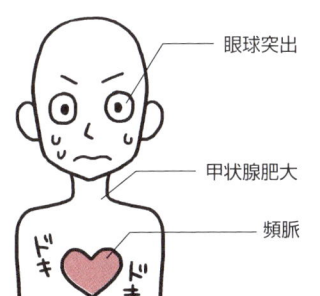

- 眼球突出
- 甲状腺肥大
- 頻脈

↓

バセドウ病（甲状腺機能亢進症）に

副甲状腺

甲状腺の裏側

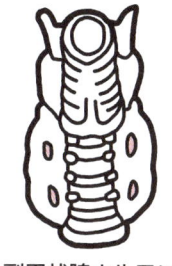

副甲状腺ホルモン
・パラソルモン

↓ 分泌

▶ 血中カルシウム濃度の上昇

↓

分泌量が多すぎると…

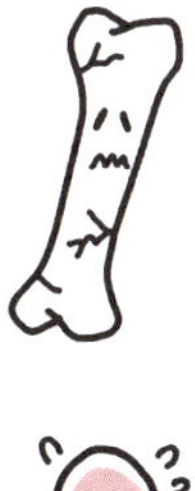

カルシウムが抜き取られて骨がもろくなる

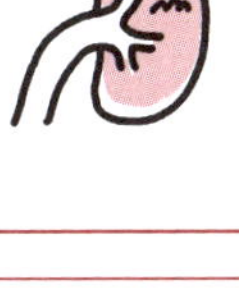

尿中のカルシウム濃度が上昇し，尿路結石ができやすい

第10章 内分泌

Chapter 10-03 副腎は皮質と髄質からなる

副腎の働きは腎臓とは関係なし

副腎は，左右の腎臓の上部にあります。腎臓の補助装置のようにみえるので，この名前がついていますが，機能的には腎臓とは関係ありません。副腎については，皮質と髄質に分けて考える必要があります。それは，それぞれまったく異なるタイプのホルモンを分泌しているからです。

副腎皮質からは**ステロイドホルモン**のグループが分泌されています。ステロイドホルモンというのは特定のホルモンの名前ではなく，コレステロールを原料にしてつくられるホルモンのことです。副腎皮質が分泌するホルモンには，電解質コルチコイド，糖質コルチコイド，アンドロゲンがあります。

副腎皮質ホルモンは，副腎皮質ステロイドとかステロイド剤などと呼ばれ，薬としてもよく知られています。その副腎皮質ホルモンとは，糖質コルチコイドのことです。糖質コルチコイドを大量摂取すると，炎症を抑える働き（抗炎症作用）を示すため，ステロイド剤は全身に炎症が起こる病気（関節リウマチ，気管支喘息など）や皮膚炎などの治療薬，免疫抑制剤として広く使われています。

アンドロゲンはいわゆる男性ホルモンです。つまり女性でも男性ホルモンが分泌されているわけです。アンドロゲンは性機能の発達や体毛の濃さ，皮脂の分泌などと関係があるホルモンです。

副腎髄質は，からだを臨戦態勢にする交感神経の刺激を受けてホルモン（アドレナリンなど）を分泌するので，その働きも血糖値や血圧を上げたり代謝を活発にするなど，交感神経とほぼ同じです。

> 副腎皮質へは下垂体前葉（File53）から，副腎髄質へは交感神経から命令が出され，それぞれのホルモンの分泌が促進されます。

File 55 副腎皮質

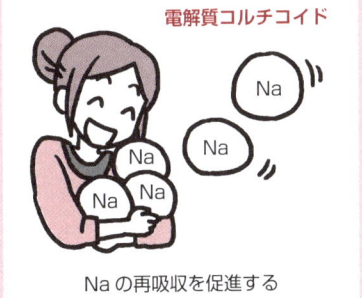

副腎皮質から分泌される3種類のステロイドホルモン

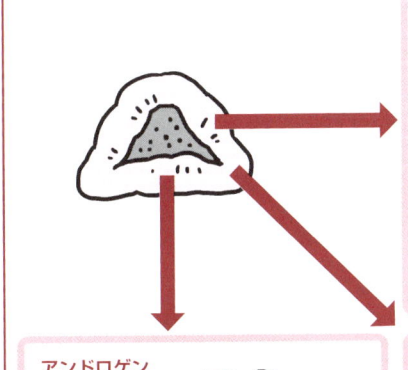

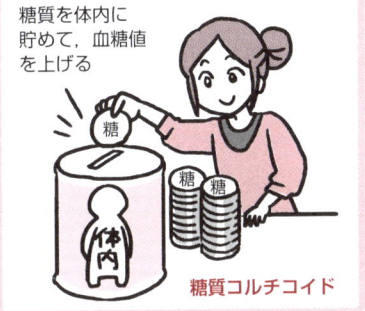

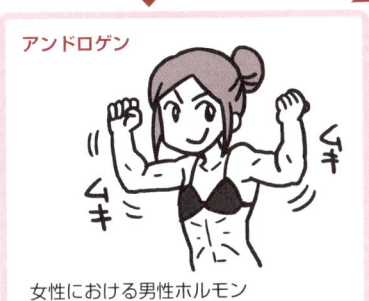

副腎は2つに分けられる

- 副腎
- 腎臓
- 皮質
- 髄質

糖質コルチコイド
糖質を体内に貯めて、血糖値を上げる

アンドロゲン
女性における男性ホルモン分泌を促進する

電解質コルチコイド
Naの再吸収を促進する

第10章 内分泌

Chapter 10-04 膵臓から分泌されるホルモン

血糖値を上げたり，下げたりするホルモン

膵臓は，p.86で解説したように強力な消化液の膵液を出します。膵液は，腺房という組織でつくられ，**主膵管**を通って十二指腸に注ぎ込まれています。その一方で膵臓はホルモンも分泌しています。ホルモンは，消化液をつくる腺房の間にぽつぽつと散らばっている**ランゲルハンス島**という組織でつくられ，そこを通る血管の中に分泌されています。つまり膵臓は，消化液を出す外分泌腺であるのと同時に，ホルモンを分泌する内分泌腺でもあるのです。

膵臓からは，血糖値を上げるグルカゴンと，血糖値を下げる**インスリン**が分泌されています。

血糖値とは血液中のブドウ糖濃度のことです。ブドウ糖はヒトが最も利用しやすいエネルギー源で（p.94），特に脳はブドウ糖しか利用できないため，血糖値は常に一定以上のレベルに保たれている必要があります。血糖値が極端に低くなると，ひどい場合は意識がもうろうとする意識障害が起こってしまうのです。何も食べないでいたりして血糖値が下がってくると，膵臓からグルカゴンが分泌されます。グルカゴンは血液に乗って肝臓に届き，ブドウ糖を放出せよと指示します。すると肝臓が，貯蔵しているグリコーゲンを分解してブドウ糖にしたり，糖質以外の栄養素からブドウ糖をつくって血液中に放出し，その結果，血糖値が上がります。

食事をして糖質が吸収されると血糖値が上がります。血糖値は高すぎる必要はないので，余分なブドウ糖はあとで必要になったときのために貯蔵しておこうとします。その働きをするのがインスリンです。インスリンは血糖値が上がると分泌され，骨格筋や脂肪組織の細胞に「ブドウ糖を取り込め！」と指示します。そして，細胞がブドウ糖を取り込むと，血糖値が下がります。

> 血糖値を下げるのはインスリンのみで，上げるホルモンはグルカゴン以外にも複数あります。

File 56 血糖値とホルモン
インスリンはランゲルハンス島のβ細胞から分泌される

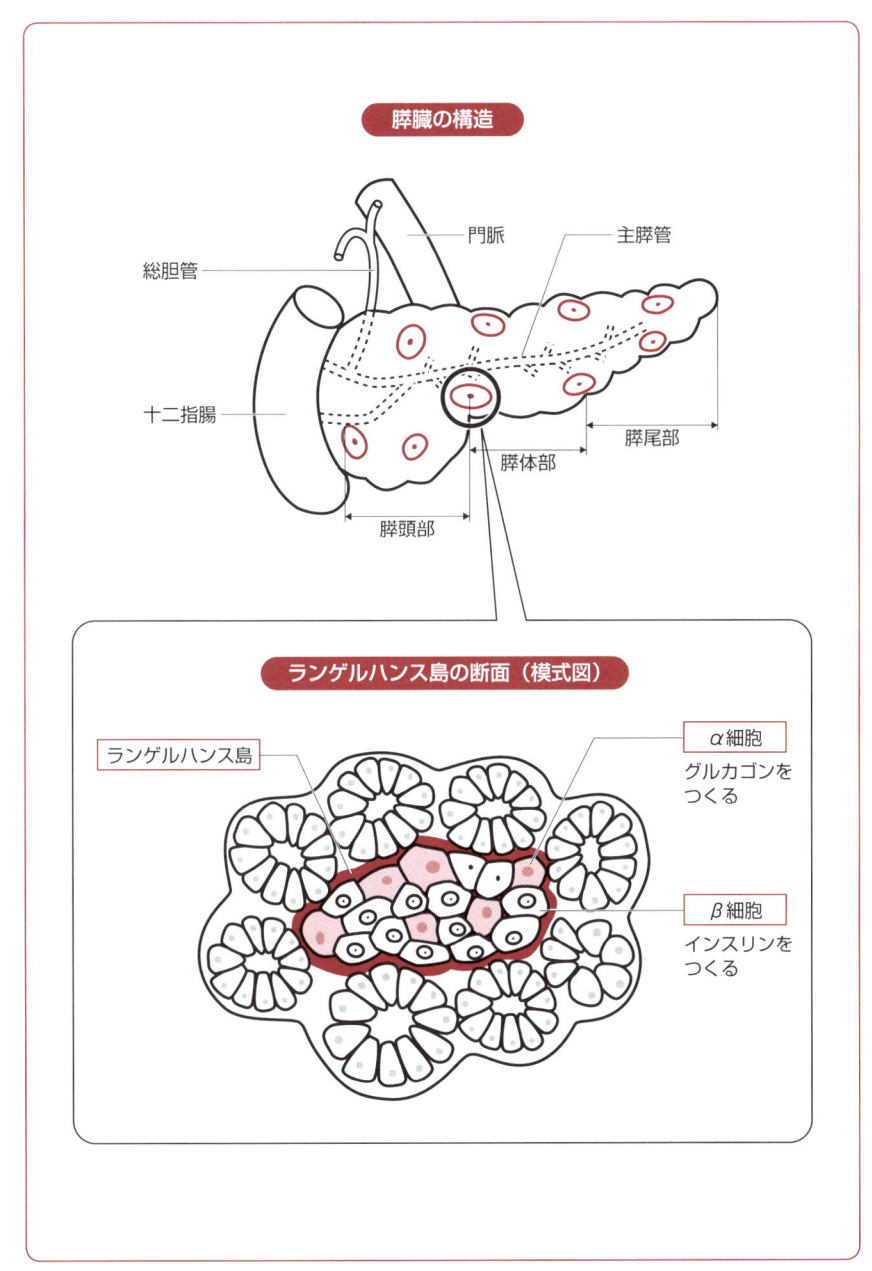

膵臓の構造

- 総胆管
- 門脈
- 主膵管
- 十二指腸
- 膵頭部
- 膵体部
- 膵尾部

ランゲルハンス島の断面（模式図）

- ランゲルハンス島
- α細胞：グルカゴンをつくる
- β細胞：インスリンをつくる

第10章 内分泌

Column

ホルモンの量

　ホルモンは標的臓器に到達すると細胞の受容体に結合して命令を伝えます。しかし，受容体以外にはまったく結合しません。したがって，血液中にはすべてのホルモンが流れていますが，そのほとんどが無駄(?)ともいえます。たとえば，視床下部から分泌されて下垂体を刺激する視床下部ホルモンは，頭の中で数cmしか離れていない臓器の間を血液を介して流れ，命令を伝えますが，肘の静脈で採血しても，そこにも流れているのです。しかし，ホルモンは全身のどの血液中にも存在するものの，その量はきわめて微量です。

　血液に溶けている物質で最も量が多いものはタンパク質で，血清1dLあたり約7g(7g/dL)存在します。ブドウ糖は，これより少なく，約100mg/dLです。1mgは1gの1/1,000です。1mgの1/1,000を1μg(マイクログラム)といいます。ホルモンの中でμg存在するものはかなり量の多いホルモンです。1μgの1/1,000を1ng(ナノグラム)といいますが，ホルモンでは，これぐらいの量が標準的です。1ngの1/1,000を1pg(ピコグラム)，1pgの1/1,000を1fg(フェムトグラム)といいますが，pgやfgで血液中に存在するホルモンも珍しくはありません。とても微量ですが，どのようにして測定するのでしょうか？　実際，これほどの少ない量でも，数時間で測定できます。それには抗体を使った免疫法という方法が用いられます。免疫法はインスリンの測定で最初に実用化され，開発者はノーベル賞を受賞しました。今では比較的容易に測定できるホルモンですが，ホルモンの研究は，最初はとても大変でした。まず目的とするホルモンを精製する必要があるからです。何千頭もの動物の頭や副腎や膵臓が集められ，そこからほんのわずかのホルモンを取り出すことから始めなければならなかったのです。そうやって取り出したわずかな量の試料を元にして，ホルモンの構造が解明されていきました。

第11章

血液・体液・血球

　私たちのからだは半分以上が水分でできていますが，その成分は海水にそっくりです。一説によると，それは私たちがはるか昔，魚から進化した名残であるといわれています。

　体内にある水分として，真っ先に思い付くのは血液でしょうか。血液は液体成分である血漿と固体成分である3種類の血球からできており，それぞれが重要な働きをしています。

　この章では，血液を中心に，体液の組成と働きについて理解を深めましょう。

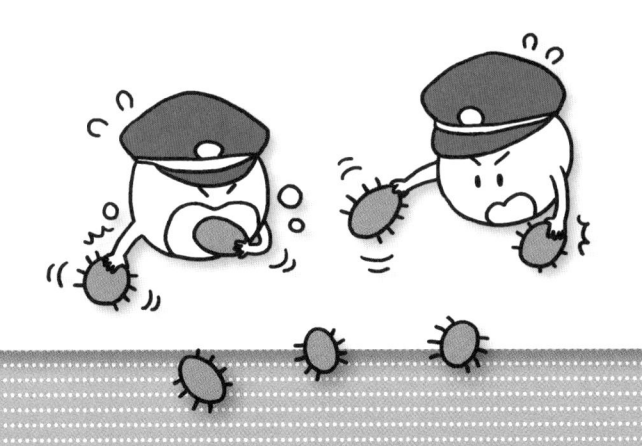

血液・体液・血球とは

1 血液の組成

赤血球，白血球，血小板の割合

血管の中を流れているのが血液です。血液量は体重の8％程度といわれており，体重60kgの成人男性では約5Lになります。

採血した血液に，固まらないようにする薬品を入れて遠心分離器にかけると，下に沈む血球と，上澄みの**血漿**に分けることができます。血球には，**赤血球，白血球，血小板**があり，大半が赤血球です。血漿は，水にナトリウムやカリウムなどの電解質や，タンパク質，ブドウ糖，脂質，血液凝固因子（p.168）などが溶けたものです。

また採血した血液を試験管などに入れてそのまま置いておくと，**血餅**と呼ばれる塊ができ，液体成分と分離します。この液体は**血清**で，血漿とは違います。血清は，血漿から血球を血餅にかためる成分を取り除いたものです。

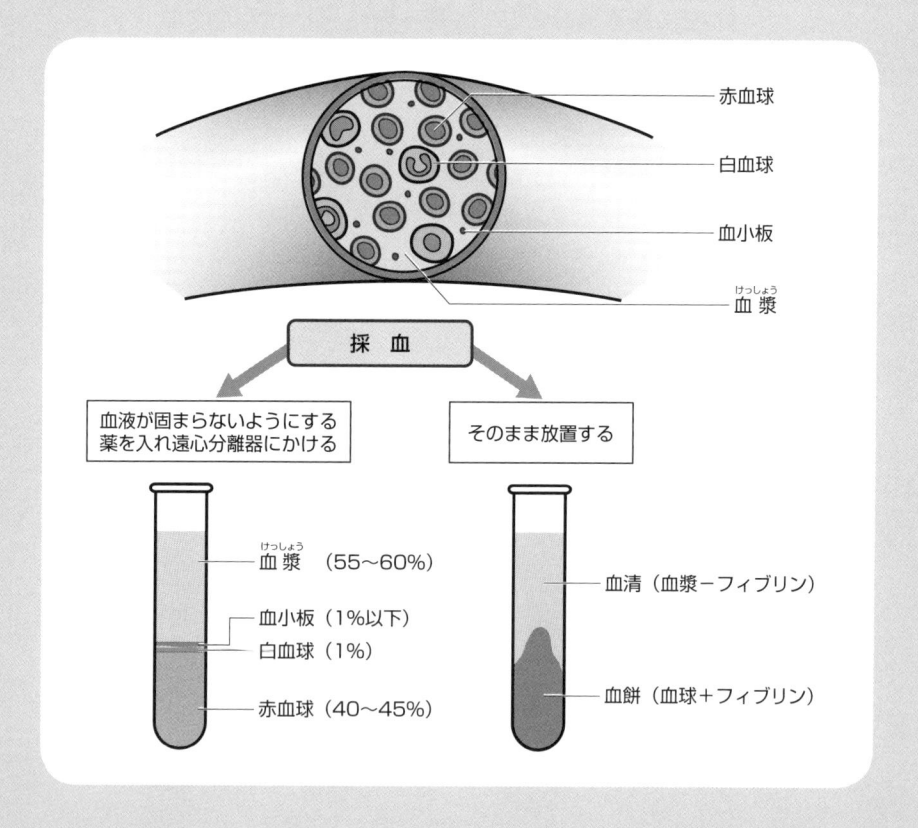

- 赤血球
- 白血球
- 血小板
- 血漿

採血

血液が固まらないようにする薬を入れ遠心分離器にかける
- 血漿（55〜60％）
- 血小板（1％以下）
- 白血球（1％）
- 赤血球（40〜45％）

そのまま放置する
- 血清（血漿－フィブリン）
- 血餅（血球＋フィブリン）

2 血液の働き

酸素，栄養素，ホルモンの運び屋

絶えず全身を巡る血液の主な働きは物質の運搬です。血液は運搬車であり，循環器のルートを走っていますが，血液は，心臓の収縮力によって流されています。では，血液が運ぶ物質を1つひとつみていきましょう。

最初に，酸素と二酸化炭素です。肺で取り込んだ酸素は，赤血球の中のヘモグロビンと結合し，全身に送られていきます。全身から回収した二酸化炭素は，主に血漿に溶けた形で肺に運ばれ，排出されます。

血液は栄養素も運びます。小腸で吸収した糖質やアミノ酸，脂質などの栄養素は，血漿に混ざり，肝臓に運ばれます。また肝臓で合成されたタンパク質や，肝臓に貯蔵されていた糖質などが全身の細胞に送り届けられます。ホルモンを運ぶのも血液です。内分泌腺から分泌されたホルモンは血管に入り，血液によって目的地まで運ばれます。全身の細胞で発生した老廃物のうち，タンパク質を代謝してできる尿素や，核酸を代謝してできる尿酸などは，血液によって腎臓に運ばれていきます。

物質の輸送以外にも大切な仕事があります。細菌やウイルスなどの敵が侵入したときに白血球がこれを撃退する免疫の機能（**File60, 61**），血管が傷ついたときに出血を止める止血の機能（**File58**）などです。

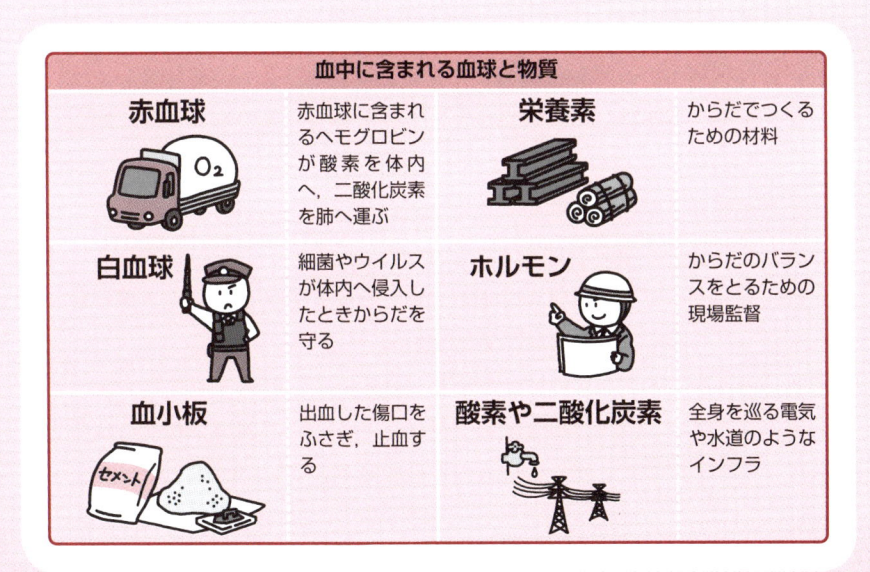

血中に含まれる血球と物質

赤血球	赤血球に含まれるヘモグロビンが酸素を体内へ，二酸化炭素を肺へ運ぶ	栄養素	からだでつくるための材料
白血球	細菌やウイルスが体内へ侵入したときからだを守る	ホルモン	からだのバランスをとるための現場監督
血小板	出血した傷口をふさぎ，止血する	酸素や二酸化炭素	全身を巡る電気や水道のようなインフラ

Chapter 11-01 赤血球は酸素を運ぶ

赤血球の赤い色はヘモグロビンの色

　赤血球は，直径7〜8μmの真ん中が凹んだ円盤のような血球で，全血液の容量の40〜45％を占めています。赤血球が赤いのは，中に詰まっている**ヘモグロビン**（血色素）という色素が赤いからです。

　ヘモグロビンは，鉄を含むヘムという物質と，グロビンというタンパク質が結合した物質です。したがって，ふだんの食事で鉄が不足すると，ヘモグロビンや赤血球が十分につくれなくなって貧血になります。ヘモグロビンは酸素と結合しやすい性質をもっていて，肺の肺胞で酸素を受け取り，全身の細胞へと送り届ける仕事をしています。ヘモグロビンは，酸素と結合すると鮮やかな赤になり，酸素を離すと暗い赤に変化します。したがって酸素を多く含む動脈血は鮮紅色で，酸素が少ない静脈血は暗赤色をしています。健康診断で肘の血管から採血した血液の色は見たことがあると思いますが，あれが静脈血の色です。

大きな赤血球が細い毛細血管を通れるわけ

　赤血球は骨の中にある骨髄でつくられ，骨を貫通する血管によって全身に送り出されます。骨髄にはすべての血球のもとになる造血幹細胞という細胞があり，これが分裂，分化して赤血球がつくられます。赤血球の形が円盤形なのは，それができる過程で細胞核が抜けるからです。したがって完成した赤血球は，自分で分裂して増えることはできません。その一方で，自分よりも細い毛細血管にも，からだを折り包んで通るというワザを見せます。赤血球がきれいな球形だったら，そんなことはできませんね。

　赤血球の寿命は約120日です。古くなった赤血球は脾臓で壊されます。しかし，中のヘモグロビンは脾臓と肝臓で処理され，そこで抽出された鉄は新しい赤血球をつくる材料に，残りは胆汁の成分の**ビリルビン**（p.88）になります。

File 57 赤血球とヘモグロビン
ヘモグロビンは酸素の配達人

赤血球ができるしくみ

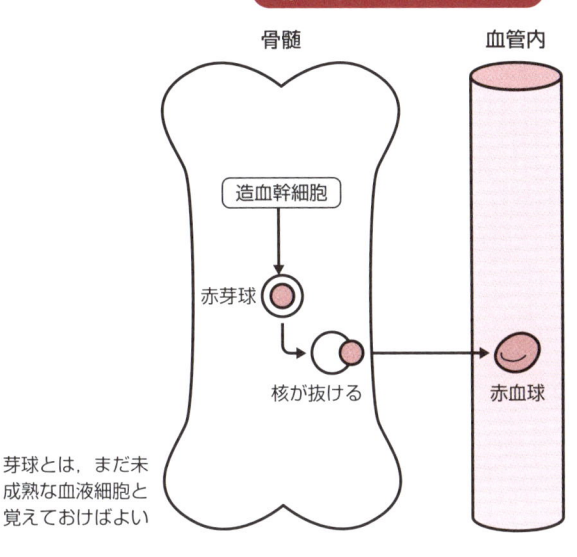

骨髄　　血管内

造血幹細胞 → 赤芽球 → 核が抜ける → 赤血球

芽球とは，まだ未成熟な血液細胞と覚えておけばよい

貧血状態の回転寿司

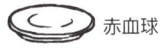

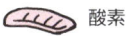

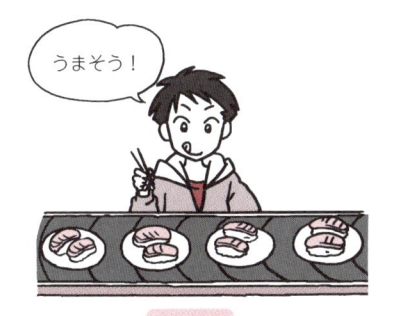

○ 赤血球　　ヘモグロビン　　酸素

正常

うまそう！

お皿（赤血球）には，必ず2貫分のシャリ（ヘモグロビン）があり，ネタ（酸素）がちゃんとのっている

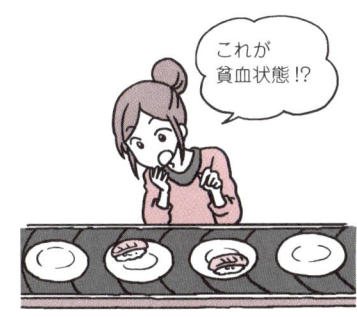

貧血

これが貧血状態!?

お皿（赤血球）は回ってくるがシャリ（ヘモグロビン）が不足しているので，ネタ（酸素）ものっていない

第11章 血液・体液・血球

Chapter 11-02 血小板は出血を止める

血漿に溶けている血液凝固因子とも協力する

　血小板も，赤血球と同じように骨髄の造血幹細胞が分化してできるのですが，そのプロセスは赤血球とはまったく違っています。血小板は，幹細胞からできた巨核球という大きい細胞が小さくちぎれたものです。大きさは2〜3μmで，核はなく，形は不規則です。

　血小板の仕事は出血を止めることです。ただし出血を止めるには，血小板だけでなく，血漿に溶けている**血液凝固因子**と呼ばれる物質との共同作業が必要です。

　血管が傷つくと，まず血管自身がキュッと収縮し，その部分の血流を遅くして出血を減らそうとします。また血管の傷のところで剥き出しになったコラーゲンに血小板が触れると，血小板がそこにくっつき，活性化します。活性化した血小板は変身し，触手のようなものを出して，ほかの血小板と集まって密着して傷口にフタをします。

　しかし，血小板の塊だけでは剥がれやすく，不十分です。そこで活性化した血小板は，血漿に溶けている血液凝固因子を活性化させる物質を出します。するといくつもの血液凝固因子が次々に反応を起こし，最終的に，**フィブリノゲン**という物質が**フィブリン**という線維状のものに変化します。フィブリンは血管の傷の部分に網を張り，その網に血小板だけでなく赤血球も絡みついて固まり，血管の傷にがっちりとフタをするのです。このフィブリンと血球が絡み合ってできた塊を血栓といいます。

　血管の傷が治ってくると，今度はプラスミンという物質が血栓を少しずつ溶かしていきます。この働きを線溶（線維素溶解現象）といいます。この作業が終われば，血栓はなくなり，血管の壁も元どおりになります。

> 血液凝固因子にはフィブリノゲンのほか，プロトロンビン，カルシウムイオン，抗血友病因子など10種類以上の物質があります。凝固因子のいくつかは肝臓でつくられていて，肝臓病になると凝固因子の産生が低下し，出血しやすくなります。

File 58 血小板の止血作用
血小板は止血のトップバッター

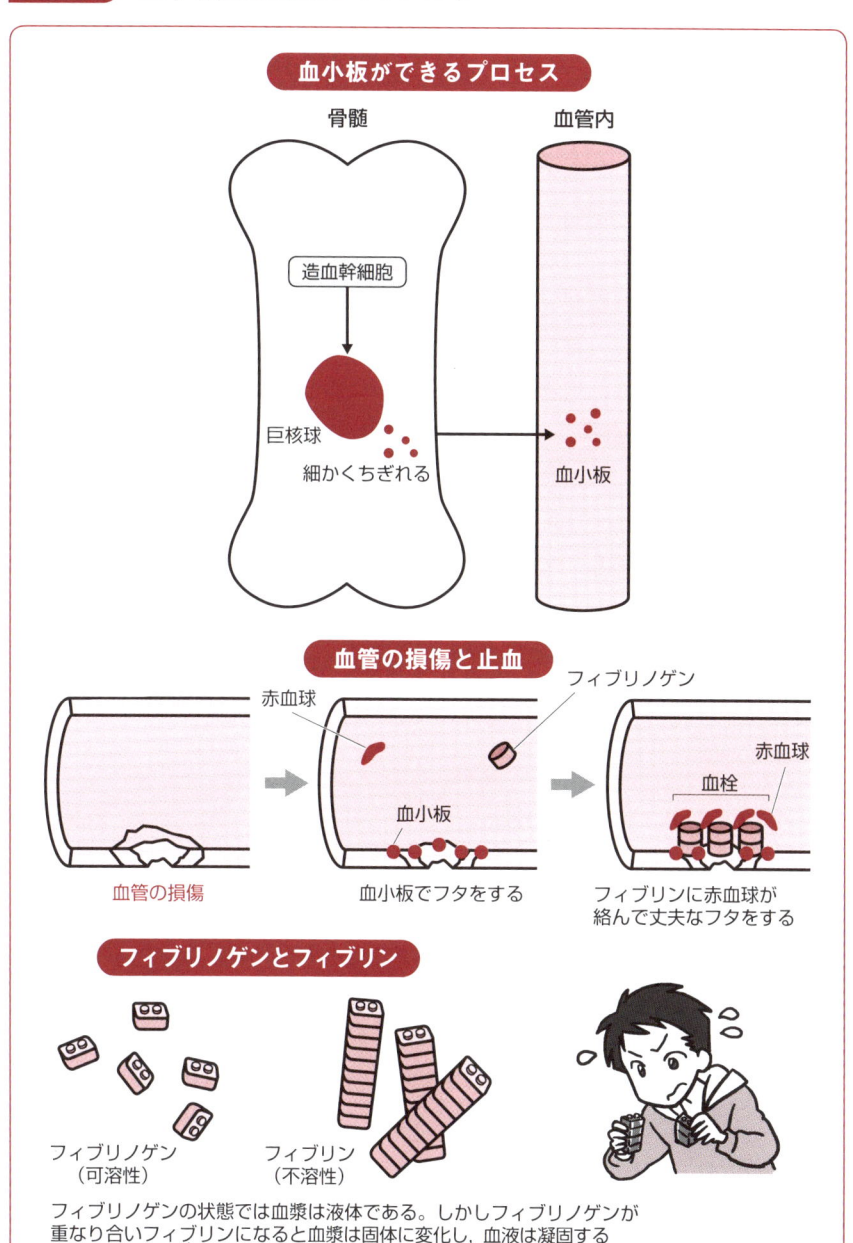

血小板ができるプロセス

骨髄　　　血管内

造血幹細胞 → 巨核球 → 細かくちぎれる → 血小板

血管の損傷と止血

血管の損傷 → 赤血球／血小板（血小板でフタをする）→ フィブリノゲン／赤血球／血栓（フィブリンに赤血球が絡んで丈夫なフタをする）

フィブリノゲンとフィブリン

フィブリノゲン（可溶性）　　フィブリン（不溶性）

フィブリノゲンの状態では血漿は液体である。しかしフィブリノゲンが重なり合いフィブリンになると血漿は固体に変化し、血液は凝固する

第11章　血液・体液・血球

Chapter 11-03 白血球は5種類ある

姿も役割も個性的

　血球のうち，からだに侵入する細菌やウイルスなどを撃退する働きをするものを**白血球**といいます。白血球は核をもっているのが特徴で，赤血球のような色素は入っていません。白血球も，赤血球や血小板と同様，骨髄の造血幹細胞から分化してつくられます。

　白血球には，**好中球**，**好酸球**，**好塩基球**，**リンパ球**，**単球**の5種類があります。好中球と好酸球と好塩基球は，細胞の中に顆粒と呼ばれる粒上の物質があるため，まとめて**顆粒球**とも呼ばれます。顆粒球の名前についている「中」「酸」「塩基」というのは，白血球の検査で染色という処理をしたときに，どんな性質の色素に染まるかという意味です。好中球は中性の色素に，好酸球は酸性の色素に染まる性質があります。

　好中球は白血球の中で最も多く，全体の60〜70％を占めます。好中球はいわば最前線の歩兵で，細菌などが侵入すると真っ先に突進して敵を取り込んで殺します。好酸球と好塩基球はいずれも数が少なく，アレルギー反応などに関係していると考えられています。

　リンパ球は，中に顆粒がなくやや小さい血球です。白血球全体の20〜30％を占め，免疫機能の中心的役割を果たしています。リンパ球にはさらにいくつもの種類があり，あるものは免疫機能の司令塔として働き，あるものは細菌などの免疫機能が反応する敵である**抗原**に対抗するための，**抗体**という化学物質をつくって放出します。またあるものは誰の指示も受けずに敵を攻撃をするのです。

　単球はやや大きな血球で，血管の中にいるときは丸い（この状態を単球という）のですが，血管の外に出ると，アメーバのように触手を伸ばして動き回るマクロファージに変身します。マクロファージは，リンパ節や脾臓，肺の肺胞の中などにいて，侵入してきた異物を取り除いたり侵入した敵の情報を免疫機能の司令官に報告するという大切な仕事も担当しています（**File60**）。

File 59 白血球の種類
白血球の役割は「免疫」

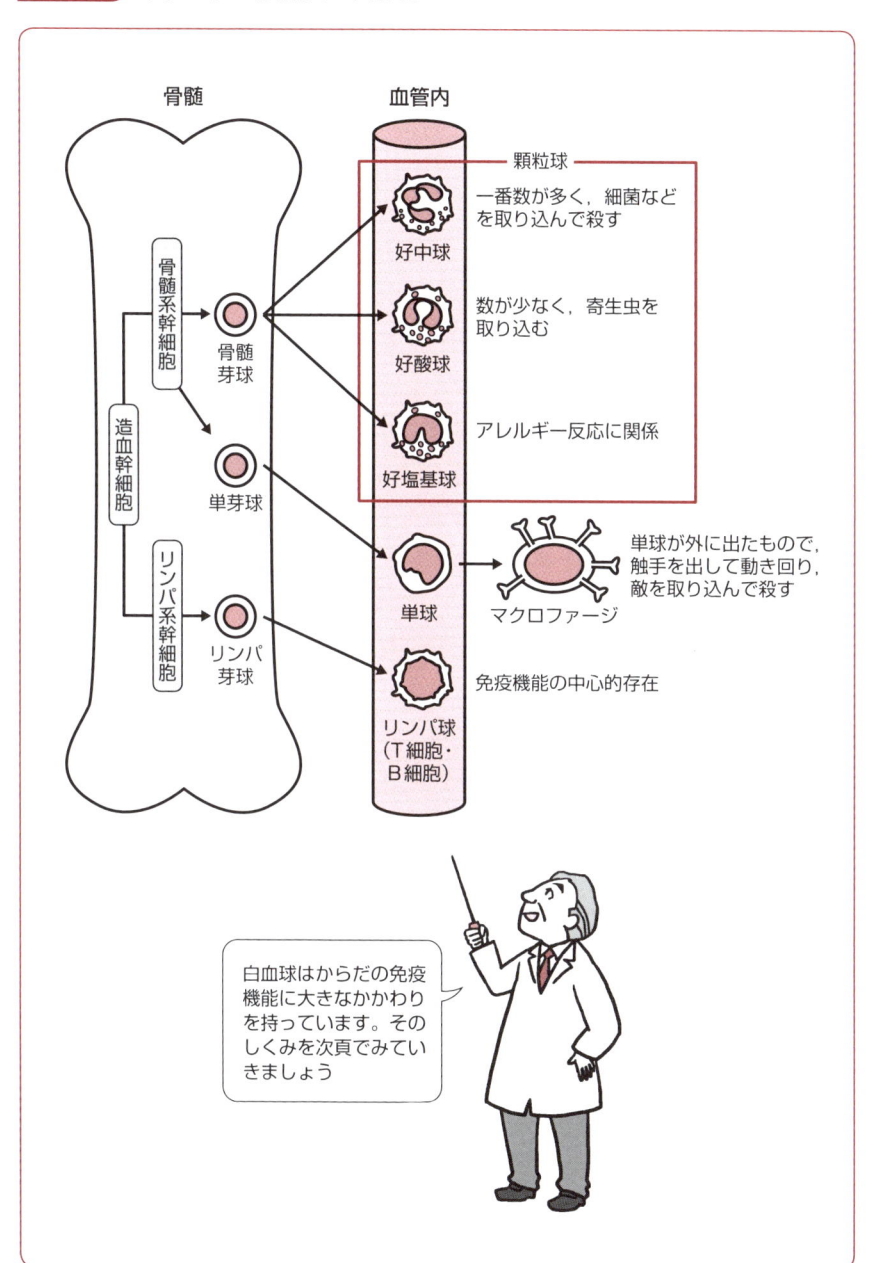

骨髄

造血幹細胞
- 骨髄系幹細胞 → 骨髄芽球 → 顆粒球（好中球・好酸球・好塩基球）
- 骨髄系幹細胞 → 単芽球 → 単球
- リンパ系幹細胞 → リンパ芽球 → リンパ球

血管内

顆粒球
- 好中球：一番数が多く，細菌などを取り込んで殺す
- 好酸球：数が少なく，寄生虫を取り込む
- 好塩基球：アレルギー反応に関係

単球 → マクロファージ：単球が外に出たもので，触手を出して動き回り，敵を取り込んで殺す

リンパ球（T細胞・B細胞）：免疫機能の中心的存在

> 白血球はからだの免疫機能に大きなかかわりを持っています。そのしくみを次頁でみていきましょう

第11章 血液・体液・血球

Chapter 11-04 最前線で敵の侵入を阻止する「非特異的生体防御」

敵が何であってもとにかく攻撃

　私たちの生活は細菌やウイルスなど，多くの脅威に囲まれています。そのような脅威の中，健康でいられるのは，からだの中の免疫が常に細菌と戦っているおかげです。では，私たちのからだは気づかないうちにどのように守られているのでしょう。

　まず，最前線で敵の侵入を阻止するしくみについてみていきましょう。血管の中や肺胞などには，からだの防衛軍の前線部隊となる白血球の好中球や**マクロファージ**がいます。これらの白血球は自分のテリトリーをパトロールしていて，そこに細菌やウイルスなどの**抗原**が侵入してきたのを確認すると，すぐに突撃して，敵を食べて殺します。このような一連の作用をそれぞれ遊走能（ゆうそうのう），貪食能（どんしょくのう），殺菌能といい，まとめて**貪食作用**といいます。ケガをしたときに傷口に膿が溜まることがあります。これは細菌を取り込んで死んだ好中球の塊です。好中球は，細菌などの抗原をどんどん食べて殺し，自分も死んでいくのです。一方，マクロファージは大食漢で，次々に抗原を食べてくれるので食細胞とも呼ばれています。マクロファージは，貪食以外にも抗原の情報を司令部に伝えるという大切な役割をもっています。食細胞の貪食作用はヒトが生まれつき備わっている防衛反応で，**自然免疫**といいます。また，この働きを「**非特異的生体防御**」ともいいます。

　自然免疫は，敵（病原体）から防御する機能がはじめから備わっているという免疫現象です。それに対して，生まれた後に初めて敵と出会い防御機能をもつ免疫現象を獲得免疫（p.174）といいます。

> 免疫力が強いというのは防御力の強さの表れです。風邪をひきやすい人は防御力も弱いともいえます。

File 60 自然免疫
マクロファージと好中球の仕事

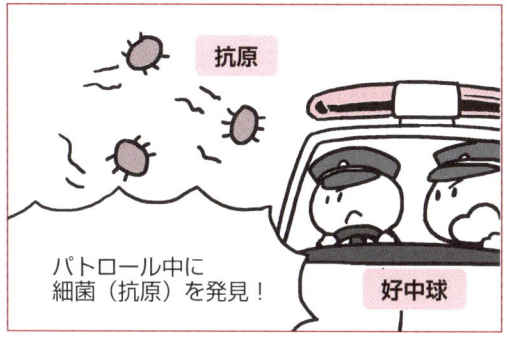

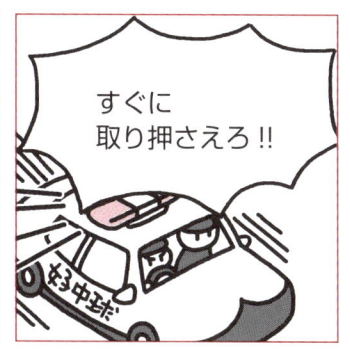

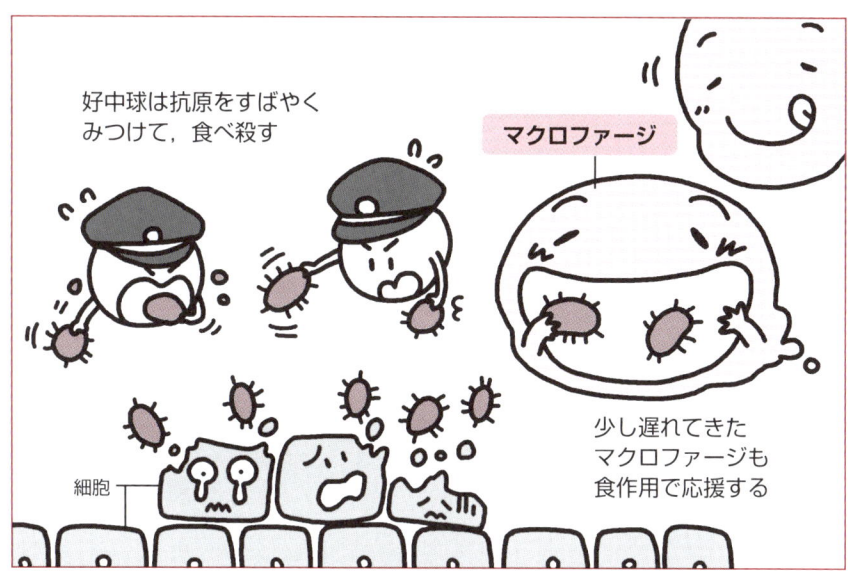

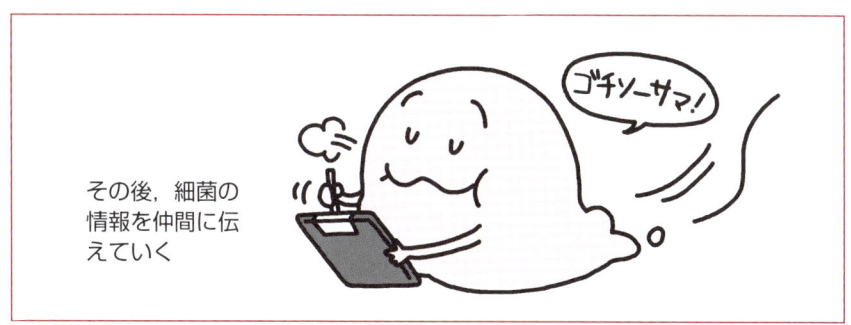

抗原

パトロール中に
細菌（抗原）を発見！

好中球

すぐに
取り押さえろ!!

好中球は抗原をすばやく
みつけて，食べ殺す

マクロファージ

少し遅れてきた
マクロファージも
食作用で応援する

細胞

ゴチソーサマ！

その後，細菌の
情報を仲間に伝
えていく

Chapter 11-05 抗体で攻撃する体液性免疫

抗体をつくるリンパ球は敵を記憶して生き続ける

　好中球とマクロファージが最前線で戦うだけでは，敵の侵入を阻止できないこともあります。体内に侵入した敵は，あちこちで健康な細胞を侵略し，炎症を起こしたり，臓器の機能を低下させたりしてしまったら，次はリンパ球の出番です。リンパ球には，役割の違う何種類かの細胞があり，互いに連携して敵に総攻撃をしかけていきます。

　侵入した抗原の情報は，マクロファージによって防衛軍の本体にもたらされます。マクロファージは，取り込んで殺した抗原のかけらを，リンパ球の総司令官である**ヘルパーT細胞**に「こんなものが侵入しました」と提示します。すると報告を受けたヘルパーT細胞が，自ら増殖しつつ，リンパ球の**B細胞**に「この敵を倒すための武器をつくって放出せよ」と指令を出します。

　するとB細胞は，ヘルパーT細胞からもらった情報をもとに，その敵を殺すのに有効な武器，「**抗体**」をつくって放出します。細菌やウイルスなど，免疫機能が反応する抗原に対して，B細胞がつくる武器を抗体といいます。抗体はグロブリンというタンパク質でできていて，免疫グロブリンとも呼ばれます。細菌などの抗原に抗体がくっつくと，それだけで破壊されたり，または抗体がくっついているのが目印になり，マクロファージなどによる攻撃をしやすくします。このように，侵入する抗原に対して抗体によって攻撃するしくみを**体液性免疫**といいます。

　この攻撃に際して抗原の情報を記憶したB細胞（記憶B細胞）は，体内で長く生き続け，その抗原が再び侵入してきたときは，すぐに抗体を放出して排除します。これが「免疫がつく」ということです。1つのB細胞がつくれる抗体は1種類だけで，別のタイプの抗体はつくれませんし，その抗体は特定の抗原専用の武器なので，ほかの抗原には効きません。したがって体内には，過去に攻撃を受けた敵の数だけ，それを記憶したB細胞がいることになります。これらの防御反応は感染を経験してから身につくので**獲得免疫**ともいいます。

File 61 獲得免疫
リンパ球たちが活躍する獲得免疫

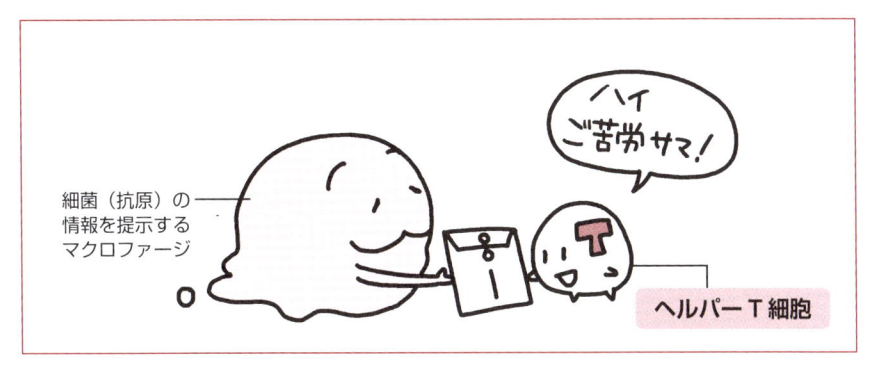

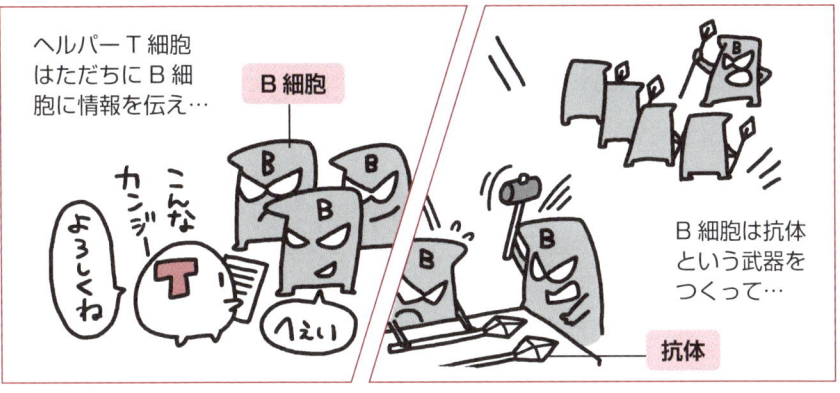

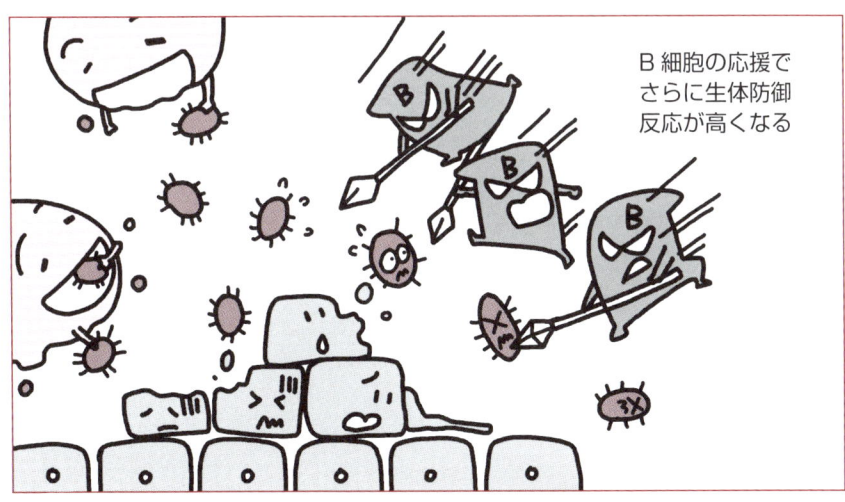

細菌（抗原）の情報を提示するマクロファージ

ハイ ご苦労サマ！

ヘルパーT細胞

ヘルパーT細胞はただちにB細胞に情報を伝え…

B細胞

よろしくね
こんなカンジー
へぇい

B細胞は抗体という武器をつくって…

抗体

B細胞の応援でさらに生体防御反応が高くなる

第11章 血液・体液・血球

Chapter 11-06 体液の組成と性質

人と「水」の密接な関係

　人体の60%は水です。ただしこれはごく普通の体格の男性の場合です。体重に対して水が占める割合は，赤ちゃんでは60%よりも多く，女性や肥満者など体脂肪が多い人や高齢者などでは少なくなります。

　体内の水分をまとめて**体液**といいます。体液の3分の2は細胞の中にある細胞内液です。残りの1/3の，さらに1/4が血液の液体成分の血漿で，残りが細胞と細胞，組織と組織の間を満たす組織液などです。

　体液の大半は水で，そこにナトリウム，カリウム，クロールなどの電解質や，タンパク質，ブドウ糖などが溶けています。体液のpHは7.35〜7.45の弱アルカリ性に保たれていて，この範囲を大きくはずれてしまうと，からだのさまざまな機能に異常が起きてしまいます。

> 細胞内にある体液が細胞内液，細胞のまわりにある体液が細胞外液ですね。

> そうです。細胞内液にはカリウム（K^+）が多く，細胞外液にはナトリウム（Na^+）が多い。

> じゃあ血液は…？

> いい質問だね。血液は細胞外液と考えてよい。生物が進化して細胞の数が増えると，各細胞間に酵素や栄養を運ぶ（循環させる）必要ができたということです。

　水分の摂取不足や大量の発汗などがあると脱水という症状が起こります。脱水のパターンは2種類あり，1つは水分が喪失し細胞内液も細胞外液も減少するもの。もう1つは，水分とナトリウムが喪失し細胞外液が減少するものがあります。

File 62 体液の構成
細胞内液と細胞外液

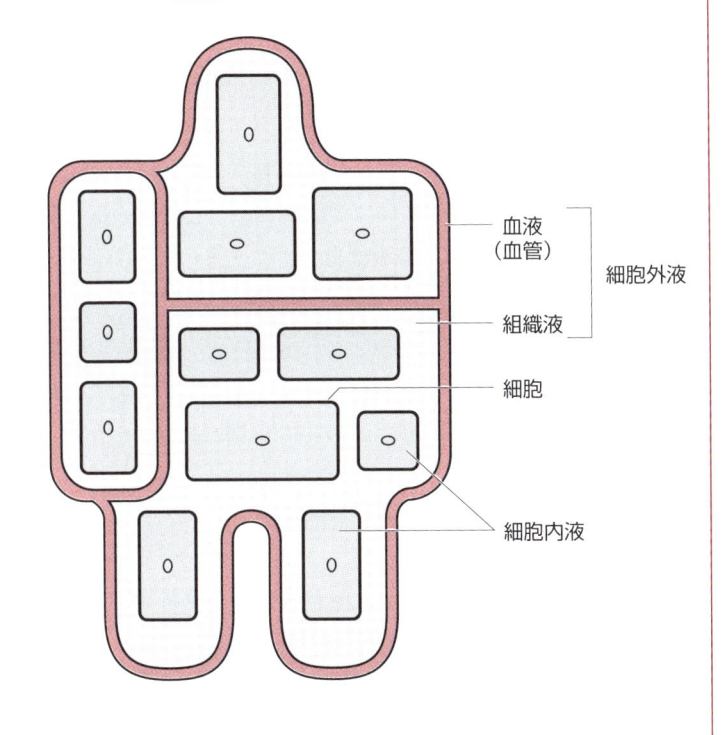

ヒトの体液の模式図

血液（血管）　┐
　　　　　　　├ 細胞外液
組織液　　　　┘

細胞

細胞内液

体液の比率と主な電解質

体液比率（全体重に対して）			主たる陽イオン
総体液：60%	細胞内液：40%		K^+
	細胞外液：20%	血管外（組織液）：15%	Na^+
		血管内（血漿）： 5%	

Chapter 11-07 体液の酸・塩基平衡

体液を弱アルカリ性に保っておくしくみ

　人の体液は，pH7.35〜7.45の弱アルカリ性に保たれていなければなりません。この範囲から少しでもはずれると，からだの機能がうまく働かなくなって，ひどい場合は意識を失い，死んでしまいます。そのためからだには，体液のpHを調節するしくみがいくつも組み込まれています。

　体内では常に酸が発生しています。酸というと胃液の塩酸（胃酸）を思い浮かべるかもしれませんが，胃液は胃の中にあるので，体液のpHには影響しません。体内で発生する酸とは，二酸化炭素のことです。人は糖質などの栄養素を酸素で燃焼させることにより，生きるためのエネルギー源を取り出しており，その結果，常に少しずつ二酸化炭素が発生しています。そして二酸化炭素が体液に溶けると，以下の化学式のように酸（H^+）が発生します。したがって人の体液は，酸性に傾きやすいのです。

$$H_2O + CO_2 \rightarrow H_2CO_3 \rightarrow H^+ + HCO_3^-$$

　体内でできた酸（H^+）は，尿として排泄したり，肺で二酸化炭素として排出しています。しかし，これらの方法だけでは急な変化には対応できません。たとえば突然呼吸がうまくできなくなって体内に二酸化炭素が溜まると，体液が急激に酸性に傾いてきてしまいます。この場合，呼吸で二酸化炭素を捨てることもままならない状況ですし，尿として捨てるには時間がかかります。そこで血液が，血液の中にあるものを使って酸（H^+）を打ち消して，血液のpHを弱アルカリ性に保つようにします。このしくみを緩衝系といいます。

　緩衝系の代表的なものは，右頁の化学式です。上記の化学式は，水に二酸化炭素が溶けて酸ができる反応を式の左から右に向かって進む様子を説明しました。しかし化学式をつなぐ矢印は，左から右への一方通行ではなく，双方向です。右頁で，先ほどの化学式を左右逆にして説明します。酸（H^+）が増えると，酸（H^+）は血液中にある重炭酸イオン（HCO_3^-）と結合して炭酸（H_2CO_3）になり，その分，酸（H^+）が減って血液のpHが維持されることがわかるでしょうか。酸（H^+）は，単独でいるとpHを下げるという悪さをしますが，緩衝系の誰かと手をつないでいれば，悪さをしないというわけです。

File 63 体液のpH
体液は常に弱アルカリ性を保っている

体液のpH

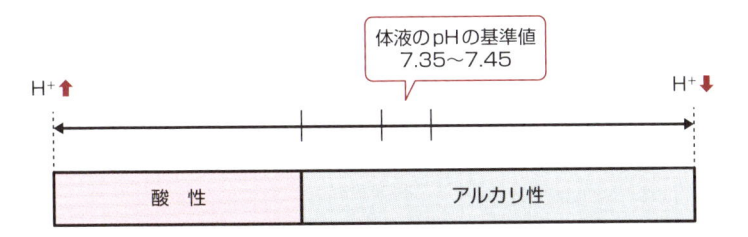

体液のpHの基準値
7.35〜7.45

$H^+ \uparrow$　　　　　　　　　　　　　　　　　　　　　$H^+ \downarrow$

酸性　　　　アルカリ性

酸性側に傾くことをアシドーシス，
アルカリ性側に傾くことをアルカローシスという

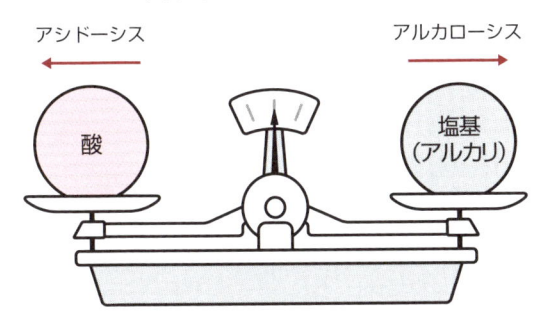

アシドーシス　　　　　　　アルカローシス

酸　　　　　　　　塩基（アルカリ）

血液のpHが維持されるしくみ

$$H^+ + HCO_3^- \rightleftarrows H_2CO_3 \rightleftarrows H_2O + CO_2$$

酸（水素イオン）　重炭酸イオン　　炭酸　　　水　　二酸化炭素

Column

凝固因子という物質

　血小板は止血の役割をもっていますが，止血が行われるためにはほかの要素も必要です。まず，血管自体の構造に問題があれば，止血はうまくいきません。血管が傷つくと，最初に血液中の血小板が集まってきて傷にフタをします。これを血栓といい，血小板でできた血栓ですので血小板血栓ともいいます。血小板の数が少なかったり，機能に問題があれば，いつまでもフタができず，出血が止まりません。血小板血栓ができて30分ぐらいすると，血液中を流れている凝固因子と呼ばれる物質が集まってきて血小板血栓を補強します。凝固因子は10種類以上の物質からなり，ほとんどがタンパク質ですが，連鎖反応的にいろいろな物質ができていって，最後は線維素あるいはフィブリンと呼ばれる強力な糊のような物質ができあがり，これが血管の穴を塞ぎます。これをフィブリン血栓，あるいは，血小板血栓に引き続いてつくられるので二次血栓と呼びます。約1週間で血管の壁の修復が完成すると，フィブリン血栓は血液中のほかの物質によって溶かされ，血管は元の状態に戻ります。これを線維素溶解と呼びます。つまり，正常な止血には，血小板だけではなく，凝固因子や線維素溶解も正常に行われる必要があるのです。

　凝固因子には番号が付けられており13番まであります（ただし6は欠番）。また，ローマ数字で表す習慣があります。第Ⅷ（8）因子はタンパク質ですが，生まれつきこの第Ⅷ因子をもっていない病気があります。第Ⅷ因子をつくる遺伝子に異常があるためです。第Ⅷ因子がないと，一度血小板血栓ができて止血しても，その後フィブリン血栓ができないため，関節内出血や筋肉内出血が起こりやすくなります。この病気を血友病（ほかに第Ⅸ（9）因子欠損の血友病もあるため，それと区別する場合には血友病A）と呼びます。血友病は性染色体性（伴性）劣性遺伝という形式で遺伝されるため，男の子だけに病気が起こります。

第12章

生殖器

　男性と女性の生殖器には，子孫を残すために分業ともいえる機能と役割が備わっています。男性生殖器は精子をつくり，女性生殖器は卵子をつくります。そして1億以上ものライバルとの争いを勝ち抜いた1つの精子だけが卵子と出会うことができます。

　生命の根底ともいえる，生殖器のしくみをみていきましょう。

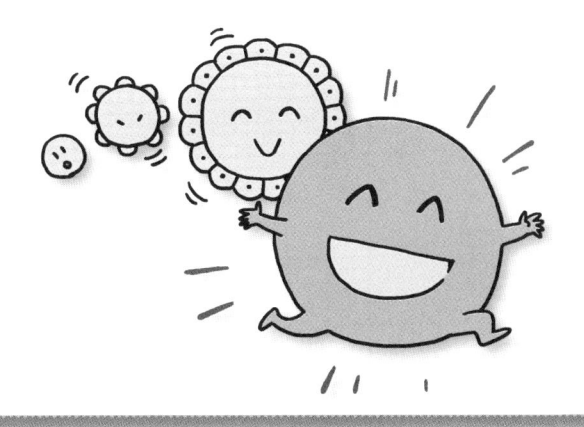

生殖器とは

1 女性の生殖器

女性の生殖器の形と名称

卵巣，**卵管**，**子宮**，**腟**といった生殖器は腹腔の下のほうにあり，骨盤※の中におさまっています。子宮の前には膀胱が，うしろには直腸があります。子宮は**受精卵**を育てる育児室であり布団です。洋梨をさかさにしたような形で，妊娠していない状態では長さ7～8cm，重さは50g程度です。子宮の上の部分を**子宮体部**，下の首のように細くなった部分を**子宮頸管**（頸部），その先端を子宮口といいます。子宮口の下には外陰に向かって腟が続いています。

子宮の両肩からは卵管が伸びています。卵管の先の太い部分を卵管膨大部，その先のフサがついたようになって開いている部分を**卵管采**といいます。その先には卵巣がありますが，卵管采は卵巣にくっついてはいません。

※寛骨，仙骨，尾骨で構成される（運動器p.24参照）

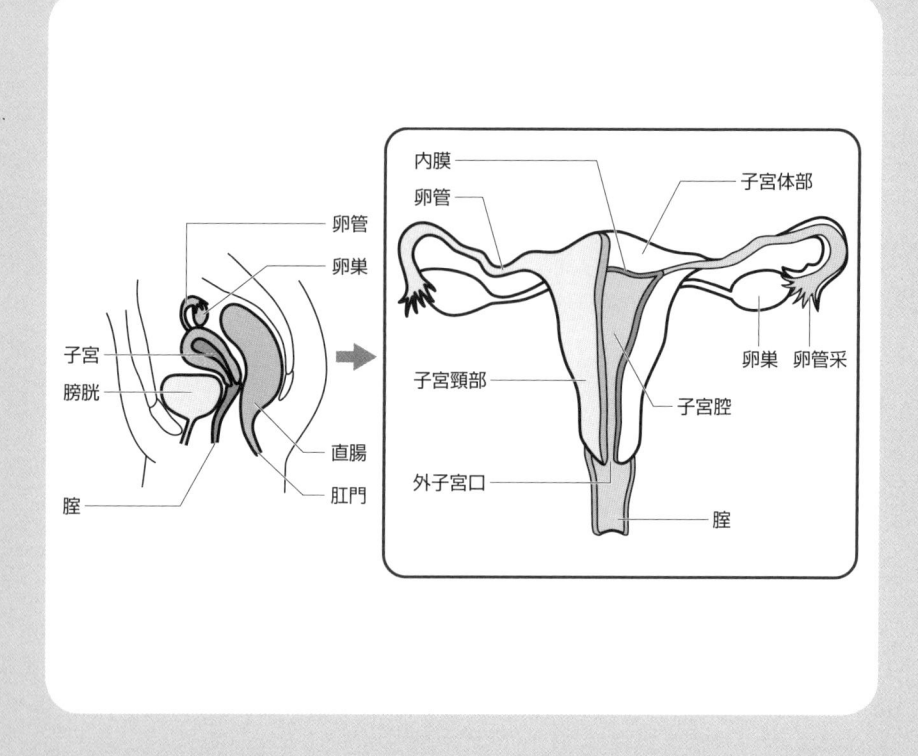

2 男性の生殖器

男性の生殖器の形と名称

　男性生殖器の**精巣**，**精管**，**精嚢**，**射精管**は，膀胱の下にある前立腺で尿道に合流し，そこから先は泌尿器と兼用になっています。また陰茎の海綿体は，排尿には使われず生殖のためだけに使われるので，生殖器といえます。

　精巣は**陰嚢**の中に入っていて，からだの外にぶら下がっています。下図は精巣の断面です。精巣の中はたくさんの部屋に分かれていて，中に細かく蛇行した精細管がぎっしり詰まっています。精細管は集まって精巣上体に入り，精巣のうしろを一度下ってから，Uターンして精管と名前を変えます。精管は恥骨の前を通り，膀胱の上からうしろにまわり，精嚢へとつながります。

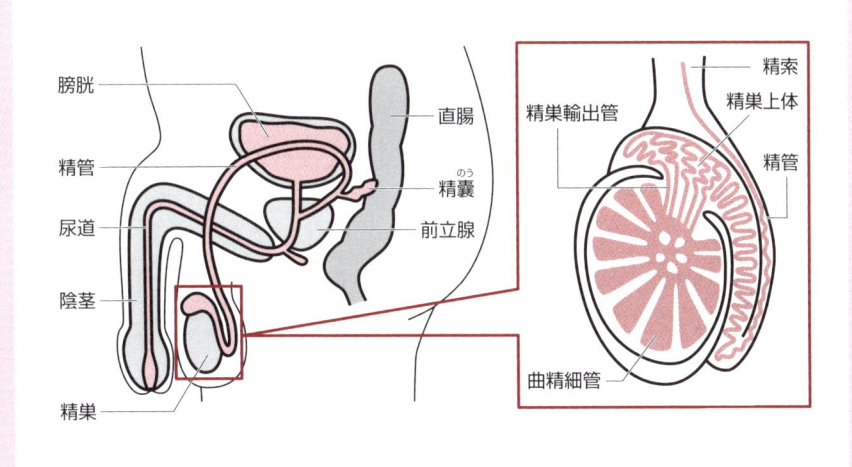

Chapter 12-01 女性ホルモンと性周期

毎月妊娠のために備えている女性のからだ

　妊娠できる機能をもつ女性は，ほぼ毎月のように妊娠のための準備をしています。妊娠のための準備とは，精子と受精するための卵子を成熟させて送り出すことと，胎児を育むための布団となる子宮内膜を整えることです。これらの準備を着実に進めて，それでも妊娠しなかった場合に，いらなくなったものを捨てる一連の変化を性周期といいます。

　性周期は，現象としてはっきりわかる月経を区切りとしています。月経が始まった日から次の月経が始まる前日までが1つの周期で，月経周期ともいいます。月経周期は，そのちょうど真ん中あたりで起こる排卵を境に，その前後に分けて理解する必要があります。

　月経が始まってから排卵までの期間を卵胞期といいます。この期間は，卵子を成熟させて排卵に備えさせ，その一方で受精卵ができたときに潜り込む布団となる子宮内膜を厚く増殖させる時期です。下垂体から分泌される**卵胞刺激ホルモン（FSH）**（File53）の刺激によって，卵巣にある卵胞のいくつかが反応して大きくなります。大きくなった卵胞は**卵胞ホルモン（エストロゲン）**を分泌し，これが卵子を成熟させ，子宮内膜を増殖させます。

　卵胞ホルモンの分泌量が増えると，下垂体から今度は**黄体形成ホルモン**が分泌されます。黄体形成ホルモンは一気に大量に出て，これが卵胞から卵子をポンと押し出します。これが**排卵**で，卵子が飛び出したあとの卵胞の抜け殻は，黄色くなって**黄体**と呼ばれるようになります。黄体は，**黄体ホルモン（プロゲステロン）**を分泌して，卵胞期に厚くした子宮内膜をよりフカフカの状態にして，受精卵が潜り込んでくるときに備えます。

　排卵した卵子が精子と出会うことなく，妊娠しなかった場合は，準備した子宮内膜は剥がれ，廃棄されます。これが月経という現象です。排卵から次の月経が来るまでの間を黄体期といいます。黄体期は，黄体が正常に機能している場合は14日±2日で，ほとんど個人差はありません。月経周期全体の日数に差があるのは，排卵までにかかる日数に違いがあるからです。

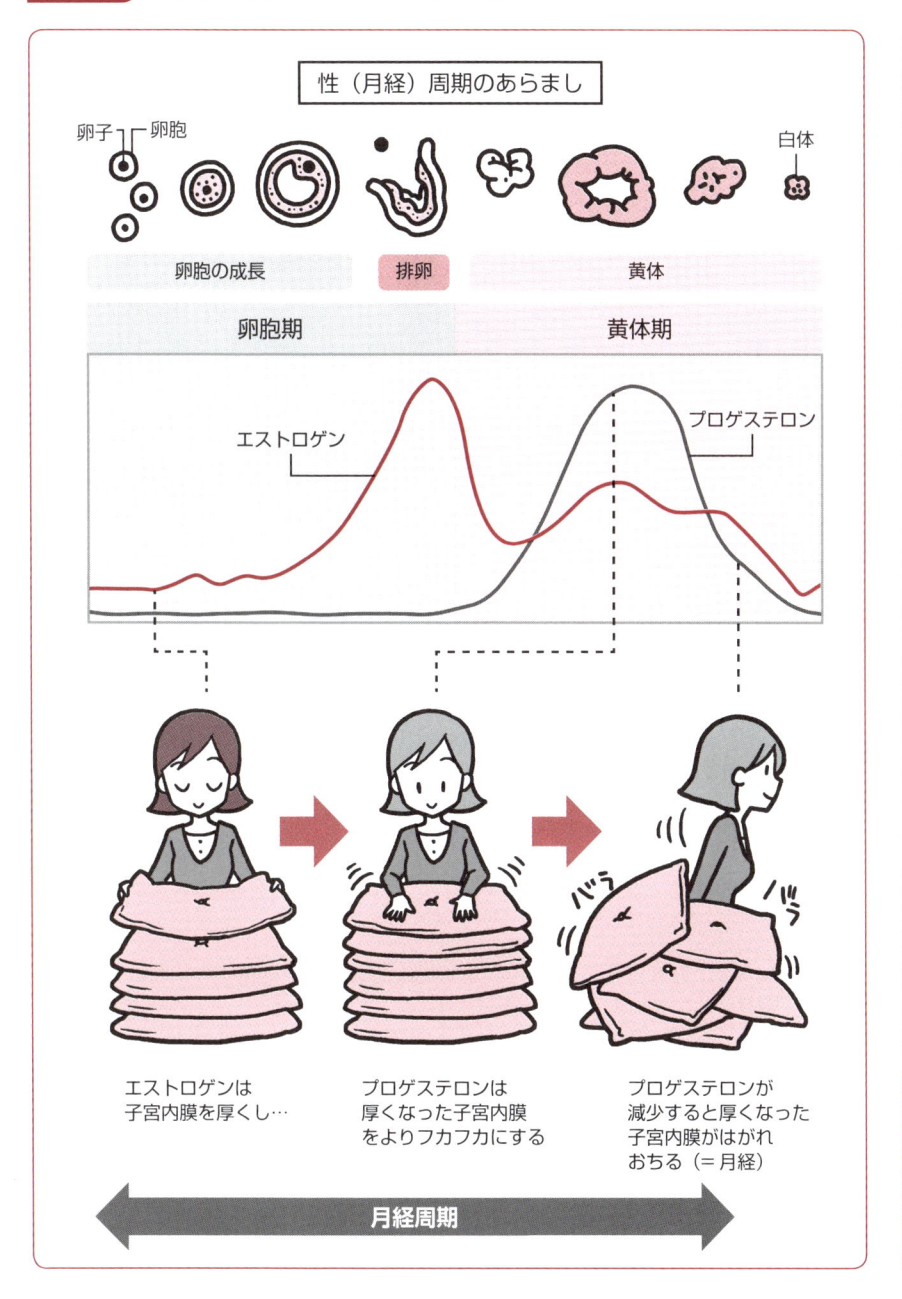

File 64 性（月経）周期
エストロゲンとプロゲステロン

性（月経）周期のあらまし

卵子　卵胞　　　　　　　　　　　　　　　　　　白体

卵胞の成長　　　排卵　　　　　黄体

卵胞期　　　　　　　　黄体期

エストロゲン　　　　　　　　プロゲステロン

エストロゲンは子宮内膜を厚くし…

プロゲステロンは厚くなった子宮内膜をよりフカフカにする

プロゲステロンが減少すると厚くなった子宮内膜がはがれおちる（＝月経）

月経周期

第12章 生殖器

Chapter 12-02 男性ホルモンと精子の形成

男性らしさと精子をつくるアンドロゲン

精巣は**アンドロゲン**を分泌します。アンドロゲンというのは**男性ホルモン**の総称で，代表的なのはテストステロンです。アンドロゲンは副腎皮質からも分泌されています（**File55**）。アンドロゲンは，**精子**の形成を促すほか，骨や筋肉を強くしてがっしりとした男らしいからだをつくったり，体毛を濃くしたりします。また性欲や性衝動を強くしたり，ものごとに対する積極性や攻撃性とも関係があると考えられています。

精子は精巣の**精細管**の中で絶えずつくられています。精細管には精子のもとになる細胞がたくさんあり，これが次々に細胞分裂を行って精子をつくります。精子は，卵子のところまで自力でたどりつかなければならないので，子宮の中を泳ぐためのしっぽと，しっぽを動かすエネルギーの発生器をもっています。そして先端部分には，父親の遺伝情報を伝える核と，卵子に潜り込むための酵素をもっています。精細管でできた精子は精巣の上につく精巣上体で泳ぐ力などを身につけて一人前になったのち，精管の中で待機します。

性的興奮が高まると，精管が収縮して精子を尿道のほうに送ります。その途中で精囊や前立腺，尿道球腺からの分泌物が混じって精液となり，さらに尿道のまわりの筋肉が強く収縮すると，**射精**が起こります。

> 女性ホルモンは2つ（エストロゲンとプロゲステロン）あるのに男性ホルモンと呼ぶのはアンドロゲンだけなんですね。

> しかも，女性でも，男性ホルモンは副腎皮質で分泌されることは **File55** で学びましたね。

File 65 精液のルートと精子の構造

精巣でつくられた精子は精巣上体に集められ，精管を通って射精される

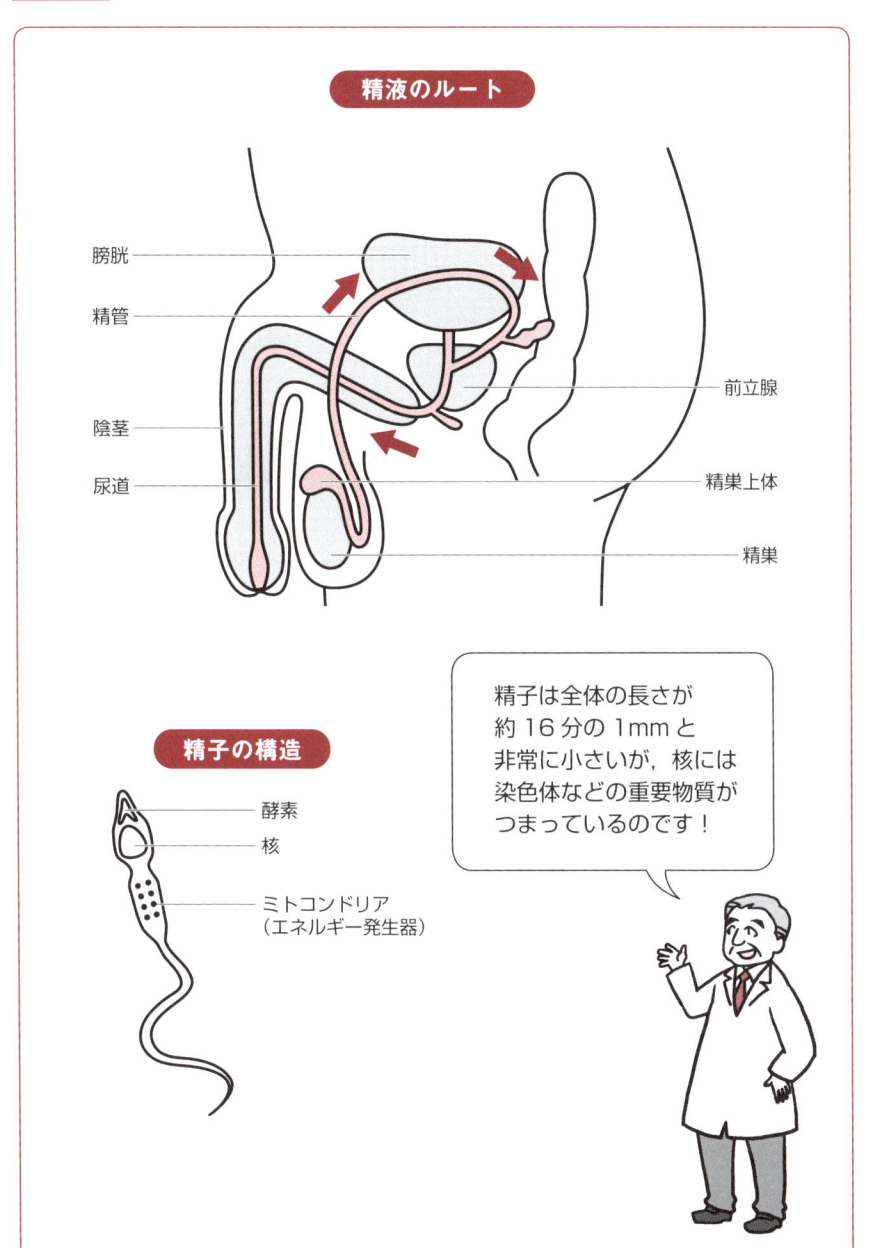

精液のルート

- 膀胱
- 精管
- 陰茎
- 尿道
- 前立腺
- 精巣上体
- 精巣

精子の構造

- 酵素
- 核
- ミトコンドリア（エネルギー発生器）

> 精子は全体の長さが約16分の1mmと非常に小さいが，核には染色体などの重要物質がつまっているのです！

第12章 生殖器

Chapter 12-03 妊娠の成立と経過

精子にとっては過酷なサバイバルレース

　母親の卵子と父親の精子が出会い，受精して受精卵ができます。受精は子宮の中ではなく，卵管膨大部で起こります。卵子は，卵巣の卵胞から飛び出すと，ピラピラと動く卵管采に拾われて卵管に入ります。卵子には精子のように動き回る術がないので，常にされるがままです。

　精子は懸命に卵子を目指して泳いでいきます。腟に射精される精子の数は億の単位といわれていますが，もともと泳ぐ力がないものや，方向を見失って道に迷うもの，途中で力尽きてしまうものが次々と脱落していきます。そして，卵管まで来られるのはせいぜい数百個，そして卵子のところに到達できるのはたった数十個程度といわれています。

　そして，卵管膨大部のあたりまで来た精子たちは，そこで待っていた卵子に一斉に群がって，先端の酵素で卵子のまわりの壁を溶かして核をもつ頭を突っ込もうとします。そして一番早く頭を突っ込んだ精子の核が卵子の核と合体し，1個の受精卵ができます。受精卵ができると，そのまわりには瞬時に強力なバリアが張られて，ほかの精子はすべてはじかれてしまいます。つまり受精できるのは，この過酷なレースを勝ち抜いた最強の精子なのです。

　受精卵になると精子のしっぽはなくなってしまうので，受精卵はもはや自力で移動する力をもっていません。受精卵は，卵管の壁に生えている線毛の動きや卵管の蠕動運動によって，少しずつ子宮のほうに送られていきます。受精卵のほうは，受精した瞬間からすでに成長を始めていて，1つの細胞から2つ，4つと細胞分裂を繰り返し，受精後7日頃に子宮に到着し，それまで卵胞ホルモンや黄体ホルモンによって準備されてきたフカフカの子宮内膜に潜り込みます。これが**着床**で，妊娠はこの着床をもって成立とみなされます。

File 66 受精から着床まで
生命の過酷なレース

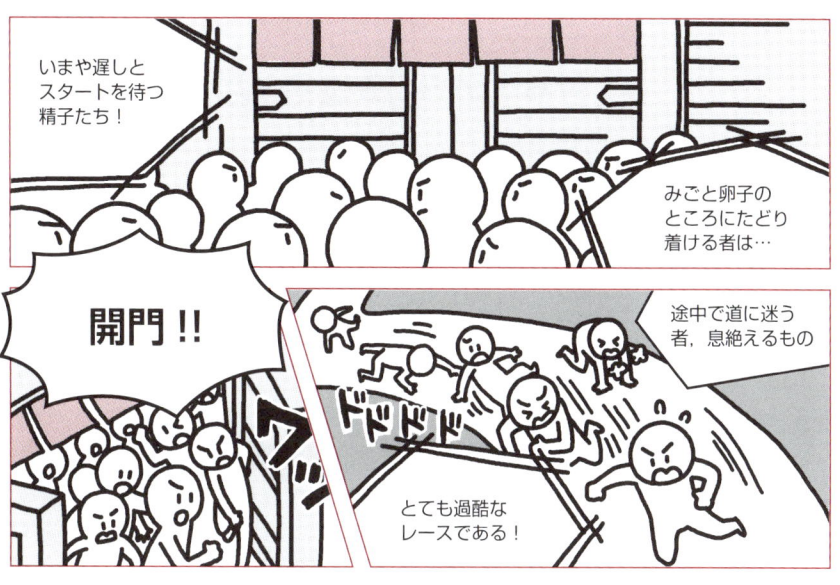

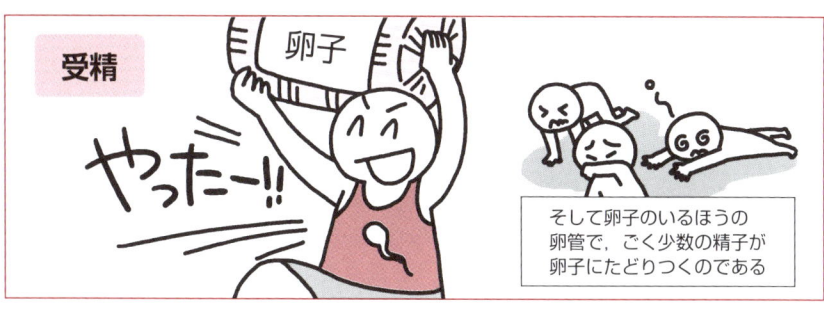

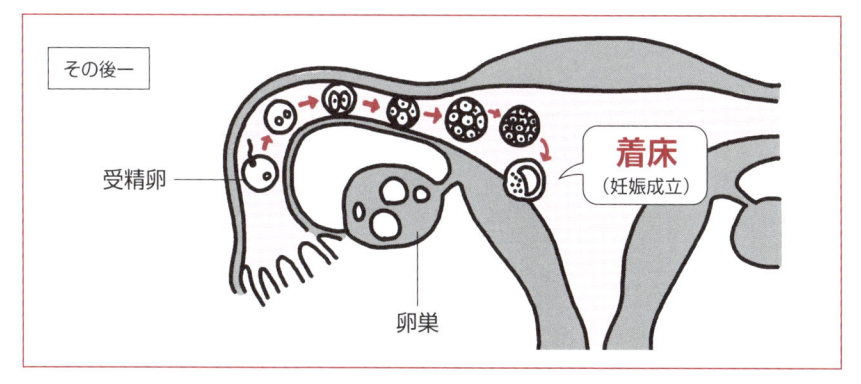

いまや遅しとスタートを待つ精子たち！

みごと卵子のところにたどり着ける者は…

開門!!

途中で道に迷う者，息絶えるもの

とても過酷なレースである！

受精

卵子

やったー!!

そして卵子のいるほうの卵管で，ごく少数の精子が卵子にたどりつくのである

その後―

受精卵

着床（妊娠成立）

卵巣

第12章 生殖器

Column

赤ちゃんの産声は重要?!

　精子と卵子から受精卵ができたあと，受精卵は増殖を繰り返し，母親の子宮内で胎児と胎盤になります。胎児は発育を続け，受精後約280日で出産にいたります。胎児が大きくなるためには酸素とさまざまな栄養素が必要です。胎児の肺は「呼吸」していますが，胎児は羊水という水の中に浮いていますので，呼吸して肺に出入りするものは空気ではなくて水です。そのため，胎児は母親から酸素をもらいます。胎児は臍帯(臍の緒)で胎盤とつながっています。胎盤は母親の子宮と密着しています。そして，胎盤中を流れる胎児の血液と子宮を流れる母親の血液は，混じり合うことはないものの，いろいろな物質交換を行います。酸素もその1つで，母親の赤血球の血色素(ヘモグロビン)に結合していた酸素が，胎盤を流れる胎児の赤血球の血色素に移動します。そして胎児の血液は臍帯を通って胎児のからだの中に入っていきます。

　酸素に富んだ血液は胎児の心臓に到達します。正常であれば，心臓に入った血液は一度肺に行ってガス交換をし，再び心臓に戻ります。しかし胎児では，肺に行っても有効なガス交換は行われませんので，肺に行くのは無駄です。そのため，胎児の心臓では，右心房と左心房の間に穴が開いており，右心房に入ってきた酸素に富んだ血液は，肺をバイパスして直接左心房に入り，左心室を経て，大動脈に入ります。さらに，右心房に入った血液は，右心室に入り肺動脈を経て肺に行きますので，胎児では肺動脈と大動脈の間にも連絡通路があって，できるだけ肺のほうに無駄な血液が入らないようになっています。

　胎児にとってはきわめて重要な，右心房と左心房の間の穴，また，肺動脈と大動脈の間の連絡通路も，生まれたあとは正常の呼吸が始まるため無用の長物です。これらの穴や通路は胎児の肺に空気が入った瞬間に圧力で自動的に閉じます。したがって，生まれたばかりの赤ちゃんがオギャーと泣くことは大変重要なのです。

絵で学ぶ File一覧

本書は，知っておきたい解剖生理学の要点をマンガや図を用いて66点のファイルにまとめています．各項目をイメージとして頭に定着させるためにご活用ください．

第1章 | はじめに——人体の構造

- File1　人体の器官系……7
- File2　ホメオスタシス……9

第2章 | 細胞

- File3　細胞の器官と役割……15
- File4　細胞の増殖……17
- File5　細胞膜の構造と物質輸送……19

第3章 | 運動器

- File6　さまざまな関節とその動き……27
- File7　骨芽細胞と破骨細胞……29
- File8　筋組織と骨格筋の収縮……31
- File9　筋収縮はATPのエネルギーを使って収縮している……33
- File10　表皮と真皮の構造……35

第4章 | 呼吸器

- File11　外呼吸と内呼吸のしくみ……43
- File12　気道の空気の流れと役割……45
- File13　胸式呼吸と腹式呼吸……47
- File14　肺胞で行われるガス交換のしくみ……49
- File15　肺活量とスパイログラム……51
- File16　「酸素分圧」を知ること……53

第5章 | 循環器

- File17　血液の循環ルート……61
- File18　心臓を動かす"刺激伝導系"……63
- File19　冠状動脈……65
- File20　動脈と静脈の構造……67
- File21　毛細血管の構造と働き……69
- File22　血圧の変動……71
- File23　全身のリンパ系……73

第6章 | 消化器と栄養

- File24　「口腔」では食べものの分解を手助けしている……79
- File25　嚥下のしくみ……81
- File26　胃の構造と役割……83
- File27　十二指腸は変化に富んだ消化器……85
- File28　膵臓の構造……87
- File29　胆汁は脂肪の分解を助けている……89
- File30　小腸の構造……91
- File31　大腸は水分のみを吸収する……93
- File32　糖質に働く消化酵素と消化器官……95
- File33　タンパク質に働く消化酵素と消化器官……97
- File34　脂質に働く消化酵素と消化器官……99
- File35　肝臓の主な働き……101

第7章 | 腎・泌尿器

- **File36** 尿の産生と再吸収 …… 107
- **File37** 腎臓の主な働き …… 109
- **File38** 膀胱と尿道のかたち …… 111
- **File39** 排尿反射 …… 113

第8章 | 神経系

- **File40** ニューロンと神経の伝達 …… 121
- **File41** 大脳皮質の機能局在 …… 123
- **File42** 本能と感情の脳,「大脳辺縁系」…… 125
- **File43** 小脳の機能と小脳失調 …… 127
- **File44** 間脳と脳幹は生命活動を維持している …… 129
- **File45** 脊髄の伝導路 …… 131
- **File46** 末梢神経の伝達と脊髄反射のしくみ …… 133
- **File47** 交感神経と副交感神経 …… 135

第9章 | 感覚器

- **File48** 嗅覚は原始的な感覚器 …… 141
- **File49** 視細胞が光の明暗と色を感知する …… 143
- **File50** 聴覚のしくみ …… 145
- **File51** 回転と傾きを感知する器官 …… 147
- **File52** 舌の構造と味蕾 …… 149

第10章 | 内分泌

- **File53** 視床下部と下垂体の働き …… 155
- **File54** 甲状腺ホルモンと副甲状腺ホルモン …… 157
- **File55** 副腎皮質 …… 159
- **File56** 血糖値とホルモン …… 161

第11章 | 血液・体液・血球

- **File57** 赤血球とヘモグロビン …… 167
- **File58** 血小板の止血作用 …… 169
- **File59** 白血球の種類 …… 171
- **File60** 自然免疫 …… 173
- **File61** 獲得免疫 …… 175
- **File62** 体液の構成 …… 177
- **File63** 体液のpH …… 179

第12章 | 生殖器

- **File64** 性(月経)周期 …… 185
- **File65** 精液のルートと精子の構造 …… 187
- **File66** 受精から着床まで …… 189

索引

英字，数字

1秒率 ･･････････････････ 50
ACTH ･･････････････････ 155
ADP ･･･････････････････ 32
ATP ･･･････････････････ 32
B細胞 ･･････････････････ 174
DNA ･････････････････ 13, 14
FSH ･･･････････････ 155, 184
GH ････････････････････ 155
LH ････････････････････ 155
PRL ･･･････････････････ 155
pH ････････････････････ 179
S状結腸 ････････････････ 93
Torr ･･･････････････････ 52
TSH ･･･････････････････ 155

あ行

アキレス腱 ･･････････････ 23
アクチンフィラメント ････ 30
アセチルCoA ････････････ 32
圧点 ･･･････････････････ 139
アデニン ････････････････ 14
アデノシン三リン酸 ･･････ 32
アデノシン二リン酸 ･･････ 32
アドレノコルチコトロピン
 ････････････････････ 155
アブミ骨 ･･･････････････ 144
アミノ基 ････････････････ 96
アミノ酸 ････････････････ 96
アミラーゼ ･････････････ 94
鞍関節 ･････････････････ 26
アンドロゲン ･･････ 159, 186
閾値 ･･･････････････････ 139
移行上皮 ･･･････････････ 110
胃腺 ･･･････････････････ 82
遺伝子 ･････････････････ 14
インスリン ･････････････ 160
咽頭 ････････････････ 38, 44
咽頭相 ･････････････････ 80
陰嚢 ･･･････････････････ 183

ウィリス動脈輪 ･･････････ 119
ウェルニッケ野 ･･････････ 123
右脚 ･･･････････････････ 62
羽状筋 ･････････････････ 22
右心室 ･････････････････ 58
右心房 ･････････････････ 58
運動神経系 ･････････････ 132
腋窩静脈 ･･･････････････ 57
腋窩動脈 ･･･････････････ 56
エストロゲン ･･･････････ 184
エラスチン ･････････････ 34
遠位尿細管 ･････････････ 105
塩基 ･･･････････････････ 14
嚥下 ･･･････････････････ 78
延髄 ･･････････････ 116, 118
横隔膜 ･･････････････ 38, 46
横行結腸 ･･･････････････ 93
黄色ブドウ球菌 ･････････ 92
黄体 ･･･････････････････ 184
黄体期 ･････････････････ 184
黄体形成ホルモン ･･ 155, 184
黄体ホルモン ･･･････････ 184
オキシトシン ･･･････････ 155
オッディ括約筋 ･････････ 84
温点 ･･･････････････････ 139

か行

外頸静脈 ･･･････････････ 57
外呼吸 ･････････････････ 42
外耳 ･･･････････････････ 144
外側翼突筋 ･････････････ 78
回腸 ･･･････････････････ 90
解糖系 ･････････････････ 32
外尿道括約筋 ･･･････････ 112
海馬 ･･････････････ 117, 124
灰白質 ･････････････････ 122
外腹斜筋 ･･･････････････ 23
海綿質 ･････････････････ 25
外肋間筋 ･･･････････････ 46
下気道 ･･････････････ 38, 44
蝸牛 ･･･････････････････ 144
核 ･････････････････････ 13

角化細胞 ･･･････････････ 34
顎関節 ･････････････････ 27
拡散 ･･･････････････････ 48
拡張期血圧 ･････････････ 70
獲得免疫 ･･･････････････ 174
角膜 ･･･････････････････ 142
下行結腸 ･･･････････････ 93
ガス（気体）交換 ･･･････ 42
下垂体後葉 ･････････････ 154
下垂体前葉 ･････････････ 154
下大静脈 ･･･････････････ 57
肩関節 ･･････････････ 24, 27
滑液 ･･･････････････････ 26
果糖 ･･･････････････････ 94
可動結合 ･･･････････････ 26
ガラクトース ･･･････････ 95
顆粒球 ･････････････････ 170
カルボキシル基 ･････････ 96
感覚神経系 ･････････････ 132
含気骨 ･････････････････ 25
寛骨 ･･･････････････････ 24
環軸関節 ･･･････････････ 27
冠状動脈 ･･･････････････ 64
肝静脈 ･････････････････ 77
関節窩 ･････････････････ 26
関節頭 ･････････････････ 26
関節包 ･････････････････ 26
肝臓 ･･････････････ 76, 100
桿体細胞 ･･･････････････ 142
間脳 ･･････････････ 116, 128
眼輪筋 ･････････････････ 23
キーゼルバッハの部位 ･･ 39
気管 ････････････････ 38, 40
気管支 ･･････････････ 38, 40
気管軟骨 ･･･････････････ 40
気道 ･･･････････････････ 38
キヌタ骨 ･･･････････････ 144
機能的残気量 ･･･････････ 50
嗅覚 ･･･････････････････ 140
球関節 ･････････････････ 26
嗅球 ･･･････････････ 39, 140
嗅上皮 ･････････････････ 39

193

嗅線毛 …………… 140	腱 ……………… 22	コレステロール ……… 98
橋 …………… 116, 118	肩甲骨 ………… 24	**さ行**
胸管 ……………… 59	減数分裂 ……… 16	再吸収 ………… 106
胸腔 ……………… 46	原尿 …………… 106	細胞外液 ……… 176
胸骨 ……………… 24	好塩基球 ……… 170	細胞質 …………… 13
胸鎖関節 ………… 27	効果器 …………… 8	細胞質ゾル ……… 13
胸鎖乳突筋 ……… 23	交感神経 ……… 134	細胞内液 ……… 176
胸式呼吸 ………… 47	口腔 ……………… 78	細胞内小器官 …… 14
胸大動脈 ………… 56	口腔相 …………… 80	細胞分裂 ……… 188
胸椎 ……………… 24	抗血友病因子 … 168	細胞膜 ……… 13, 18
胸膜 ……………… 38	抗原 ………… 170, 172	サイロキシン …… 157
巨核球 ………… 168	虹彩 …………… 142	左脚 ……………… 62
曲精細管 ……… 183	好酸球 ………… 170	鎖骨 ……………… 24
距骨 ……………… 24	甲状腺 ………… 156	坐骨 ……………… 24
距腿関節 ………… 24	甲状腺機能亢進症 … 156	鎖骨下静脈 ……… 57
近位尿細管 …… 105	甲状腺機能低下症 … 156	鎖骨下動脈 …… 119
筋線維 …………… 30	甲状腺刺激ホルモン … 155	坐骨神経 ……… 116
筋組織 ……………… 6	甲状腺ホルモン … 157	左心室 …………… 58
筋頭 ……………… 22	甲状軟骨 ………… 40	左心房 …………… 58
筋尾 ……………… 22	抗体 ………… 170, 174	三角筋 …………… 23
筋腹 ……………… 22	好中球 ………… 170	残気量 …………… 50
グアニン ………… 14	喉頭 ……………… 38	三尖弁 …………… 58
空腸 ……………… 90	喉頭蓋 ……… 38, 80	酸素解離曲線 …… 52
クエン酸回路 … 32, 96	広背筋 …………… 23	酸素分圧 ………… 53
クプラ ………… 146	抗利尿ホルモン … 155	視覚 …………… 142
クモ膜 ………… 117	誤嚥 ……………… 80	視覚野 ………… 122
グリコーゲン … 32, 100	股関節 ……… 24, 27	子宮 …………… 182
グリセロール …… 98	呼吸ガス ………… 43	子宮頸管 ……… 182
グルカゴン …… 160	呼吸細気管支 …… 41	糸球体 …… 105, 106
クレアチンリン酸 … 32	腰リンパ本幹 …… 59	子宮体部 ……… 182
脛骨 ……………… 24	骨格筋 ……… 22, 30	死腔 ……………… 50
頸椎 ……………… 24	骨芽細胞 ………… 28	軸索 …………… 120
頸動脈 …………… 56	骨幹 ……………… 25	刺激伝導系 ……… 62
血圧 ……………… 70	骨形成 ……… 28, 156	指骨 ……………… 24
血液ガス分圧 …… 52	骨髄 ……………… 24	支持組織 …………… 6
血液凝固因子 … 168	骨端 ……………… 25	脂質 ……………… 98
月経周期 ……… 185	骨伝導 ………… 144	視床 …………… 118
血漿 …………… 164	骨盤 ……………… 24	視床下部 … 118, 128, 154
血小板 ……… 164, 168	骨梁 ……………… 25	耳小骨 ………… 144
血清 …………… 164	古皮質 ………… 124	糸状乳頭 ……… 148
血栓 …………… 169	コラーゲン ……… 34	茸状乳頭 ……… 148
血餅 …………… 164	ゴルジ装置 …… 13, 15	

194

視神経交叉 ……… 142	静脈 ……… 66	声帯ヒダ ……… 39
耳石器 ……… 146	静脈弁 ……… 67	成長ホルモン ……… 155
自然免疫 ……… 172	小葉内導管 ……… 57	精嚢 ……… 183
膝蓋骨 ……… 24	上腕骨 ……… 24	脊髄 ……… 130
膝関節 ……… 24, 27	上腕三頭筋 ……… 23	脊髄神経 ……… 116
シトシン ……… 14	上腕二頭筋 ……… 23	脊髄反射 ……… 130, 133
シナプス ……… 120	食道相 ……… 80	脊柱起立筋 ……… 23
ジペプチド ……… 97	植物状態 ……… 128	赤血球 ……… 164, 166
脂肪酸 ……… 99	ショ糖 ……… 94	前脛骨筋 ……… 23
車軸関節 ……… 26	自律神経 ……… 128, 134	仙骨 ……… 24
射精 ……… 186	腎盂 ……… 105, 106	染色体 ……… 14, 16
射精管 ……… 183	心筋 ……… 30	蠕動運動 ……… 80, 82
尺骨 ……… 24	神経組織 ……… 6	腺房 ……… 86
尺骨神経 ……… 116	腎小体 ……… 106	線毛 ……… 44
集合管 ……… 105	親水性 ……… 18	前毛細血管括約筋 ……… 68
収縮期血圧 ……… 70	腎錐体 ……… 105	総頸動脈 ……… 119
終動脈 ……… 64	腎臓 ……… 104	造血幹細胞 ……… 166
十二指腸 ……… 84	腎乳頭 ……… 105	総腸骨静脈 ……… 57
十二指腸乳頭 ……… 84	腎杯 ……… 105, 106	総腸骨動脈 ……… 56
絨毛 ……… 90	真皮 ……… 34	僧帽筋 ……… 23
手根骨 ……… 24	深部感覚 ……… 138	僧帽弁 ……… 58
種子骨 ……… 24	腎門 ……… 105	組織液 ……… 72
樹状突起 ……… 120	随意筋 ……… 30	咀嚼 ……… 78
主膵管 ……… 86, 160	膵液 ……… 84, 86	咀嚼筋 ……… 78
受精 ……… 188	膵液リパーゼ ……… 99	疎水性 ……… 18
受精卵 ……… 12, 182, 188	髄液 ……… 117	足根骨 ……… 24
受動輸送 ……… 18	髄腔 ……… 25	
受容器 ……… 8	水晶体 ……… 142	**た行**
順応 ……… 139	膵臓 ……… 76, 86	大・小菱形筋 ……… 23
上・中・下鼻甲介 ……… 44	錐体細胞 ……… 142	体液 ……… 176
上・中・下鼻道 ……… 44	頭蓋骨 ……… 24	体液性免疫 ……… 174
消化管 ……… 76	スクラーゼ ……… 95	大胸筋 ……… 23
上気道 ……… 38, 44	スクロース ……… 95	体細胞分裂 ……… 16
上行結腸 ……… 93	ステロイドホルモン ……… 158	体循環 ……… 60
上行大動脈 ……… 56, 58	スパイログラム ……… 50	体性感覚 ……… 138
踵骨 ……… 24	精管 ……… 183, 187	大腿骨 ……… 24
上伸支帯 ……… 23	精細管 ……… 186	大腿直筋 ……… 23
上大静脈 ……… 57	精子 ……… 186	大腿動脈 ……… 56
小脳 ……… 116, 126	精巣 ……… 183, 186	大腸菌 ……… 93
上皮小体 ……… 156	精巣上体 ……… 187	大殿筋 ……… 23
上皮組織 ……… 6	精巣輸出管 ……… 183	大動脈弓 ……… 56
小胞体 ……… 13, 14	声帯 ……… 39	大動脈弁 ……… 58

大内転筋 ・・・・・・・・・・・ 23	直腸 ・・・・・・・・・・・・・・・ 93	尿管 ・・・・・・・・・・・・・・ 104
大脳 ・・・・・・・・・・ 116, 122	椎骨動脈 ・・・・・・・・・・ 119	尿細管 ・・・・・・・・・・・・ 106
大脳基底核 ・・・・・・・・・ 117	痛点 ・・・・・・・・・・・・・・ 139	尿道 ・・・・・・・・・・・・・・ 104
大脳新皮質 ・・・・・・・・・ 124	ツチ骨 ・・・・・・・・・・・・ 144	尿毒症 ・・・・・・・・・・・・ 108
大脳皮質 ・・・・・・・・・・・ 122	デオキシリボ核酸 ・・ 14	ネフロン ・・・・・・ 105, 106
大脳皮質の機能局在 ・・ 122	テストステロン ・・・ 186	脳幹 ・・・・・・・・・・ 118, 128
大脳辺縁系 ・・・・・ 124, 140	電解質コルチコイド ・・ 159	脳死 ・・・・・・・・・・・・・・ 128
唾液腺 ・・・・・・・・・・・・・ 78	デンプン ・・・・・・・・・・・ 95	脳底動脈 ・・・・・・・・・・ 119
楕円関節 ・・・・・・・・・・・ 26	頭蓋骨 ・・・・・・・・・・・・ 24	能動輸送 ・・・・・・・・・・・ 18
多頭筋 ・・・・・・・・・・・・・ 22	橈骨 ・・・・・・・・・・・・・・ 24	濃度勾配 ・・・・・・・・・・・ 18
多糖類 ・・・・・・・・・・・・・ 94	橈骨手根関節 ・・・・ 24, 27	脳梁 ・・・・・・・・・・ 122, 124
多腹筋 ・・・・・・・・・・・・・ 22	糖質 ・・・・・・・・・・・・・・ 94	
単球 ・・・・・・・・・・・・・・ 170	糖質コルチコイド ・・ 159	**は行**
胆汁 ・・・・・・・・・・・・・・ 84	動的平衡 ・・・・・・・・・・ 16	肺 ・・・・・・・・・・・・・・・・ 38
単純拡散 ・・・・・・・・・・・ 18	洞房結節 ・・・・・・・・・・ 62	パイエル板 ・・・・・・・・・ 90
男性ホルモン ・・・・・・・ 186	動脈 ・・・・・・・・・・・・・・ 66	肺活量 ・・・・・・・・・・・・・ 50
単糖類 ・・・・・・・・・・・・・ 94	洞様毛細血管 ・・・・・・ 68	肺循環 ・・・・・・・・・・・・・ 60
胆嚢 ・・・・・・・・ 76, 84, 88	特殊感覚 ・・・・・・・・・ 138	肺動脈弁 ・・・・・・・・・・・ 58
タンパク質 ・・・・・・・・・ 96	トリグリセリド ・・・・ 98	排尿反射 ・・・・・・・・・・ 112
恥骨 ・・・・・・・・・・・・・・ 24	トリプシン ・・・・・・・・ 97	肺胞 ・・・・・・・・・・・・・・ 41
腟 ・・・・・・・・・・・・・・・ 182	トリヨードサイロニン	肺胞管 ・・・・・・・・・・・・・ 41
緻密質 ・・・・・・・・・・・・・ 25	・・・・・・・・・・・・・・・・ 157	肺胞孔 ・・・・・・・・・・・・・ 41
チミン ・・・・・・・・・・・・ 14	貪食作用 ・・・・・・・・・ 172	排卵 ・・・・・・・・・・・・・・ 184
着床 ・・・・・・・・・・・・・ 188		麦芽糖 ・・・・・・・・・・・・・ 94
肘関節 ・・・・・・・・・・ 24, 27	**な行**	破骨細胞 ・・・・・・・・・・・ 28
中耳 ・・・・・・・・・・・・・ 144	内頚静脈 ・・・・・・ 57, 119	薄筋 ・・・・・・・・・・・・・・ 23
中手骨 ・・・・・・・・・・・・ 24	内呼吸 ・・・・・・・・・・・・ 42	白血球 ・・・・・・・・・ 164, 170
中心溝 ・・・・・・・・・・・・ 122	内耳 ・・・・・・・・・・・・・ 144	ハバース管 ・・・・・・・・・ 25
中心体 ・・・・・・・・・・・・ 13	内臓感覚 ・・・・・・・・・ 138	パラソルモン ・・・・・・ 157
中枢神経系 ・・・・・・・ 8, 116	内側翼突筋 ・・・・・・・・ 78	半規官 ・・・・・・・・・・・・ 146
中性脂肪 ・・・・・・・・・・・ 98	内尿道括約筋 ・・・・・ 112	半月板 ・・・・・・・・・・・・・ 26
中足骨 ・・・・・・・・・・・・ 24	内分泌腺 ・・・・・・・・・ 152	ヒアルロン酸 ・・・・・・・ 35
中殿筋 ・・・・・・・・・・・・ 23	ナトリウム−	鼻腔 ・・・・・・・・・・・・・・ 39
中脳 ・・・・・・・・・・ 116, 118	カリウムポンプ ・・・・ 18	鼻甲介 ・・・・・・・・・・・・・ 39
腸液 ・・・・・・・・・・・・ 86, 90	二酸化炭素分圧 ・・・・ 53	腓骨 ・・・・・・・・・・・・・・ 24
聴覚 ・・・・・・・・・・・・・ 144	二糖類 ・・・・・・・・・・・・ 94	尾骨 ・・・・・・・・・・・・・・ 24
腸骨 ・・・・・・・・・・・・・・ 24	乳化 ・・・・・・・・・・・・・・ 88	ヒス束 ・・・・・・・・・・・・・ 62
長指伸筋 ・・・・・・・・・・・ 23	乳酸 ・・・・・・・・・・・・・・ 32	鼻前庭 ・・・・・・・・・・・・・ 39
腸内細菌 ・・・・・・・・・・・ 92	乳酸菌 ・・・・・・・・・・・・ 93	左頸リンパ本幹 ・・・・・ 59
長内転筋 ・・・・・・・・・・・ 23	乳糖 ・・・・・・・・・・・・・・ 94	左鎖骨下リンパ本幹 ・・・ 59
蝶番関節 ・・・・・・・・・・・ 26	乳糜槽 ・・・・・・・・・・・・ 59	左肺静脈 ・・・・・・・・・・・ 58
腸リンパ本幹 ・・・・・・・ 59	ニューロン ・・・・・ 117, 120	左肺動脈 ・・・・・・・・・・・ 58

必須アミノ酸 …… 96	ヘモグロビン …… 166	有髄神経 …… 120
非特異的生体防御 …… 172	ヘルパーT細胞 …… 174	有窓型毛細血管 …… 68
腓腹筋 …… 23	扁桃 …… 44	幽門 …… 82
表在感覚 …… 138	扁桃体 …… 124	輸入リンパ管 …… 72
標的の器官 …… 153	扁平骨 …… 25	葉状乳頭 …… 148
標的臓器 …… 153	ヘンレループ …… 105	腰椎 …… 24
表皮 …… 34	膀胱 …… 104	
ヒラメ筋 …… 23	縫工筋 …… 23	**ら行**
ビリルビン …… 100, 166	膀胱三角 …… 110	ラクターゼ …… 95
ピルビン酸 …… 32	房室結節 …… 62	ラクロース …… 95
貧血 …… 166	紡錘筋 …… 22	卵管 …… 182
フィブリノゲン …… 168	紡錘糸 …… 17	卵管采 …… 182, 188
フィブリン …… 168	ボーマン嚢 …… 105, 106	ランゲルハンス島 …… 160
フォルクマン管 …… 25	母指手根中手関節 …… 27	卵巣 …… 182
不規則骨 …… 25	ホメオスタシス …… 8	卵胞期 …… 184
副交感神経 …… 134	ポリペプチド …… 97	卵胞刺激ホルモン
副甲状腺 …… 156	ホルモン …… 152, 154	…… 155, 184
副甲状腺ホルモン …… 157		卵胞ホルモン …… 184
腹式呼吸 …… 47	**ま行**	リソソーム …… 13, 15
副腎 …… 158	マクロファージ …… 172	リボソーム …… 13, 15
副腎髄質 …… 158	末梢神経系 …… 116	リポタンパク …… 98
副腎皮質 …… 158	マルターゼ …… 95	リン脂質 …… 18, 98
腹大動脈 …… 56	マルトース …… 95	輪状ヒダ …… 90
腹直筋 …… 23	ミオシンフィラメント …… 30	リンパ液 …… 59
不随意筋 …… 30	右頸リンパ本幹 …… 59	リンパ管 …… 72
不動結合 …… 26	右鎖骨下リンパ本幹 …… 59	リンパ球 …… 170
ブドウ糖 …… 94	ミセル …… 88	リンパ小節 …… 72
プラスミン …… 168	ミトコンドリア …… 13, 15	リンパ節 …… 72
プルキンエ線維 …… 62	味蕾 …… 148	リンパ洞 …… 72
ブローカー野 …… 123	無髄神経 …… 120	冷点 …… 139
プロゲステロン …… 184	免疫グロブリン …… 174	連続型毛細血管 …… 68
プロトロンビン …… 168	免疫抑制剤 …… 158	肋間筋 …… 38
プロラクチン …… 155	毛細血管 …… 68	肋間神経 …… 116
噴門 …… 82	モノグリセリド …… 99	肋骨 …… 24
平滑筋 …… 30	門脈 …… 77	
平衡覚 …… 126, 138, 146		**わ行**
平面関節 …… 26	**や行**	腕神経叢 …… 116
ペプシン …… 97	有郭乳頭 …… 148	腕頭静脈 …… 57

197

監修者略歴

林　洋（はやし　ひろし）

1978年東京医科歯科大学医学部卒業。米ルイジアナ州立大学医学部研究員，横浜市立みなと赤十字病院第二内科部長，国際医療福祉大学熱海病院内科教授などを経て，2009年より東京有明医療大学学長補佐，同大学看護学部長，教授。医学博士。

主な著書

「糖尿病と言われたら」保健同人社（2012年），「食と健康の話はなぜ嘘が多いのか」日本経済新聞出版社（2013年），「嘘をつくコレステロール」日本経済新聞出版社（2010年）他多数。

編集協力　　鈴木　泰子

表紙・本文イラスト　坂上　七瀬

参考図書

- 「解剖学講義　改訂2版」伊藤隆著，高野廣子改訂　南山堂　2001年
- 「人体解剖学ハンドブック1　初版」大谷修監訳　西村書店　2000年
- 「カラー図解　人体の正常構造と機能　全10巻縮刷版　改訂第2版」坂井建雄・河原克雅総編集　日本医事新報社　2012年
- 「イラストでまなぶ生理学　第2版」田中越郎著　医学書院　2009年
- 「マンガでわかる基礎生理学」田中越郎監修　オーム社　2011年

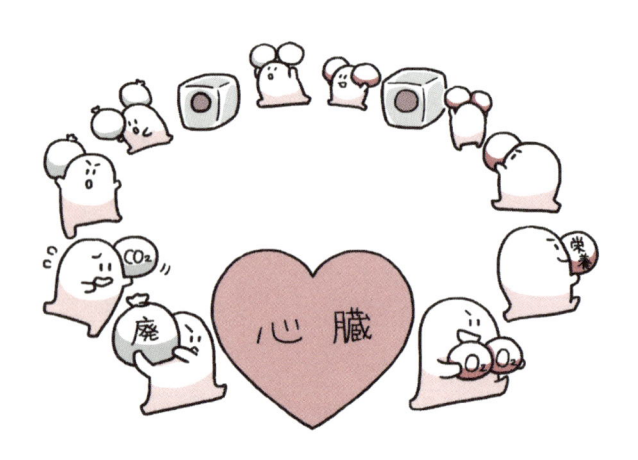

読者アンケートのご案内

本書に関するご意見・ご感想をお聞かせください。

下記二次元コードもしくはURLから
アンケートページにアクセスしてご回答ください

https://form.jiho.jp/questionnaire/book.html

※本アンケートの回答はパソコン・スマートフォン等からとなります。
まれに機種によってはご利用いただけない場合がございます。
※インターネット接続料、および通信料はお客様のご負担となります。

初めの一歩は絵で学ぶ

解剖生理学

からだの構造と働きがひと目でわかる

定価　本体2,000円（税別）

2014年 5 月31日　発　行	2021年 3 月31日　第 5 刷発行
2015年 7 月20日　第 2 刷発行	2023年 4 月20日　第 6 刷発行
2016年 4 月15日　第 3 刷発行	2025年 3 月20日　第 7 刷発行
2019年 4 月10日　第 4 刷発行	

監　修　　林　洋（はやし ひろし）

制　作　　株式会社 ビーコム

発行人　　武田 信

発行所　　株式会社 じほう

　　　　101-8421　東京都千代田区神田猿楽町1-5-15（猿楽町SSビル）
　　　　振替　00190-0-900481
　　　　＜大阪支局＞
　　　　541-0044　大阪市中央区伏見町2-1-1（三井住友銀行高麗橋ビル）
　　　　お問い合わせ　https://www.jiho.co.jp/contact/

©2014　　　　　組版　（株）ビーコム　　印刷　日経印刷（株）
Printed in Japan

本書の複写にかかる複製、上映、譲渡、公衆送信（送信可能化を含む）の各権利は
株式会社じほうが管理の委託を受けています。

JCOPY ＜出版者著作権管理機構 委託出版物＞
本書の無断複製は著作権法上での例外を除き禁じられています。
複製される場合は、そのつど事前に、出版者著作権管理機構（電話 03-5244-5088、
FAX 03-5244-5089、e-mail：info@jcopy.or.jp）の許諾を得てください。

万一落丁，乱丁の場合は，お取替えいたします。
ISBN 978-4-8407-4588-8

初めの一歩は絵で学ぶ シリーズ好評販売中！

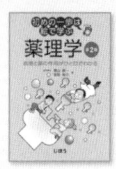

薬理学 （第2版） 疾患と薬の作用がひと目でわかる
黒山 政一、香取 祐介／著　定価1,980円（本体1,800円＋税10%）
A5判／224頁／2019年3月刊／ISBN：978-4-8407-5165-0

「イラスト＆解説」で疾患も治療薬も簡潔にイメージできる！
新薬や新項目「痛み（疼痛）」「真菌感染症」を追加し薬物数が大幅増加！

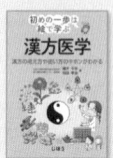

漢方医学 漢方の考え方や使い方のキホンがわかる
緒方 千秋、坂田 幸治／著　定価1,980円（本体1,800円＋税10%）
A5判／184頁／2018年11月刊／ISBN：978-4-8407-5149-0

診断や処方選択、生薬の解説、名前の由来など、
難しそうな内容が簡単にわかりやすく学べる！

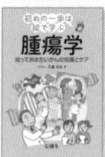

腫瘍学 知っておきたいがんの知識とケア
元雄 良治／著　定価1,980円（本体1,800円＋税10%）
A5判／181頁／2015年4月刊／ISBN：978-4-8407-4653-3

知ってるつもりだった！？知らないままだった！？・・・
「がん」に関する素朴なギモンをここで解決！！

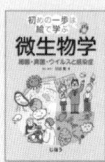

微生物学 細菌・真菌・ウイルスと感染症
杉田 隆／著　定価1,980円（本体1,800円＋税10%）
A5判／181頁／2014年7月刊／ISBN：978-4-8407-4591-8

「菌トレ」で微生物学を完全マスター！
「わからない、むずかしい」を解消する！

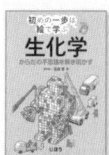

生化学 からだの不思議を解き明かす
生田 哲／著　定価1,980円（本体1,800円＋税10%）
A5判／193頁／2013年9月刊／ISBN：978-4-8407-4500-0

「なぜ私たちはお腹が減るの？」「なぜ甘いものを食べると太るの？」
どんどん面白くなるからだの化学！

『初めの一歩は絵で学ぶ 免疫学』（2016年8月刊）がリニューアルされました！

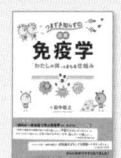

つまずき知らずの 図解 免疫学
「わたしの体」をまもる仕組み
田中 稔之／著　定価2,640円（本体2,400円＋税10%）
A5判／304頁／2024年3月刊／ISBN：978-4-8407-5587-0

これから免疫学の勉強を始める人、あまりの難解さに挫折しそうな人に最適！

株式会社 じほう　https://www.jiho.co.jp/